中西医结合诊疗与康复系列丛书

总主编　李　冀　于　波　吴树亮

临床罕见病诊疗与康复

主编　乔　虹　张　众

科 学 出 版 社

北 京

内 容 简 介

本书是“中西医结合诊疗与康复系列丛书”之一，旨在对罕见病的中西医结合诊治和康复提供科学的诊断、治疗和康复方法。本书的编者是来自不同专业的知名专家和具有专长的中青年学者，对罕见病的总体现状和发展趋势作了论述，并总结了各专业具有代表性的罕见病的中文名、英文名、定义、临床表现、实验室检查、诊断、西医治疗、中医辨证论治及养生康复方法。充分发挥中医与现代医学对罕见病治疗的优势，将中西医结合起来，对临床罕见病患者的体质及中西医诊治方法做了重点研究。

本书适于从事中西医临床、预防医学专业的医生、研究生及罕见病研究人员参考阅读。

图书在版编目（CIP）数据

临床罕见病诊疗与康复/乔虹，张众主编. —北京：科学出版社，2022.3

（中西医结合诊疗与康复系列丛书/李冀，于波，吴树亮总主编）

ISBN 978-7-03- 071729-0

Ⅰ.①临… Ⅱ.①乔… ②张… Ⅲ.①疑难病－诊疗②疑难病－康复 Ⅳ.①R442.9

中国版本图书馆 CIP 数据核字（2022）第 033877 号

责任编辑：刘 亚 / 责任校对：申晓焕

责任印制：徐晓晨 / 封面设计：蓝正设计

科学出版社 出版

北京东黄城根北街 16 号

邮政编码：100717

http://www.sciencep.com

北京中科印刷有限公司 印刷

科学出版社发行 各地新华书店经销

*

2022 年 3 月第 一 版 开本：787×1092 1/16

2022 年 3 月第一次印刷 印张：11 1/4

字数：252 000

定价：68.00 元

（如有印装质量问题，我社负责调换）

中西医结合诊疗与康复系列丛书

编　委　会

临床罕见病诊疗与康复

编　委　会

主　编　乔　虹　张　众

副主编　迟德财　黄幸涛　赵晓宇

编　委　（以姓氏笔画为序）

王小霞　哈尔滨医科大学附属第二医院

王天瑶　哈尔滨医科大学附属肿瘤医院

方文龙　哈尔滨医科大学附属第二医院

乔　虹　哈尔滨医科大学附属第二医院

刘　超　哈尔滨医科大学附属肿瘤医院

孙璐璐　哈尔滨医科大学附属第二医院

杨斯博　哈尔滨医科大学附属第一医院

迟德财　哈尔滨医科大学附属第二医院

张　众　哈尔滨医科大学附属第二医院

张晓娜　哈尔滨医科大学附属第二医院

赵晓宇　哈尔滨医科大学附属第二医院

胥景峰　尹燕杰中医针灸诊所

黄幸涛　哈尔滨医科大学附属第二医院

戚智冬　哈尔滨医科大学附属第二医院

薛艳明　哈尔滨医科大学附属第二医院

魏　娜　哈尔滨医科大学附属肿瘤医院

总　序

中医被誉为“古老的东方智慧”，它蕴含着中国古代人民同疾病作斗争的过程中积累的临床经验和理论知识，是在古代朴素的唯物论和辩证法思想指导下，通过长期医疗实践逐步形成并不断发展的医学理论体系。近年来，随着理论研究的不断深入和技术的不断发展，中医学焕发勃勃生机，尤其是在新冠肺炎疫情以来，中医药抗疫效果显著，中医药的疗效日益得到公众的认可，人们深刻认识到中医药的独特地位。

中西医结合是中国传统医学与现代医学现实并存的必然结果，是科学发展和科学研究走向交叉、综合、系统化、国际化和多元化的必然趋势。旨在互相取长补短、提高临床疗效、发展新的医疗模式、创新医学理论、弘扬中华传统医药文化，以丰富世界医学，贡献全人类。

2021 年 6 月 30 日，国家卫生健康委、国家中医药局、中央军委后勤保障部卫生局联合发布《关于进一步加强综合医院中医药工作推动中西医协同发展的意见》，给中西医结合带来了前所未有的发展契机，这也必将带来对中西医结合人才培养和知识储备的巨大需求。鉴于此，我们集合了中医和西医领域的专家学者，从中西医结合的角度，精心编写了这套“中西医结合诊疗与康复系列丛书”，以飨读者（分册书名见下页）。希望本丛书能为广大医疗工作者解决中西医结合领域的诸多问题提供思路和方法，能对我国中西医结合事业的发展有所裨益。

丛书编委会

2021 年 7 月

中西医结合诊疗与康复系列丛书

消化系统疾病诊疗与康复

神经系统疾病诊疗与康复

内分泌疾病诊疗与康复

血液病诊疗与康复

冠心病诊疗与康复

脑卒中诊疗与康复

肾脏疾病诊疗与康复

肺癌诊疗与康复

耳鼻喉科疾病诊疗与康复

临床罕见病诊疗与康复

口腔疾病诊疗与康复

胃肠肿瘤术后诊疗与康复

骨科疾病诊疗与康复

妇产科疾病诊疗与康复

儿科疾病诊疗与康复

老年病诊疗与康复

目录

第一章 概 述

第一节 罕见病的概念和范畴

罕见病（rare disease，RD）是指在一般人群中很少或极少发生的疾病，通常是慢性的、退行性的、危及生命的和严重影响人们的身体、感觉、精神或智力能力的疾病。罕见病的特殊性，最重要的是危害比较大。大约80%的罕见病都是由遗传因素导致的，50%的罕见病在儿童期就会发病，30%的罕见病患者在五岁前就已经病故。有些患者即使有幸存活，可能也会有慢性的终身性的影响。罕见病和少见病是相对于常见病与多发病而言的，常见病、多发病常因发病率或患病率高而成为医学领域研究的重点和投入的热点，而罕见病往往成为关注和投入较少的薄弱环节，社会为这类疾病提供的卫生服务常常不足。由于没有专门的护理和地区医疗服务机构或由于医疗专家和患者相对分散，这类患者的卫生服务需求常常得不到满足。

为了保障罕见病患者享有与其他疾病患者同样的医疗待遇，改变制药企业不积极研发罕见病用药的现状，欧盟、美国、日本、澳大利亚、新加坡、巴西等30多个国家和地区制定了各自的罕见病专项法律、法规，以立法的确定性方式，明确罕见病的定义与界定标准。在已经制定罕见病政策的国家中，门槛各不相同。美国将“罕见”定义为受影响人口少于20万人；欧盟设定的门槛是每10 000名公民中少于5人；对于日本和韩国，罕见病为患病率低于0.4‰的疾病；而澳大利亚和我国台湾地区则将罕见病的患病率界定为低于0.1‰；我国香港地区的罕见病界定策略是将特定病种定义为罕见病。明确定义罕见病需要综合考虑所在国家的患病人口、诊疗水平、医疗保障以及社会福利等因素。我国曾在2010年由中华医学会医学遗传学分会给出过一个患病阈值（建议将患病率小于1/500 000或新生儿发病率小于1/10 000的疾病定义为罕见病），但医疗从业人员普遍认为此标准设定的值过低且缺乏各类数据支持。按此比例推算，我国罕见病总患者数为1680万，估计现有1000万～2000万病例。目前65%的医生对罕见病知识掌握有限，很多罕见病缺乏有诊断价值的实验室检测指标。鉴于目前我国罕见病的患者人数、地域分布、医疗花费、诊疗路径等方面存在太多的未知，现阶段设置统一的患病率标准来确定罕见病范围尚不现实。

（张　众）

第二节 罕见病的现状及趋势

一、问题和挑战

目前全球罕见病诊疗保障领域面临着同样的挑战，比如诊断困难、认知不足、治疗方法缺乏、孤儿药研发与转化困难，以及患者权益保障与支持不足等诸多难题。罕见病确诊困难、误诊率高，大多数患者辗转就医，经济负担极大。从全球来看，罕见病从发病到明确诊断大约需要 4.8 年，患者平均至少经历 5 名医生才能确诊。中国与世界各国在罕见病诊疗上面临着同样的困难，即临床医生缺乏对罕见病的系统培训，导致其认识不够，缺乏足够的经验将罕见病患者从大量患者中准确识别出来。

2016 年 2 月，上海市卫生和计划生育委员会制定发布了《上海市主要罕见病名录（2016 年版）》，共收录 56 种罕见病。同年 9 月，国内罕见病公益组织——罕见病非营利组织中国罕见病发展中心发布了民间版《中国罕见病参考名录》。该名录综合考虑《上海市主要罕见病名录（2016 年版）》、《台湾地区罕见病名录》、大陆地区罕见病患者组织关注病种及基因检测机构临床检出情况、国内外已有药物治疗的罕见病种以及全球罕见病发病率，共收录了 147 种疾病。2018 年 5 月 11 日，国家卫生健康委员会、科学技术部、工业和信息化部、国家药品监督管理局和国家中医药管理局，这五个国家部委结合世界卫生组织罕见病的定义，综合我国的国情，联合发布了《第一批罕见病目录》，纳入了 121 种疾病。我国目录病种的遴选原则是优先纳入符合以下四个条件的疾病：①国内外有证据表明发病率或患病率较低；②对患者和家庭危害较大；③有明确诊断方法；④有治疗或干预手段、经济可负担或尚无有效治疗或干预手段，但已纳入国家科研专项。罕见病目录更新时间原则上不短于 2 年，并根据患者注册登记数量、诊疗情况、费用负担情况调整。这个罕见病目录的出台，对实际工作有极大的指导意义，对具体工作有制度法规效益。我国从国家的层面对罕见病的关注，使我国 2000 万罕见病患者以及家庭看到了希望。另外，在发布的通知中还明确提出，罕见病目录今后会继续调整和扩充。

罕见病目录出台之后，一系列与罕见病医疗保障相关的政策和措施相继出台。2018 年 10 月，中国罕见病联盟成立。联盟由超过 50 家医疗机构、大学、科研机构和企业等共同组成，其主要宗旨是推动医学在罕见病研究方面取得重大突破，提升罕见病防治与保障水平，促进罕见病临床、科研与孤儿药开发的协同创新。2019 年 2 月，国家卫生健康委员会又发文宣告建立全国罕见病诊疗协作网，首批医院包括全国各省、自治区、直辖市的 324 家医院。在中国罕见病联盟和北京协和医院等单位的大力推动下，一系列具有重大临床意义的医学指南相继出版，包括 2018 年的《中国第一批罕见病目录释义》和《罕见病诊疗指南（2019 年版）》。由北京协和医院牵头的中国国家罕见病注册系统（national rare diseases registry system of China，NRDRS）和全国罕见病诊疗协作网相继成立，在推动医学界对罕见病认知和科研投入方面发挥越来越重要的作用。

与此同时，罕见病药物的上市也有了明确的绿色通道。2019 年末，新修订的《中华人民共和国药品管理法》中明确规定，国家鼓励研究和创制新药，对临床急需的罕见病新药、儿童用药开设绿色通道，优先审评审批；对于治疗严重危及生命且尚无有效治疗手段的疾病的新药，在临床试验已有数据显示疗效并且能够预测临床价值的条件下可以附条件审批，以提高临床急需药品的可及性。这个制度缩短了临床新药的研制时间，使那些急需治疗的患者能第一时间用上新药。对于罕见病患者而言，这无疑是极为有利的政策。实际上，自 2018 年以来，已经有 38 种急需的罕见病用药因符合国家药品监督管理局快速简化审批的条件而被批准上市。整体来看，有 61 种可以治疗我国《第一批罕见病目录》内疾病的药物已经在国内上市。其中，有 36 种药品已纳入国家医保目录。

因此，在短短几年的时间里，我国在罕见病诊疗保障和药物研发等一系列的工作上取得了令人瞩目的快速发展。然而，问题也依然存在。

首先，公众和科学界对罕见病的了解依旧很少。许多医疗专业人员没有机会接受培训或熟悉罕见病，因此无法及时提供正确的诊断，进而影响患者确诊，导致他们接受无效的诊疗甚至由于误诊而受到有害的治疗。因为我国优质医疗资源的分布不均衡，高水平的诊疗资源集中在北京、上海、广州等大城市，许多患者不得不跋山涉水不远千里去这些大城市看病和随诊，这明显加重了患者在寻医问药方面的经济和身体负担。除了在诊断和治疗方面存在明显的问题之外，罕见病患者的康复、护理甚至于辅助用具的缺乏都对其生活质量产生严重的影响。

其次，受罕见病影响的人群在日常生活中所遇到的许多困难和障碍实际上超出了医学的范围。罕见病患者及其家属所遭受的社会污名及歧视是残酷而真实的。许多罕见病患者会因其疾病而导致残疾，但并不是所有的残疾或损伤都可见，有形和无形的限制给罕见病患者带来巨大的社会障碍。由于他们的“身体条件”的特殊性，一些学龄期的罕见病患者无法接受正常的教育，而成年罕见病患者找到一份体面的工作而自食其力的机会也比常人要少很多。没有适当的教育和就业，患者及其家庭所承受的经济负担是巨大的。罕见病患者的心理负担同样很大，离婚或遗弃时有发生。在某些情况下，患者的父母和家庭过分保护患者或害怕来自外界的歧视性评价，因此，他们不允许患者单独外出或完全不允许外出，从而使得患者丧失了与社会接触的机会。另外，由于 80%的罕见病有遗传性，这使得患者很难找到一个愿意接受他们病情的伴侣，并承担有类似问题的孩子的风险。同时，也有一些父母对将遗传缺陷传递给子女感到内疚，因而将大部分精力投入到照料和治疗患儿上面，从而对家庭的其他生活侧面有所忽略，并因此加重了全家人在经济和精神上的双重负担。

再者，在我国现有的罕见病相关救助和保障模式中，以青岛、上海和浙江最有代表性。青岛是以政府资助为主的多方共付模式，上海是基于慈善救助的模式，浙江所采取的是财政联合医疗保险和医药公司谈判议价的模式。自 2010 年起，我国实际上已经有多个省、自治区、直辖市在不断探索如何为当地居民提供和提高罕见病医疗保障。然而，我们国家幅员辽阔，人口众多，区域间社会经济发展水平存在差异，因此对于建立一个全国系统的罕见病保障体系，依然面临诸多困难。

综上所述，我们国家在罕见病及其相关医疗和药物政策上的重视程度在日益加深，并且发展迅速。然而，罕见病患者及其家庭所面临的问题不仅仅是一个医学的问题。在处理这一问题时，无论是医学工作者还是政策制定者，都不能只从医学和药物的角度去看待和思考罕见病相关的问题。同样重要的是，要从社会、心理和经济等多个维度去分析和理解罕见病。然而，实际上，我们缺乏针对这些维度的系统而全面的实证研究，尤其是在社会学和经济学方面的实证研究，因此在政策的聚焦和具体措施制定上存在着困难和变数[1]。

二、发展和趋势

由于 95%的罕见病尚没有有效的治疗措施，加速相关研究以支持新疗法、新药物的研发是应对治疗缺口的重要途径。然而与常见病相比，罕见病研究有其固有特点，即病理生理学的强异质性。临床试验患者数量少，治疗效果存在个体差异性，缺乏有效的生物标志物，治疗时间和结束点具有不确定性，单病种既往病例信息匮乏等，成为医务工作者、医药企业和科研人员开展罕见病机制及治疗方案研究的实际障碍。保障罕见病科研基金项目的投入是实现罕见病有效治疗和用药可获得性的前提。2016 年国家布局并支持重点研发计划精准医学专项，设立了“罕见病临床队列研究”、“中国人群重要罕见病的精准诊疗技术与临床规范研究”和“中国重大疾病与罕见病临床与生命组学数据库”项目，同时建立信息资源平台、生物样本库，以及基因、蛋白质、代谢组学和分子影像诊断平台，形成了罕见病全链条创新联盟。目前，我国逐渐形成了政府主导、部门合作、社会参与的出生缺陷防治工作格局，初步建立了包括妇幼保健机构、综合医院、妇女儿童专科医院基层医疗卫生机构、相关科研院所等在内的出生缺陷综合防治体系。国家罕见病注册登记数据和不断积累的罕见病遗传背景的科研进展将为构筑罕见病的出生缺陷三级预防措施和检测体系提供重要依据。

2017 年北京协和医院牵头建设的 NRDRS 系统正式上线运行（https:// www.nrdrs.org.cn）。截至 2020 年 9 月，NRDRS 本着“规范、开放、长期、发展”的原则，共开展国内多中心登记注册罕见病 165 种，57 476 份病例。NRDRS 是我国首个国家统一标准的罕见病临床研究的数据平台，共有 61 家医疗机构超过 200 个开展罕见病队列研究的团队在平台上注册登记。这也拉开了我国调研罕见病患病情况和诊疗水平工作的序幕，并在此基础上对接了多个病种的全国多中心罕见病临床研究协作。注册登记数据将长期支持医生对罕见病临床特点和遗传背景的认知，以实现对罕见病诊疗路径的更新、深入了解疾病的临床表型和自然演变过程，为疾病干预研究奠定基础，最终惠及广大罕见病患者。为了荟萃我国罕见病资源优势，形成高效的罕见病分级诊疗体系，提高我国罕见病诊治总体水平，解决我国罕见病研究资源分散、诊治能力不均衡和患者缺医少药的局面，2018 年 2 月国家卫生健康委员会医政医管局牵头建设全国罕见病诊疗协作网络，支持罕见病远程会诊、双向转诊、分级诊疗的运行模式。诊疗协作网络由全国范围内遴选的罕见病诊疗能力较强、诊疗病例较多的 324 家医院组成，包括 1 家国家级牵头医院、32 家省级牵头医院以及 291 家成员医院。北京协和医院主要负责完善协作网络的工作机制，制定相关工作制度或标准，并在协作网运行中作为国家级中心承担疑难病例的多学科诊疗和远程医疗支持。省级中心接收辖区成员医院转诊的罕见病患者并实施规范诊疗方案。成员医院承担患者的初诊判断、病情评估及初始上报的医疗任务。参考传染病直报模式，在协作网医院中建立并运行国家罕见病直报系统（https://zhibao.nrdrs. org.cn），对罕见病病例的就诊路径、诊疗内容及费用情况等信息进行强制上报。这样实现了对全国及各省市各病种患者的分布统计，对各病种患病率和年新发病率数据、诊疗情况及随访信息的实时更新，为国家卫生健康委员会及医保管理部门决策提供数据支持。此外，建立患者信息卡并记录接诊情况，可以实现针对患者就医指导、对接诊疗及临床试验联络等内容的信息服务功能。在国家诊疗协作网络的框架下运行的直报平台数据能够对我国罕见病患病情况、疾病负担进行整体性评估，建立罕见病诊治和研究全局观，实现在全局层面进行医疗和科研资源调配。同时为后续从学术和临床服务的角度，建立辐射全国范围的一个罕见病转诊、会诊以及诊断咨询体系提供支持。

在建设罕见病信息平台的同时，我国研究者同步开展了规范的罕见病知识库及术语体系的建设。中国国家罕见病注册系统链接了国际主流临床表型及遗传信息知识库，并对人类表型术语集（human phenotype ontology，HPO）数据库和遗传性疾病知识库 GeneReviews 进行了汉化和持续更新。中文版 HPO 知识库（https://www.chinahpo.net）和中文版 GeneReviews（https://genereviews. nrdrs.org.cn）为研究者提供了疾病介绍、临床表型、基因表型等信息的中文检索和知识更新。此外，参考欧洲罕见病/孤儿药信息网（Orphanet）、罕见病本体（orphanet rare disease ontology，ORDO）数据模式构建中国罕见病本体（Chinese rare disease ontology，CRDO）数据库的工作也纳入了 NRDRS 知识库构建的规划，可以在中文语言环境下获取疾病、基因和临床特征之间的关系，为罕见病的计算分析提供有用的资源。在此基础上，北京协和医院与清华大学联合开发了基于临床表型的罕见病辅助决策模型，已进入第一阶段——病历信息验证阶段。人脸识别目前已支持微信平台上库欣综合征患者的初筛，并在其他有面部特征的遗传性罕见病中扩展开发。除面部识别外，在步态识别、认知评估、发育评估、语音语意判读、康复辅助等远程诊疗及根据疾病知识库构建的罕见病智能问诊系统等方面都积累了一定的研究基础。由于罕见病异质性大、病程发展复杂、常多系统受累，明确诊断及治疗的难度极高。开展跨学科多领域的合作、结合远程医疗平台、多模态数据采集分析、人工智能辅助决策等工具技术，有望实现罕见病的分级诊疗及远程多学科管理，实现患者异地确诊和异地就医。

近年来，国家特别重视罕见病患者群体的诊疗保障工作。2006 年，全国人大代表在全国两会上首次为罕见病立法发声，呼吁完善罕见病医疗保障制度。2010 年，山东省在国内建立了首个省级罕见病学术团体——山东省罕见疾病防治协会。2011 年，上海市医学会成立了我国首个国家级罕见病学术团体——罕见病专科分会，同年将罕见病特异性药物纳入少儿住院互助基金支付范围。我国罕见病公益组织绝大部分都是针对专一病种的组织，而综合性公益组织主要有中国罕见病发展中心和北京病痛挑战公益基金会。随着互联网技术的发展，尤其社交软件和社区管理的出现，罕见病公益组织让患者有了更多可以足不出户和病友交流的机会。网络时代的到来，也最终催生了罕见病组织的快速发展。但是不可否认的是，几乎所有的罕见病公益组织最初都是由患者及患者家属发起并成为核心成员（也有一些医生参与其中）。他们领导组织策略制定、对外合作、患友服务及日常工作等。公益组织的成立更多是为了相互之间进行疾病知识传播、寻找治疗药物、相互鼓励、屏蔽假信息等。这也导致大部分的组织发展较弱、组织化程度很低，很多组织没有注册、没有自己的官方网址，更多的是一个患友群体。由此可见，我国需要有组织地建立和规范综合性的患者协作组织，辅助罕见病患者及家庭开展信息管理与交流。

当前，中国罕见病事业的发展迎来了良好契机。我国在诊疗体系、防治管理、研发支持、政策法规及各级协作组织等多个方面有了一定程度的工作积累和成效。随着各项工作的有序推进，我国政府有能力牵头建立以患者为中心的医疗、研究、技术、药物、市场、社会、个人等多渠道、多资源、多维度、全方位的罕见病诊疗与保障体系[2]。

（张 众）

第三节 罕见病中西医结合康复医学概述

一、中医优势

中医药是我国医学科学的特色，也是中华民族优秀文化的重要组成部分。中医学强调生命的系统性和整体观，融机体、心理、社会、环境于一体，注重从人的整体功能状态来判断健康状况和疾病的发生、发展、治疗方法和手段，强调整体综合调节和因人、因时、因地的个性化的辨证论治。在用药上多用复方，用药天然，大多数无不良反应或不良反应轻微。中医学有丰富的养生保健理论和实践经验，方法简便，价格相对低廉，与新的医学模式相吻合，与新的医学目的相一致，完全符合当今医学的发展方向。相对西方医学而言，中医的优势有以下几个主要方面。

（1）中医药对生命活动的认识，提供了人类认识和把握人体复杂体系的有效途径。中医药学整体观念认为，人体的生命活动是机体在内外环境的作用下，由多种因素相互作用而维持的一种动态的相对平衡过程。而健康则是人体阴阳维持相对平衡的状态，即“阴平阳秘”。平衡失调，就会导致器质性和功能性的疾病状态。中医学不是机械地孤立地看待人患的“病”，而是把“病人”看作是一个整体，把“病”视为人体在一定内外因素作用下，在一定时间的失衡状态。治疗上，既要祛邪、又要扶正，强调机体正气的作用，通过调整机体功能状态达到治疗疾病的目的。

（2）中医药学研究人体生命活动规律的认知方法及其个体化诊疗体系，反映了整体医学的特征。中医学认为，人和自然是“天人合一”的关系，人体本身是形神统一的整体。人体的功能状态是机体对内外环境作用的综合反应，掌握人体的功能状态就可以有效地掌握人体生命活动的变化规律。因此，中医通过“望闻问切”，以外测内归纳的证候作为临床诊疗的依据，构成中医药因人、因时、因地的个体化诊疗体系。这是中医药的一大特点和优势，符合现代临床医学发展的趋势。中医药丰富的治疗手段和灵活的方法，符合人体生理病理多样性的特点。中医药对疾病的治疗主要采用药物和非药物疗法，并用内治和外治法进行整体综合调节与治疗。中医方剂是中医最常用的药物疗法之一，方剂的多种有效组分，针对人体的多因素，通过多环节、多层次、多靶点的整合调节作用，适应于人体多样性和病变复杂性的特点。非药物疗法，比如针刺、艾灸、推拿、小夹板局部外固定、骨伤手法整复、食疗、拔罐、刮痧、气功、导引等各种疗法简单易行，方便实施。中医药以“天人合一、形神统一、动静结合”为主体的养生保健理论和丰富多彩、行之有效的方法，在提高人们健康素质和生活质量方面显示了良好前景。

（3）中医药浩瀚的经典医籍，是人类生物信息的巨大宝库。中医药现存古典医籍8000余种，记载着数千年来中医药的理论和实践经验。这是绝无仅有的，尚未被充分开采的人类生物信息的宝库。中医药充分体现了自然科学与社会科学的有机结合，展示了现代科学一体化的新趋势。中医药的理论体系和临床思维模式具有丰厚的中国文化底蕴，体现了自然科学与社会科学、人文科学高度融合和统一。

二、中医养生康复医学

中医养生在我国有悠久的历史，它从整体出发，协调人与社会环境、自然环境的关系，注重疾病的预防和康复。针对患者个体化差异采取针对性的调养，内调结合外养，来达到扶正祛邪的效果。中医养生以中医理论为指导，通过饮食、运动、情志、针灸按摩等方式，提高人们身体素质，提高机体防御疾病能力。重视养生是中医康复学的一大特色，养生的实质是充分调动个体的主观能动性，充分利用主客观条件，通过个人卫生和保健，达到防治疾病和康复的目的。养生是一种预防性的、积极主动的康复手段。养生贯穿伤残病残预防、治疗和康复的全过程。

中医康复学是指在中医学理论指导下，运用调摄情志、娱乐、传统体育、沐浴、食疗、针灸推拿、药物等多种方法，针对病残、伤残诸证、老年病证、恶性肿瘤及热病瘥后诸证等的病理特点，进行辨证康复的综合应用学科。中医康复学以阴阳五行学说、脏腑经络学说、病因病机学说、气血津液学说等为基础，以中医学整体观念和辨证论治为指导，在强调整体康复的同时，主张辨证康复。康复方法的选择应用均在上述理论指导下进行，创造出中药、针灸、按摩、熏洗、气功、导引、食疗等行之有效的方法。中医康复学在观念和方法上的特点，一方面来自中医、中药的优势，同时也与中国的社会传统文化有关。这些特点也是中医康复学不同于其他医学体系的独特优势，值得我们在康复治疗中充分利用和发挥。中医康复学按照整体康复、辨证康复、功能康复、综合康复四项原则指导患者的康复治疗。目前，三瘫一截（偏瘫、脑瘫、截瘫和截肢）是中医康复医学的主要治疗对象，中医康复治疗癌症、乙型肝炎、肝硬化、急慢性肾炎、脊髓空洞症、糖尿病、风湿病等疑难病以及抑郁、焦虑等精神和心理障碍的患者也取得了良好的效果。

三、罕见病的中西医结合养生康复治疗

党的十八大以来，习近平总书记多次发表重要讲话，强调“没有全民健康，就没有全面小康”，“要把人民健康放在优先发展的战略地位”，“要坚持正确的卫生与健康工作方针……预防为主，中西医并重，将健康融入所有政策，人民共建共享”，“要着力推动中医药振兴发展，坚持中西医并重，推动中医药和西医药相互补充、协调发展”。2016 年 2 月，李克强总理主持召开国务院常务会议并指出：“要促进中西医结合，探索运用现代技术和产业模式加快中医药发展，加强重大疑难疾病、慢性病等中医药防治和新药研发。”这一系列重要论述，为我国罕见病的防治工作指明了前进的方向和奋斗目标。 因此，如何加强罕见病治疗的研究，提高现有各种治疗手段的治疗效果，降低罕见病的致残率、致死率，改善患者生活质量，降低医疗费用等，是医务工作者的当务之急。

医学是研究人类生命过程以及同疾病作斗争的一门科学，医生的任务是如何掌握和安排各种有效的治疗手段，以提高疗效，治愈更多的患者。随着科学技术的发展，对于罕见病，尽管有了饮食治疗、药物治疗、手术治疗、骨髓移植治疗和基因治疗等方法，传统的中医药在罕见病的治疗方面仍具有一定的优势。中医药及中西医结合治疗罕见病，具有明显缓解临床症状和体征、改善生存质量、提高生存率的作用[3-7]。因此，只有将中西医两者有机地结合起来，相

互取长补短，融会贯通，才是罕见病防治工作最有效的手段。

在罕见病的中西医结合养生康复治疗方面，具体工作如下所述。

一要灵活运用中医理法方药充实现代医学理论和方法，辨证论治与辨病论治相结合，或同病异治，或异病同治，相互兼容，博采众长。

二要使用中医药减轻西药的毒副作用、改善患者营养状态、提高免疫功能、消除心理恐惧、降低患者的医疗费用，以期在罕见病的治疗上取得新的突破。

三要在罕见病的不同发展及治疗阶段，根据患者的不同表现，灵活采用扶正与祛邪的治疗方法。祛邪与扶正相结合，包括中西医各种养生康复方法恰当地运用，以有效保护机体正气，并制定出相应的规范或标准，这也是当前中西医结合治疗罕见病的一个重要的结合点。

四要加大对中药单药、中药复方以及民间单方验方药理研究的投入，利用现代药理、毒理学先进的研究方法，扩大临床应用范围。

五要通过罕见病诊疗协作网络、学术团体以及协作医院等模式，对临床确有苗头的治疗某种罕见病的中药或中药复方制剂，制定科学性较强的研究方案，协同攻关，总结大数据，研制新制剂。

罕见病的康复就是调动医、患、家庭和社会各方面的积极性，综合运用西医、中医、心理、营养、身心锻炼、社会支持等措施和技术，促进患者在躯体、生理功能、心理、社会及职业等方面得到最大程度的恢复。以改善患者的生活质量，尽可能地控制病情，延长生存期，并帮助其早日回归社会。

罕见病康复治疗的内容十分丰富，主要涉及身体机能的恢复和代偿，减轻治疗的不良反应，缓解各种不适症状，控制并发症，调整患者心态等一系列方法和措施。在罕见病的中西医结合养生康复方面，预期目标如下所述。

一要心理康复。心理康复措施包括认知疗法、心理疏导、音乐、放松、暗示、催眠、心理支持等。适当的心理康复对于提高患者的治愈率和生活质量可起到关键的作用。

二要减轻痛苦。针对患者的各种症状和治疗副作用，而采取相应措施给予治疗。具体措施包括中药内服、外敷、针灸、按摩等传统手段，以及为解决功能障碍而进行的手术等现代化医学手段。

三要增强体质。可采用生物免疫、中医药治疗、营养支持、体育锻炼等措施，提高患者的免疫力，以抑制疾病的进展。

四要合理营养。合理营养膳食可起到帮助患者恢复体质、增强抗病能力的作用。

五要恢复功能。器官功能的有效恢复，既可提高患者的生存质量，又可帮助患者重塑自我。

六要锻炼体能。具体措施包括肢体功能康复，做体操、有氧运动、打太极拳、八段锦等。运动可增强体质，提高机体抗病能力，疏导精神压力所引起的各种生理反应，而且也是有效的康复治疗方法之一。

七要生活指导。包括怎样处理治病养病与生活、学习、工作之间的关系，怎样调整患者的生活目标，如何建立一个健康的生活方式等。

八要获得支持。家庭及社会可以从精神上、经济上、工作上及社会适应性上给罕见病患者支持，有利于患者的全面康复。

九要定期复查。应进行健康教育，使罕见病患者及家属学会自我观察病情的方法，并应定期复查，预防疾病的进展。

十要临终关怀。对临终患者给予生理、心理、精神、社会等多方面的照顾，同时对其家属提供心理方面的支持。作为医者，应该对每一位罕见病患者制定出科学有效的康复方案。

患者可通过以上综合性康复治疗措施，来改善或消除罕见病疾病本身的不适状况与治疗时出现的并发症、机体功能变化及心理障碍，从而延缓病情的发展，延长患者的生命，提高生活质量。

综上所述，要想提高罕见病的治疗效果，必须走中西医结合的道路，西医的诊断有助于对罕见病本质的认识，中医辨证不仅可以从宏观上综合分析疾病，而且可以丰富治疗方法，二者有明显的互补作用。中医药在中国有几千年的发展历史，基础深厚，遍布中国各地。中药材运用十分广泛，为治疗提供了必要条件。从辨证到治疗，中医药十分便捷，且容易实现，在各级医院均可完成。中医药物普及面广，看病所需时间较短，有利于大规模推广运用。

参考文献

[1] 张抒扬，董咚，李林康，等. 2020 中国罕见病综合社会调研［M］. 北京：人民卫生出版社,2020:7-9.

[2] 张抒扬，赵玉沛，黄尚志，等. 罕见病学［M］. 北京：人民卫生出版社，2020: 11-19.

[3] 高悦，戚留英，陈坚. 中西医结合治疗腹茧症并发麻痹性肠梗阻 1 例报告［J］. 湖南中医杂志，2019，35(7): 99-101.

[4] 孟萌，张胜，王晓萍，等. 中西医结合治疗 SAPHO 综合征 1 例［J］. 风湿病与关节炎，2018，7(6): 43-45.

[5] 奚旭杰，张丽娇，黄胜林，等. 中西医结合治疗 Cronkhite-Canada 综合征 1 例并文献复习［J］. 中国中西医结合消化杂志，2014，22(12): 733-737.

[6] 代媛媛，刘志国，边永君，等. 中西医结合治疗坏死性肉芽肿性血管炎 1 例报告［J］. 中国中医药信息杂志，2011，18(11): 85-86.

[7] 张玲，李文彩，陈爱平，等. 中西医结合治疗罕见病 POEMS 综合征［J］. 辽宁中医杂志，2002，29(7): 439-440.

(张 众)

第二章

内分泌与代谢系统罕见病

第一节 先天性甲状腺功能减退症

一、疾病概述

先天性甲状腺功能减退症（congenital hypothyroidism，CH）是指在某些病因作用下，胚胎期下丘脑-垂体-甲状腺轴的发生、发育和功能代谢出现异常，导致患儿血循环中甲状腺激素水平下降。本病是引起儿童生长和神经发育障碍最常见的内分泌疾病之一，又称为呆小病。CH 的发病率为 1/4000～1/3000，CH 分为永久性 CH 和暂时性 CH。永久性 CH 是指持续的甲状腺激素缺乏，需要终身治疗。暂时性 CH 是指出生时发现的一种暂时的甲状腺激素缺乏症，但随后恢复到正常的甲状腺激素分泌水平。主要临床表现为智力迟钝、生长发育迟缓及基础代谢低下。一般认为如果在出生 2 个月内发现，及时治疗，终身服药智力基本正常；大于 10 个月发现并治疗的，智商只能达到正常的 80%；大于 2 岁发现的，智力落后不可逆。目前研究发现，参与甲状腺发育的基因有 *NKX2-1*、*NKX2-5*、*FOXE1*、*PAX8*、*HHEX* 等，参与甲状腺激素合成的基因有 *TPO*、*TG*、*SLC5A5*、*SLC16A2*、*SLC26A4*、*IYD*、*DUOX2*、*DUOXA2* 等。这些基因的异常均可能导致 CH，尽早完善致病基因的检测有利于 CH 的产前诊断、症状前诊断和早期诊断。

二、诊断与治疗

（一）临床表现

1. 新生儿期的症状

多数 CH 患儿在出生时并无症状，因为母体甲状腺素（thyroxine，T_4）可通过胎盘，维持胎儿出生时正常 T_4 浓度中的 25%～75%。新生儿期症状出现的早晚及轻重与甲状腺功能减退的强度和持续时间有关，约有 1/3 的患儿出生时大于同胎龄儿，头围大，囟门及颅缝明显增宽。

可有暂时性低体温，低心率，极少哭，少动，喂养困难，易呕吐和呛咳，嗜睡，淡漠，哭声嘶哑，胎便排出延迟，顽固性便秘，生理性黄疸期延长，体重不增或增长缓慢，腹大，常有脐疝，肌张力减低。由于周围组织灌注不足，四肢凉，苍白，常有花纹。额部皱纹多，似老人状，面容呈臃肿状，鼻根平，眼距宽，眼睑增厚，睑裂小，头发干枯，发际低，唇厚，舌大，常伸出口外，重者可致呼吸困难。

2. 儿童期的症状

1）面容比较特殊：主要表现为两眼之间距离很宽，鼻子塌，舌头厚大还会伸出口外，面色比较黄，皮肤干燥，头发也比较少。

2）当大脑发育缓慢时，神经的反射也比较迟钝，所以说话很慢，很难听清楚在说什么。听力、视力等都会迟钝，有时还会出现幻觉、妄想等，严重时可能引起精神失常。

3）身体发育落后，身材矮小，四肢较短，行动也很缓慢，就像鸭子走路似的，牙齿也发育不全。

4）会出现便秘，全身水肿，甚至心包内可能会有积液。

5）患儿会产生骨痛以及肌肉酸痛等。

（二）诊断与鉴别诊断

由于 CH 在生命早期对神经系统功能损害重且其治疗容易、疗效佳，因此早期诊断、早期治疗至为重要。根据典型的临床症状和甲状腺功能测定，诊断较容易。但在新生儿期不易确诊，应对新生儿进行群体筛查。2019 年，中华医学会内分泌学分会最新指南推荐，对于新生儿筛查阳性者需立即复查血清促甲状腺激素（thyroid stimulating hormone，TSH)、游离 T_4（free thyroxine，FT_4）[1]。诊断标准由各地实验室根据本实验室的参考范围确定，可以参考血清 TSH＞9mIU/L，FT_4＜7.74pmol/L（0.6ng/dl）作为 CH 的诊断标准。此外，尚需结合 CH 病因检查的结果。

1. 新生儿筛查[1]

我国 1995 年 6 月颁布的《母婴保健法》已将本病列为筛查的疾病之一。多采用出生后 2～3 天的新生儿干血滴纸片检测 TSH 浓度作为初筛，结果大于 20mIU/L 时，再检测血清 T_4、TSH 以确诊。该法采集标本简便，假阳性和假阴性率较低，故为患儿早期确诊、避免神经精神发育严重缺陷、减轻家庭和国家负担的极佳防治措施。

2. 血清三碘甲状腺原氨酸（triiodothyronine，T_3）、T_4、TSH 测定

任何新生儿筛查结果可疑或临床可疑的小儿都应检测血清 T_4、TSH 浓度，如 T_4 降低且 TSH 明显升高即可确诊，血清 T_3 浓度可降低或正常。

3. 促甲状腺激素释放激素（thyrotropin-releasing hormone，TRH）刺激试验

静脉注射 TRH 7μg/kg，正常者在注射 20～30 分钟内出现 TSH 峰值，90 分钟后回落至基础值。若未出现高峰，应考虑垂体病变，若 TSH 峰值出现时间延后，则提示下丘脑病变。

血清 TSH 增高，FT_4 正常者，为亚临床甲状腺功能减低症，应定期随访。由于发育中的大脑依赖于甲状腺激素，所以建议治疗亚临床甲状腺功能减低症婴儿。现在已经认识到，早产儿或患有原发性甲状腺功能减低症的重症早产儿在第一次筛查试验中可能不会出现 TSH 水平升高。因此，许多项目对早产儿和重症早产儿进行常规的第二次筛查试验。这样的测试可以检测出 TSH 升高延迟的婴儿，这种情况大约发生在 1/18 000 的新生儿中。若血清 FT_4、TSH 均低，则怀疑 TRH、TSH 分泌不足，应进一步做 TRH 刺激试验。另外游离三碘甲状腺原氨酸（free triiodothyronine，FT_3）、甲状腺放射性核素摄取及扫描、甲状腺彩超、甲状腺球蛋白、甲状腺抗体、尿碘等测定以及相关基因检测都可辅助诊断，但新生儿早期疾病筛查最常用。

（三）西医治疗

CH 一旦确诊需尽早治疗，静脉血 FT_4 低于下限或静脉血 TSH 大于 20mIU/L（不管 FT_4 正常与否）时，都应立即启动治疗。根据我国 CH 的诊疗共识，一般在初步诊断时不进行进一步的病因调查，而是在正规治疗后 2～3 年停药再进行评估。目前美国儿科协会和欧洲儿科学会均推荐左甲状腺素（*L*-thyroxine，LT_4）0～15μg/(kg・d)作为初始治疗剂量，我国的《新生儿疾病筛查技术规范》[1]推荐的初始治疗剂量是 LT_4 6～15μg/(kg•d)。CH 的治疗应尽早使 FT_4、TSH 恢复正常，治疗目标是维持血清 TSH≤5mIU/L，FT_4、总 T_4 在参考范围上 1/2 水平。在 1～2 周之内使患儿血清 T_4 恢复到正常水平，2～4 周血清 TSH 恢复至正常水平。FT_4 和 TSH 在治疗 2 周内达到正常能够改善患儿认知。接受 LT_4 治疗的患儿应积极加强随访检测，应在出生后 3 年内定期检测甲状腺功能，并经常测量血清 T_4 或 FT_4 和 TSH。美国儿科学会建议采用以下监测方案：在开始 LT_4 治疗后每 2～4 周监测 1 次甲状腺功能，在生后 6 个月内每 1～2 个月监测 1 次甲状腺功能，6 个月～3 岁每 3～4 个月监测 1 次甲状腺功能，此后每 6～12 个月进行 1 次，直至生长完成，如有改变剂量需 2～4 周监测 1 次甲状腺功能。

注意事项：LT_4 最好以片剂形式给药。对小婴儿，LT_4 片剂应压碎后在勺内加少许水或奶服用，不宜置于奶瓶内喂药。LT_4 过量也会对患儿产生危害，考虑目前推荐的 LT_4 起始剂量易导致过度治疗，治疗中应全程监测甲状腺功能，并个体化调整 LT_4 剂量。一些 CH 患者即使服用了标准剂量甚至超剂量的 LT_4，可能也无法达到正常 TSH 浓度，最常见的原因是治疗的依从性差。因此，对那些未达到预期治疗效果的患儿应进行仔细随访。医生应确认患儿的服药方法是否正确，评估是否存在由于胃肠道条件导致的 LT_4 吸收受损（如乳糜泻）或可能同时服用了影响 LT_4 吸收的物质（如大豆配方食物、钙或铁补充剂等）。部分患者可能会出现高 TSH 值伴高 FT_4 值，这可能由于血清样本是在 LT_4 服用后的 4 小时之内采集的（FT_4 血清浓度在此期间升高），尤其是患者治疗依从性不佳，在甲状腺功能检查前短期内服用了较大剂量的 LT_4。除此之外，即使依从性较好，甲状腺功能检测方法准确，一些 CH 患儿仍需要较高的 LT_4 剂量和血清 FT_4 浓度才能使其 TSH 水平维持正常。这可能与下丘脑或垂体存在 T_4 抵抗有关，高达 40%的 CH 患儿可能出现该现象，但通常会随着时间的推移而有所改善[2]。

（四）中医辨证论治

中医根据本病的病因和症状，常把本病归于“痴呆”，“五迟五软”及“痹证”范畴。如《诸病源候论・昏塞候》云：“人有禀性阴阳不和而心神昏塞，亦有因病而精采暗钝，皆阴阳之气不足，致神识不分明。”《证治准绳・幼科》云：“齿者骨之所终，而髓之养也。小儿禀受肾气不足，不能上营，而髓虚不能充于骨，又安能及齿，故齿久不生也。”《医宗金鉴・幼科心法要诀》曰：“五软者，谓头项软、手软、足软、口软、肌肉软是也。”并根据临床症状的轻重，发病年龄的早晚，以补益心肾，益气养血，或补肾壮阳，填精益髓法治疗。

中医学认为本病主要是先天不足与后天调护不当。胎之始成禀受父母精血而化生，如父母精血虚损，失于胎养，或怀孕之时保养失慎，精薄而血弱，阴阳二气不足，可致精血亏损突变，心肾发育不全而发。此外，近亲结婚，血缘相近，也能影响胚胎正常发育；或妊娠妄投药物，可能有损胎儿发育，也与本病有关。小儿出生以后，由于调护不当，偏食、嗜食或由于地域因素而使心肾发育不足，功能受损。心主神明亦主血脉，开窍于舌，言为心声，心血虚，神失所藏，神气失明，言语举止笨拙而发为痴呆。肾不能主骨滋生脑髓，精神元明不足而失聪。心肾不足，并有五迟五软之证候。肾阳不足，水液代谢失常，并可发生肿胀。本病虽有轻重不同，总归于心、脾、肾不足及气血两亏。

1. 心肾不足

1）证候：智力不足，反应迟钝，但生活尚可自理。身材矮小，症状可在学龄前期出现，头大，颈短，眼球突出，毛发稀疏，两眼距离较宽，鼻梁宽而平，伸舌流涎，皮肤较为粗糙，手足部尤明显。

2）辨证：辨证要点主要为元神之府不足，心肾俱虚，故智力低下，反应迟钝等；气血两亏，肌肉关节失于濡养，又有其头大，颈短，毛发稀疏，皮肤粗糙等表现。仍需注意患儿智力低下，但生活尚可自理。

3）治法：补益心肾，填精益髓，益气养血。

4）方药：河车八味丸合菖蒲丸加减，常用药：紫河车、山茱萸、枸杞子、麦冬、五味子、肉桂、炮附子、茯苓、山药、石菖蒲、泽泻、鹿茸、远志等。肥胖多痰者加半夏、陈皮；伸舌流涎多者加柴胡、益智仁。

2. 脾肾阳虚

1）证候：发病多在新生儿期或婴幼儿期，黄染不退或智力缺乏，饥饿不知，吞咽缓慢，听力障碍，很少哭闹，声音嘶哑，肌肤不温，毛发稀少兼有五迟五软症。

2）辨证：多为先天禀赋不足，心脾肾三脏俱损，气血精液不足之象，以智力缺乏及各种生理功能低下为辨证要点。

3）治法：补肾壮阳，填精益髓，健脾养心兼以活血。

4）方药：三才汤合河车八味丸加减，常用药：人参、鹿茸、天冬、熟地黄、紫河车、五味子、肉桂、丹参等。

三、养生指导与康复

针灸疗法对本病有一定作用，主要体现在控制和延缓疾病的进展，早期效果较好。积极发挥针灸治未病的预防作用，针法上采用针、灸并用的综合疗法，取穴多取心包经、督脉和背俞穴。常用穴：大椎、风府、风池、百会、足三里等；脾胃虚弱者加脾俞、胃俞；肝肾亏虚者加肝俞、肾俞。本病多由先天禀赋不足，后天失养所致，取穴大椎，系督脉和手三阳经之会穴；风府系督脉、足太阳膀胱经和阳维之会穴；风池系手足少阳经与阳维脉之会穴，三穴均为健脑强身祛邪之要穴，可健脑益肾。百会穴为诸阳之会，补益升提。足三里为胃之合穴，健脾益胃，生化气血。脾胃虚弱者加脾俞、胃俞健补脾胃；肝肾两伤，筋骨失养，痿软无力者取肾俞、肝俞补益肝肾。对于运动发育迟缓者亦可配合推拿疗法，按摩痿软肢体，防止肌肉萎缩。

本病重在先天，母孕期间应认真保护，避免一切有损胎儿发育的不利因素。婴儿出生后，注意合理调养，增强体质，避免感染邪毒等。甲状腺肿流行地区，孕妇患甲状腺肿者所生的婴儿应密切观察，一旦发现其生理功能低下应及时检查。患儿应加强看护，对智能低下者除饮食起居需专人护理外，还需加强智力训练。

参考文献

［1］《妊娠和产后甲状腺疾病诊治指南》(第 2 版)编撰委员会，中华医学会内分泌学分会，中华医学会围产医学分会. 妊娠和产后甲状腺疾病诊治指南(第 2 版)［J］. 中华围产医学杂志，2019，22(8): 505-550.

［2］ Wassner A J. Congenital hypothyroidism［J］. Clin Perinatol，2018，45(1): 1-18.

（张　众　胥景峰）

第二节　特发性低促性腺激素性性腺功能减退症

一、疾病概述

特发性低促性腺激素性性腺功能减退症（idiopathic hypogonadotropic hypogonadism，IHH），又称为先天性低促性腺激素性性腺功能减退症（congenital hypogonadotropic hypogonadism，CHH），是因先天性下丘脑促性腺激素释放激素（gonadotropin releasing hormone，GnRH）神经元功能受损，促性腺激素释放激素合成、分泌或作用障碍，导致垂体分泌促性腺激素减少，进而引起性腺功能不足,出现以青春期发育部分或全部缺失为特征的一种先天性遗传病，也是一类有可能治愈的不育症。临床根据患者是否合并嗅觉障碍将 IHH 细分为两大类：伴有嗅觉受损者称为卡尔曼综合征（Kallmann syndrome，KS)；嗅觉正常者，称为嗅觉正常的IHH（normosmic IHH，nIHH）。本病总体发病率为 1/100 000～1/10[1]，男女比例为5∶1[2]；且具有X连锁、常染色体显性和常染色体隐性等多种遗传方式。尽管目前已经明确有20多种基因突变可导致IHH[3-5]，如 *KAL1*、*FGFR1*、*FGF8*、*GnRH*、*GNRHR*、*PROK2*、*PROKR2*、*TAC3*、*TACR3*、*DAX1*、*NELF*、*CHD7*、*SEMA3A*、*SOX2*、*FEZF1* 等[6]。但总体上，仅 1/3～1/2 的患者可获得明确的基因诊断。而且，有 5%的患者存在双基因或多基因突变。

二、诊断与治疗

（一）临床表现与化验检查

1. 临床表现

IHH 患者的临床表现具有不均一性，基因突变导致的 IHH 除性腺功能减退外，还有先天性躯体或内脏发育异常。

（1）身高

出生后至青春期前一般身高正常。青春期后表现为类无睾体型，身材高，四肢长，躯干短，指距大于身高（＞2cm），下部量大于上部量（＞2cm），但亦可表现为身高正常或矮小。身材矮小多见于并发某种基因异常或生长激素（growth hormone，GH）缺乏的患者。根据国内一组病例（年龄 18～47 岁），身高大于 160cm 的占 84.3%，均值±标准差为（171.52±7.6）cm，上部量与下部量的比值为 0.92±0.07，均无明显 GH 缺乏的证据；身高在 160cm 以下的患者占 15.7%，其中 76.9%经 GH 兴奋试验证实有 GH 严重缺乏。

（2）第二性征

患者在青春期无第二性征发育，少数患者表现为青春期发育停滞。无喉结增大和变声，无胡须、阴毛及腋毛生长，肌肉不发达，皮下脂肪增多，19%～40%的患者有男性乳房发育。女性患者表现为性幼稚，无第二性征发育（乳腺不发育）。

（3）生殖器

男性患者可表现为小阴茎，阴茎长度通常为（3.3±1.3）cm，小睾丸或隐睾，小睾丸（容积＜6ml）占 95.6%，较大睾丸（＞8ml）仅占 4.4%[7]。睾丸活检示睾丸间质细胞减少或缺如，曲细精管减少，生精细胞明显减少或缺如。女性患者表现为原发性闭经，外生殖器幼稚，子宫和子宫颈小，触诊摸不到卵巢及附件。

（4）嗅觉

因嗅球和嗅束发育异常，40%～60%的 IHH 患者有嗅觉减退或缺失，不能识别气味，这些患者睾丸容积小，隐睾多见，男性乳房发育的比例高，GnRH 缺乏较重。有人报道，有嗅觉障碍与无嗅觉障碍的患者比较，小睾丸分别为 30%和 20%，隐睾分别为 80%和 30%，男性乳房发育分别为 60%和 20%。可见有嗅觉障碍患者的性腺功能减退病情较重。

（5）其他先天性异常

一部分患者有面颅中线发育缺陷（如唇裂、腭裂、腭弓高尖等）、红绿色盲、第四掌骨短或长、神经性耳聋、小脑共济失调、眼球运动障碍、指趾弯曲、牙齿发育不良和心血管畸形等先天性异常。X 连锁遗传型 KS 患者可有单侧或双侧肾脏发育不全以及上肢镜像（联带）运动。

（6）骨龄

骨龄是衡量生长发育的重要标尺，对疾病鉴别判断有重要价值。骨龄测定有多种方法，目前常用 G-P 图谱法：根据手掌和腕关节的骨骼形态来评定年龄，必要时加拍肘、踝、足跟和髂骨翼的 X 线片，用以帮助更准确地判定骨龄。由于缺乏性激素，骨骺闭合延迟，骨龄落后，如未得到及时的诊断和治疗，成年后仍有高达 80%的患者骨骺未闭合。

2. 化验检查

（1）血清性激素水平

血清睾酮、雌二醇（E_2）、黄体生成素（luteinizing hormone，LH）和卵泡刺激素（follicle stimulating hormone，FSH）水平降低，少数患者的 LH 及 FSH 水平可在正常值的下限。性激素水平的高低与病情的严重程度有一定平行关系。

（2）其他下丘脑-垂体内分泌激素的异常

除下丘脑-垂体-性腺轴功能外，一些患者可有其他垂体激素分泌不足，如 GH 缺乏、促甲状腺激素缺乏或促肾上腺皮质激素（adrenocorticotropic hormone，ACTH）缺乏等，但缺乏程度往往不严重。

（3）影像学检查

冠状位和矢状位磁共振成像（magnetic resonance imaging，MRI）头颅扫描可发现约 90% 的 KS 患者有双侧或单侧嗅球不发育和（或）嗅沟缺如。IHH 患者因骨骺闭合延迟，易患骨质疏松，骨密度多提示骨量减少或骨质疏松。正常男性骨龄达到 12 岁时，青春发育自然启动。IHH 患者骨龄一般落后生物学年龄 2～3 年，且可看到即使骨龄＞12 岁仍无青春发育迹象。

（4）GnRH 兴奋试验

单剂静脉注射 GnRH（10 肽）100μg，15～30 分钟采血 1 次测定血清 LH 及 FSH 水平，IHH 患者完全无分泌反应或只有低弱反应。静脉均匀滴注 GnRH 200～400μg（4 小时滴完），每日 1 次，连续 7 天，多数患者血清 LH 及 FSH 有逐渐增高的分泌反应，并可能接近或达到正常范围。LH 脉冲分析（每 5～10 分钟采血 1 次），正常成年男子的脉冲频率为 14～20 次/24 小时，脉冲幅度为（3.8±2.5）IU/L。而 IHH 患者可以是以下脉冲类型之一：①无 LH 脉冲；②LH 脉冲的频率减少、幅度低；③LH 脉冲频率少、幅度正常；④仅在夜间睡眠中有 LH 脉冲分泌（类似青春期早期表现）。目前国内采用的 GnRH 兴奋试验主要有：

1）戈那瑞林兴奋试验：静脉注射戈那瑞林 100μg，0 分钟和 60 分钟时测定 LH 水平。对男性，60 分钟 LH≥8IU/L，提示下丘脑-垂体性腺轴启动或青春发育延迟。

2）曲普瑞林兴奋试验[8]：肌内注射曲普瑞林 100μg，0 分钟和 60 分钟测定 LH 水平。对男性，60 分钟 LH≥12IU/L 提示下丘脑-垂体-性腺轴完全启动或青春发育延迟；60 分钟 LH≤4IU/L 提示性腺轴未启动，可诊断 IHH。60 分钟 LH 在 4～12IU/L，提示性腺轴功能部分受损，需随访其变化；对女性，60 分钟 LH≥18IU/L，提示性腺轴功能完全启动；60 分钟 LH≤6IU/L 提示性腺轴未启动，可诊断 IHH；60 分钟 LH 在 6～18IU/L，提示性腺轴功能部分受损[9]。

（5）绒毛膜促性腺激素（human chorionic gonadotropin，HCG）兴奋试验

HCG 兴奋试验用来评价睾丸间质细胞功能，主要有两种方法[10]：单次肌内注射 HCG 2000～5000IU，测定 0 小时、24 小时、48 小时和 72 小时血睾酮水平。或肌内注射 HCG 2000IU，每周 2 次，连续 2 周，测定注射前，以及注射后第 4、第 7、第 10、第 14 天睾酮水平。睾酮≥3.47nmol/L（100ng/dl）提示存在睾丸间质细胞，睾酮≥10.41nmol/L（300ng/dl）提示间质细胞功能良好。该试验可能存在假阴性，应慎重评估试验结果，必要时重复试验或试验性促性腺激素治疗 3 个月，观察睾酮水平变化。

（二）诊断

男性骨龄＞12 岁或生物年龄≥18 岁[11]尚无第二性征出现和睾丸体积增大，睾酮水平低[3.47nmol/L（100ng/dl）][12]且促性腺激素（FSH 和 LH）水平低或“正常”。女性到生物年龄 14 岁[13]尚无第二性征发育和月经来潮，E_2 水平低且促性腺激素水平低或“正常”，且找不到明确病因者，拟诊断本病。

因青春发育是一个连续变化的动态过程，因此 IHH 的诊断需综合考虑年龄、第二性征、性腺体积、激素水平和骨龄等诸多因素。14 岁尚无青春发育的男性，应进行青春发育相关检查[14]。对暂时难以确诊者，应随访观察到 18 岁以后，以明确最终诊断。

（三）西医治疗

1. 男性 IHH 治疗

目前治疗方案主要有 3 种，包括睾酮替代、促性腺激素联合生精治疗和脉冲式 GnRH 生精治疗。3 种方案可根据患者下丘脑-垂体-性腺轴的功能状态以及患者的年龄、生活状态和需求进行选择，并可互相切换[15]。雄激素替代治疗可促进男性化，使患者能够完成正常性生活和射精，但不能产生精子；促性腺激素联合生精治疗可促进自身睾丸产生睾酮和精子；脉冲式 GnRH 治疗，通过促进垂体分泌促性腺激素而促进睾丸发育[16]。

（1）睾酮替代治疗

1）IHH 确诊后若患者暂无生育需求，睾酮替代治疗可促进男性化表现。初始口服十一酸睾酮胶丸，每次 40mg，每日 1～3 次；或十一酸睾酮注射剂 125mg 肌内注射每月 1 次。6 个月后增加到成人剂量：十一酸睾酮胶丸，每次 80mg，每日 2～3 次或十一酸睾酮注射剂 250mg 肌内注射，每月 1 次；此方案逐渐增加睾酮剂量，模拟正常青春发育过程，让患者逐渐出现男性化表现，避免睾酮升高过快导致痛性勃起。

2）小于 18 岁而因小阴茎就诊患者：短期小剂量睾酮治疗（十一酸睾酮胶丸，每次 40mg，每日 1～2 次，共 3 个月），有助于阴茎增大接近同龄人，一般不影响骨龄和成年终身高。

3）十一酸睾酮胶丸口服，以乳糜微粒形式通过肠道淋巴管吸收，因此宜在餐中或餐后即刻服用。进食含有一定量脂肪的食物，有助于药物吸收。

4）十一酸睾酮注射剂为油性制剂，深部肌内注射后，油滴内的十一酸睾酮被逐渐吸收入血，因此一次注射可维持较高睾酮水平达 1 个月时间。

5）疗效：用药 6 个月后可有明显男性化表现，2～3 年后可接近正常成年男性化水平。

6）随访：起始 2 年内，2～3 个月随访 1 次，监测第二性征、睾丸体积、促性腺激素和睾酮变化。此后可以每年随诊 1 次，常规体检，包括身高、体重、睾丸体积、促性腺激素、睾酮、前列腺超声检查和前列腺特异抗原、血红蛋白和骨密度；如睾丸体积有进行性增大，应停药观察，注意下丘脑-垂体-性腺轴功能转为正常的可能性。

（2）HCG/人类绝经期促性腺激素（human menopausal gonadotropin，HMG）联合生精治疗

1）适用人群：有生育需求的 IHH 患者。

2）原理：HCG 和 LH 的α亚单位相同而β亚单位相似，可模拟 LH 对睾丸间质细胞产生刺激作用，促进睾酮产生。HMG 含有 FSH 和 LH 的成分。因此，联合 HCG+HMG 肌内注射，可促进睾丸产生精子。

3）剂量和方案：先肌内注射 HCG 2000～3000IU，每周 2 次，共 3 个月，期间调整 HCG 剂量，尽量使血睾酮维持在 10.41～17.35nmol/L（300～500ng/dl）；然后添加肌内注射 HMG 75～150IU，每周 2～3 次，进行生精治疗。为提高依从性，可将 HCG 和 HMG 混溶于生理盐水（或注射用水）中肌内注射，每周 2 次。

4）随访：间隔 2～3 个月随访 1 次，需监测血睾酮和β-HCG 水平、睾丸体积和精液常规；70%～85%患者在联合用药 0.5～2 年内产生精子。基因重组工程合成的 LH 和 FSH 纯度更高，患者可以自行皮下注射，但价格昂贵，疗效和 HCG+HMG 联合治疗类似[17]。

5）疗效测因素：初始睾丸体积和治疗过程中睾丸体积增大的幅度，是预测精子生成最重

要的指标[18, 19]。睾丸初始体积大于 4ml 是生精治疗成功的有利因素，而隐睾史却正相反；既往有雄激素治疗史，不影响生精疗效。

6）疗效不佳的处理：如治疗过程中睾酮水平均低于 3.47nmol/L（100ng/dl）或治疗 2 年期间睾丸体积无进行性增大且精液中不能检测到精子，可考虑停药或试用脉冲式 GnRH 生精治疗。

7）其他：有文献提示，在生成大量精子后，单用 HCG 可维持生精功能；当有大量精子生成时，如患者暂无生育需求，可行精子冻存；如长期治疗仅少量精子生成，且长时间妻子不能自然妊娠者，需借助辅助生育技术提高妊娠机会；如精液中未检测到精子，可尝试附睾或睾丸穿刺取精；成功生育后，如患者无再次生育计划，可切换到睾酮替代治疗方案。

（3）脉冲式 GnRH 生精治疗

1）适用人群：有生育需求的 IHH 患者，并且垂体前叶存在足够数量的功能完整的促性腺激素细胞。

2）原理：通过微小泵脉冲式皮下注射 GnRH，模拟下丘脑生理性 GnRH 的释放，促进垂体分泌促性腺激素，进而促进睾丸发育和精子生成。因此，垂体前叶存在足够数量功能完好的促性腺激素细胞是治疗成功的前提。

3）起始剂量和随访：GnRH（戈那瑞林）10μg/90min。带泵 3 天后，如血 LH≥1IU/L，提示初步治疗有效。如 LH 无升高，提示垂体前叶促性腺激素细胞缺乏或功能严重受损，治疗预后不佳。此后，每月随访 1 次，监测血清 FSH、LH、睾酮和精液常规，调整戈那瑞林的剂量和频率，尽可能将睾酮水平维持在正常中值水平，稳定后可 3 个月随访 1 次，依据患者的具体情况调整药物剂量。

4）生精疗效：治疗 3 个月后就可能有精子生成。非隐睾患者 2 年精子生成率 100%[20]。治疗过程中，睾丸体积逐渐增大提示预后良好。尽管文献报道脉冲式 GnRH 生精治疗和 HCG/HMG 联合治疗效果相似，但国内的治疗经验提示，脉冲式 GnRH 生精疗效优于 HCG/HMG 治疗[21]，前者更接近生理状态。

2. 女性 IHH 治疗

无生育需求时，予周期性雌孕激素联合替代治疗，促进第二性征发育。有生育需求时，可行促性腺激素促排卵治疗或脉冲式 GnRH 生精治疗。

（1）雌孕激素替代治疗

尽量模拟正常青春发育过程补充性激素[22]。参考方案：起始小剂量雌激素（戊酸雌二醇 0.5～1mg，1 次/天）治疗 6～12 个月；然后增加 E_2 剂量（戊酸雌二醇 2mg，1 次/天）治疗 6～12 个月；如乳腺发育和子宫大小（B 超检查）接近或达到成年女性水平，随后可行周期性雌孕激素联合治疗（戊酸雌二醇 2mg 1 次/天×11 天，戊酸雌二醇 2mg+醋酸环丙孕酮 1mg×10 天，停药期间可能有撤退性阴道出血）；治疗的前 2 年，间隔 2～3 个月随访 1 次，观察乳腺和子宫大小变化。此后，应 6～12 个月随访 1 次。

（2）促排卵治疗

脉冲式 GnRH 生精治疗，可诱导规律月经和排卵，获得妊娠机会。戈那瑞林 10μg/90min：间隔 2～3 个月随访 1 次，监测促性腺激素、雌二醇、孕酮、子宫体积、卵巢体积和卵泡数目；警惕卵巢过度刺激和卵泡破裂风险。或在辅助生育科医生指导下，行促性腺激素促排卵治疗，获卵子率近 100%。

3. 其他治疗相关的注意事项

（1）HCG 治疗隐睾和小阴茎

2 岁内儿童，HCG 治疗可促进隐睾下降至阴囊，但有文献报道其可造成睾丸损伤。在儿童，短期 HCG 治疗（500～1000IU 肌内注射每周 2 次，3 个月），可通过促进睾丸产生雄激素而促进阴茎长大。用药期间要监测阴茎、血睾酮、身高和骨龄变化。

（2）下丘脑-垂体-性腺轴功能自主恢复正常

约 3%～20%的患者在长期治疗过程中，下丘脑-垂体-性腺轴功能可自主恢复到正常，称为逆转[23]。临床表现为内源性促性腺激素水平逐渐升高，睾丸体积逐渐增大，并自主产生睾酮和精子。诊断时基础状态或曲普瑞林兴奋试验中较高的 LH 水平，基础睾丸体积相对较大，是将来性腺轴功能发生逆转的重要指标。因此在治疗过程中，必须监测睾丸体积和促性腺激素水平变化。对内源性 LH≥1IU/L 患者，应间断停药观察自主性性腺轴功能是否启动，必要时重复曲普瑞林兴奋试验评价下丘脑-垂体-性腺轴功能状态。

（3）遗传咨询

一旦患者致病基因诊断明确，可粗略推测子代患病风险。*KAL1* 为 X 连锁隐性遗传；*FGFR1* 和 *PROKR2* 为常染色体显性遗传。大部分患者致病基因诊断并不明确。即使相同基因突变，性腺轴功能也可存在很大差异。由于基因型和临床表型之间的复杂关系，目前尚难以准确评估子代致病的风险。

（4）常规补充钙和维生素 D

间隔 2～3 年复查骨密度。长期补充睾酮，一般情况下骨密度可恢复至正常水平。

（5）心理评估及治疗

长期性腺轴功能减退和第二性征发育差可导致患者自卑心理，严重影响生活质量。补充雄激素或生精治疗后，随着第二性征发育及精子的生成，情绪会有所改善。因此在诊治过程中要及时给予心理支持。

（6）睾酮对物质代谢的影响

长期睾酮缺乏和肥胖、胰岛素抵抗以及糖尿病的发生有关，睾酮替代治疗会改善身体组分，增加胰岛素敏感性，降低 C 反应蛋白，从而改善血糖、血脂等代谢指标。因此在诊疗过程中应常规监测血糖、血脂水平，鼓励患者保持良好的生活方式、维持理想体重。

（四）中医辨证论治

中医学认为肾主藏精，精生髓，脑为髓海，肾精充足，则髓海亦旺盛，人体的生长、发育、智力等方面也正常。肾精为先天之本，禀赋于父母，父母体虚、胎中失养、阴阳失调、喂养不当等因素为患者体质不强的主要原因，可使患者脏腑失健，气血不足，阴阳不足，导致形气薄弱，易于罹患疾病。调摄失宜，五脏受损，影响人体的生长发育。因此，禀赋薄弱、体质的阴阳偏盛偏衰及后天失于调养是本病的主要病因病机。

本病中医辨证多归属于“虚劳”、“五迟”范畴，临床表现为发育迟缓为主，故治疗上以补肾为法。主要辨证为肾阳虚。

1. 主症

发育迟缓，骨弱，形寒肢冷，疲倦无力，毛发枯少，外阴细小，男子阳痿，精少不育，舌质淡红，苔薄白，脉沉细弱。

2. 治法

温补肾阳，填精补髓。

3. 方药

右归丸合河车大造丸加减。方解：右归丸方中以附子、肉桂、鹿角胶为君药，温补肾阳，填精补髓。臣以熟地黄、枸杞子、山茱萸、山药滋阴益肾，养肝补脾。佐以菟丝子补阳益阴，固精缩尿；杜仲补益肝肾，强筋壮骨；当归补血养肝。诸药配合，共奏温补肾阳，填精止遗之功。河车大造丸以紫河车、熟地黄为君药，其中紫河车功能补肺气，益精血，与养血滋阴、补精益髓的熟地黄同用，可加强益气补精养血之效。臣以龟甲、天冬、麦冬滋阴清热，润燥生津。佐以杜仲、牛膝补肝肾，强筋骨；黄柏退虚热、泻相火。诸药配合，共奏滋阴清热，补肾益肺之功。两方同用共奏补肾阳、填精髓之功。

三、养生指导与康复

本病目前尚无根治的措施，其预后与病因及治疗早晚和治疗措施合理性有关。治疗关键为早期诊断，尽早地给予促性腺激素加雄激素（对男性）或加雌激素（对女性）替代治疗，以及加以相应地对症治疗，以获得较好的治疗效果。调护方法应注意下列几个方面：

（1）避风寒，适寒温

感受外邪耗伤正气，通常是病情恶化的重要原因；而患者正气不足，卫外不固，又最易招致客邪入侵。故应注意适寒温、避风寒，尽量减少感冒。

（2）调饮食，戒烟酒

人体气血全赖水谷以资生，故调理饮食对虚劳至关重要。调饮食一般以富于营养、易于消化、不伤脾胃为原则。凡辛辣厚味、过分滋腻、生冷不洁之物，都当禁食或少食。尤其不能过饱过饥、偏食偏饮。至于烟酒，大损正气，应予戒绝。

（3）慎起居，远房事

起居生活要有规律，做到动静结合。睡眠和休息不足，每影响体力，但多睡也能伤气，总要根据体力，顺其自然，适可而止。一般在睡眠和休息充足的基础上，要充分利用自然因素来增强体质。如进行户外散步，呼吸新鲜空气，适当晒日光等。还可以进行气功锻炼，打太极拳等。如亏损不严重者，可以适当安排工作和学习。至于房事一般应当控制，以免暗耗真精。

（4）舒情志，少忧烦

精神调养对于虚劳的防护十分重要。因为过分的喜怒忧思悲恐惊，易使气阴暗耗，既是致病之因又是促使病情恶化之由。所以，患者必须保持情绪舒畅、稳定、乐观。

此外，注意孕妇保健，防止外感、药物损害；避免早产、难产、产伤；预防新生儿硬肿病、肺炎等。提倡优生优育，杜绝近亲结婚。小儿应合理喂养，加强营养，积极预防及治疗各种急、慢性疾病。

参考文献

[1] Bianco S D，Kaiser U B. The genetic and molecular basis of idiopathic hypogonadotropic hypogonadism［J］. Nature reviews Endocrinology，2009,5(10): 569-576.

[2] Fromantin M，Gineste J，Didier A，et al. Impuberism and hypogonadism at induction into military service. Statistical study［J］. Probl Actuels Endocrinol Nutr，1973,16: 179-199.

[3] 刘儒雅，李小英. 特发性低促性腺激素性性腺功能减退症的遗传学研究进展［J］. 中华内分泌代谢杂志，2012，28(3): 244-248.

[4] Bonomi M，Libri D V，Guizzardi F，et al. New understandings of the genetic basis of isolated idiopathic central hypogonadism［J］. Asian Journal of Andrology，2012，14(1): 49-56.

[5] 蒋毅弘，孙首悦，王卫庆. 神经激肽 B 及其受体与特发性低促性腺激素性性腺功能减退症［J］. 中华内分泌代谢杂志，2013，29(1): 88-90.

[6] Kotan L D，Hutchins B I，Ozkan Y，et al. Mutations in FEZF1 cause Kallmann syndrome［J］. The American Journal of Human Genetics，2014，95(3): 326-331.

[7] 陈达力，史轶蘩，向红丁，等. 成年男性特发性低促性腺激素性性腺功能减退的临床表现［J］. 中华内科杂志，1987，26: 516.

[8] 丁艳霞，李志臻，王庆祝，等. 曲普瑞林兴奋试验对青春发育延迟的诊断意义: 128 例报告［J］. 中华内分泌代谢杂志，2014，30(6): 482-485.

[9] 茅江峰，伍学焱，聂敏，等. 曲普瑞林兴奋试验用于评价女性下丘脑-垂体-性腺轴功能研究［J］. 中国实用内科杂志，2012,32(4): 282-285.

[10] Dunkel L，Perheentupa J，Sorva R. Single versus repeated dose human chorionic gonadotropin stimulation in the differential diagnosis of hypogonadotropic hypogonadism［J］. The Journal of Clinical Endocrinology and Metabolism，1985，60(2): 333-337.

[11] Raivio T，Falardeau J，Dwyer A，et al. Reversal of idiopathic hypogonadotropic hypogonadism［J］. The New England journal of medicine，2007，357(9): 863-873.

[12] Santoro N，Filicori M，Crowley W J. Hypogonadotropic disorders in men and women: diagnosis and therapy with pulsatile gonadotropin-releasing hormone［J］. Endocr Rev，1986，7(1): 11-23.

[13] 孔令伶俐，许良智. 原发性闭经的治疗效果［J］. 实用妇产科杂志，2014，30(5): 331-333.

[14] 伍学焱，史轶蘩，邓洁英，等. 大庆市健康男性青少年正常青春发育时间调查［J］. 中华医学杂志，2007，87(16): 1117-1119.

[15] 赵芳雅，陈海冰. 男性低促性腺激素性性腺功能减退症的诊治［J］. 中华内分泌代谢杂志，2013，29(11): 998-1001.

[16] 金楠，母义明. GnRH 泵治疗低促性腺激素性性腺功能减退［J］. 药品评价，2013，(7): 10-13.

[17] Matsumoto A M，Snyder P J，Bhasin S，et al. Stimulation of spermatogenesis with recombinant human follicle-stimulating hormone (follitropin alfa; GONAL-f): long-term treatment in azoospermic men with hypogonadotropic hypogonadism［J］. Fertil Steril，2009，92(3): 979-990.

[18] Warne D W，Decosterd G，Okada H，et al. A combined analysis of data to identify predictive factors for spermatogenesis in men with hypogonadotropic hypogonadism treated with recombinant human follicle-stimulating hormone and human chorionic gonadotropin［J］. Fertil Steril，2009，92(2): 594-604.

［19］Liu P Y，Baker H W，Jayadev V，et al. Induction of spermatogenesis and fertility durin gonadotropin treatment of gonadotropin-deficient infertile men: predictors of fertility outcome［J］. The Journal of Clinical Endocrinology and Metabolism，2009，94(3): 801-808.

［20］Pitteloud N，Hayes F J，Dwyer A，et al. Predictors of outcome of long-term GnRH therapy in men with idiopathic hypogonadotropic hypogonadism［J］. The Journal of Clinical Endocrinology and Metabolism，2002，87: 4128-4136.

［21］黄炳昆，茅江峰，徐洪丽，等. GnRH 脉冲输注与 HCG/HMG 联合肌注对男性 IHH 患者生精治疗疗效比较［J］. 中华医学杂志，2015，95(20): 1568-1571.

［22］张婷婷，李昕，曲玲，等. 女性特发性低促性腺激素性性腺功能减退症的临床研究-附 16 例病例回顾［J］. 中华内分泌代谢杂志，2012，28(12): 1001-1004.

［23］Sidhoum V F，Chan Y M，Lippincott M F，et al. Reversal and relapse of hypogonadotropic ypogonadism: resilience and fragility of the reproductive neuroendocrine system［J］. The Journal of Clinical Endocrinology and Metabolism，2014，99(3): 861-870.

（张晓娜　胥景峰）

第三节　成骨不全

一、疾病概述

成骨不全（osteogenesis imperfecta，OI）因极易骨折又称脆骨病，是一种临床上罕见的异质性遗传性结缔组织病，在新生儿中发病率为 1/20 000～1/15 000[1]。OI 的发生主要与Ⅰ型胶原编码基因及其代谢相关基因突变有关，导致胶原一级结构及数量，翻译后修饰、折叠、细胞内转运等多种异常。

二、诊断与治疗

（一）临床表现与化验检查

1. 临床表现

OI 主要是由于Ⅰ型胶原变异。Ⅰ型胶原分布于骨骼、牙齿、巩膜、韧带、心瓣膜及其他组织和器官，因此临床主要以骨骼发育不良，骨质疏松、脆性增加及畸形，蓝色巩膜及听力丧失为特征[2]。但临床表现差异很大，重者可出现胎儿宫内多发骨折及死亡；轻者至学龄期才出现症状，并可存活至高龄。本病呈常染色体显性或隐性遗传方式，可为散发病例。蓝色巩膜的遗传率为 100%，听力丧失依年龄而异。散发病例多因新突变所引起，常与父母高龄有关。

（1）骨脆性增加

轻微损伤即可引起骨折，反复骨折是 OI 的特征，以横断骨折、螺旋形骨折最常见，约 15% 的骨折发生在干骺端。骨折后可以有大量骨痂增生[3]，多数可以愈合，但往往残留畸形。严重者表现为自发性骨折，先天型者在出生时即有多处骨折。骨折大多为青枝型，移位少，疼痛轻，愈合快，依靠骨膜下成骨完成，因而常不被注意而造成畸形连接。长骨及肋骨为好发部位，多次骨折所造成的畸形又进一步减少了骨的长度。青春期过后，骨折趋势逐渐减缓。

（2）蓝色巩膜

蓝色巩膜是由于患者的巩膜变为半透明，可以看到其下方的脉络膜颜色的缘故。巩膜的厚度及结构并无异常，其半透明是由于胶原纤维组织的性质发生改变所致。

（3）耳聋

耳聋常于 11～40 岁出现，可能因耳道硬化、附着于卵圆窗的镫骨足板因骨性强直而固定所致，但亦有人认为是听神经出颅底时受压所致。

（4）关节过度松弛

关节过度松弛，尤其是腕及踝关节，这是由于肌腱及韧带的胶原组织发育障碍；还可出现膝外翻、平足；有时有习惯性肩脱位及桡骨头脱位等；肌肉薄弱。

（5）头面部畸形

严重的颅骨发育不良者，在出生时头颅有皮囊感；以后头颅宽阔，顶骨及枕骨突出，两颞球状膨出，额骨前突，双耳被推向下方，面成倒三角形；有部分患者伴有脑积水。

（6）牙齿发育不良[4]

本病患者牙质不能很好地发育，乳齿及恒齿均可受累，齿呈黄色或蓝灰色，易患龋及早期脱落。

（7）侏儒

侏儒由于发育较正常稍短，加上脊柱及下肢多发性骨折畸形愈合所致。

（8）皮肤瘢痕宽度增加

皮肤瘢痕宽度增加由于胶原组织有缺陷所致。

根据临床和遗传特征，目前国内外将本病分为 8 种类型，其中Ⅰ～Ⅳ型是由 Sillence 等[5]最初在 1979 年提出，以Ⅰ型最轻，发生率也最高；Ⅱ型最为严重[6]，通常在胎儿期死亡。OI 的表型变异范围很广，近年将原来 OI 的Ⅳ型按骨结构和组织学分为Ⅳ、Ⅴ、Ⅵ、Ⅶ、Ⅷ等亚型（表 2-1）。Glorieux 分别在 2000 年和 2002 年描述了Ⅴ型和Ⅵ型的临床特征[7-8]。Ⅶ型最初由 Ward 等报道，呈隐性遗传方式[9]。2007 年，Cabral 等建议将 *LEPREI* 突变者列为Ⅷ型。

2. 化验检查

（1）血清学

患者血中钙、磷和碱性磷酸酶一般正常，少数患者碱性磷酸酶也可增高；尿羟脯氨酸增高，部分伴氨基酸尿和黏多糖尿；有 2/3 的患者血清甲状腺素（T_4）升高；由于 T_4 增高，白细胞氧化代谢亢进，可有血小板聚集障碍。

（2）组织学

本病患者可有骨基质异常。极化光显微镜见丰富的无组织的编织骨或细薄的胶原纤维束，骨皮质的骨细胞数目增多，用四环素标记观察见骨转换快速。以上说明成骨细胞是活跃的，骨转换快，但产生的骨量减少。

表 2-1 成骨不全分类

类型	临床严重程度	临床特征	致病基因	遗传方式
Ⅰ	轻度或无畸形	正常身高或稍矮；蓝色巩膜；无牙质生成不良	*COL1A1* 合成提前终止	AD
Ⅱ	胚胎期致死	出生前后多发肋骨及长骨骨折，串珠样肋骨，长骨宽而弯曲，颅骨密度低；深蓝色巩膜	*COL1A1* 或 *COL1A2* 基因突变导致甘氨酸被替代	AD(新突变)；AR(少)
Ⅲ	严重畸形	身材矮小；三角形脸；严重脊柱侧凸；淡蓝色巩膜；牙质生成不良	*COL1A1* 或 *COL1A2* 基因突变导致甘氨酸被替代	AD；AR
Ⅳ	中度畸形	中度矮小；轻度或中度脊柱侧凸；灰色或白色巩膜；牙质生成不良	*COL1A1* 或 *COL1A2* 基因突变导致甘氨酸被替代	AD
Ⅴ	中度畸形	轻度或中度矮小；桡骨头脱位；骨间膜矿化；骨痂增生；白色巩膜；无牙质生成不良	未知	AD
Ⅵ	中至重度畸形	中度矮小，脊柱侧凸；前骨质累积；鱼鳞状骨板；白色巩膜；无牙质生成不良	未知	未知
Ⅶ	中度畸形	身材稍矮；肱骨和股骨短；髋内翻；白色巩膜；无牙质生成不良	*CRTAP* 基因突变	AR
Ⅷ	中重度畸形	身材矮，四肢因多次骨折而畸形；白色巩膜；可有牙质生成不良；特征性 X 线表现：爆米花样干骺端	*LEPRE1* 基因突变	未知

注：AD，autosomal dominant，常染色体显性遗传；AR，autosomal recessive，常染色体隐性遗传。

3. X 线检查

（1）关节主要有 4 种改变

1）部分患者因骨软化可引起髋臼和股骨头向骨盆内凹陷。

2）骨干的膜内成骨发生障碍可致骨干变细，但由于软骨钙化和软骨内成骨依然正常，而使组成关节的骨端相对粗大。

3）部分患者骨骺内有大量钙化点，可能由于软骨内成骨过程中软骨内钙质未吸收所致。

4）假关节形成：由于多发骨折，骨折处形成软骨痂，X 线片上看上去很像假关节形成。

（2）骨骼

本病患者骨干过细或过粗，骨呈囊状或蜂窝样改变；长骨皮质缺损、毛糙；肋骨变细、下缘不规则或弯曲粗细不一；手指呈花生样改变；牙槽板吸收；脊椎侧凸，椎体变扁，或椎体上、下径增高，也可表现为小椎体、椎弓根增长；颅骨菲薄，缝间骨存在，前后凸出，枕部下垂；四肢长骨的干骺端有多数横行的致密线；干骺端近骺软骨盘处密度增高而不均匀。早发型与晚发型 OI 的骨损害表现有所不同。早发型者多表现为全身长骨的多发性骨折，伴骨痂形成和骨骼变形；晚发型者有多发性骨折、长骨弯曲或股骨短而粗呈“手风琴”样改变等。

（二）诊断

本病主要依据临床表现和 X 线表现来诊断。较公认的临床诊断依据是：①骨质疏松且骨脆性增加；②蓝色巩膜；③牙质生成不良；④早熟性耳硬化。上述临床表现中 2 项阳性，尤其前 2 项，即可诊断，结合 X 线也有助于诊断。基因诊断是确诊 OI 的“金标准”，但由于费用较高，未在临床广泛使用。研究表明，90%以上的 OI 患者是因为编码Ⅰ型胶原α1 链基因（*COL1A1*）和Ⅰ型胶原α2 链基因（*COL1A2*）的基因突变所致。迄今为止，国际上共发现 19 个基因的突变可导致 OI，其中包括 *COL1A1*、*COL1A2*、*BMP1*、*CREB3L1*、*CRTAP*、*FKBP10*、*IFITM5*、*LEPRE1*、*PLS3*、*PLOD2*、*PPIB*、*SERPINF1*、*SERPINH1*、*SP7*、*TMEM38B*、*WNT1*、*P4HB*、*SEC24D* 和 *SPARC* 基因。而国内，近年发现的 OI 基因主要有 *COL1A1*、*COL1A2*、*LEPRE1*、*IFITM5*、*FKBP10* 和 *TMEM38B*。

（三）西医治疗

OI 的治疗目标主要是减少骨折发生，减少骨痛，改善活动性，促进生长发育，提高生活质量。这些治疗基于多学科的合作，其中包括骨折和畸形的稳定与矫形治疗、肌肉强化和运动康复治疗、骨骼重建药物治疗[10]。

1. 骨折和畸形的稳定与矫形治疗

本病患者可进行长骨截骨并放置髓内棒，以纠正畸形并防止骨折复发。目前有 Fassier-Duval、Baily-Dubow/ Sheffield 2 种伸缩杆和不可伸缩的 Rush 钉用于截骨手术后长骨的固定[11]。Fassier-Duval 棒具有经皮放置的优点，最大限度地减少创伤，允许在一次手术中治疗多块骨骼，随后进行早期康复，但约 15%的截骨术后发生骨不连。连续使用光环牵引可使脊柱侧凸患者的脊柱曲度稳定或减小以改善呼吸功能和疼痛。对于基底骨内陷患者，分流术或枕颈融合减压术可防止后脑突出和脑脊液阻塞所致的压迫。

2. 肌肉强化和运动康复治疗

OI 的物理康复目标是最大限度地提高患者的运动和日常生活能力。OI 患儿的康复是个性化的，从而促进力量和运动的增加。

3. 骨骼重建药物治疗

（1）双膦酸盐类药物

双膦酸盐类药物是临床上 OI 的主要治疗药物之一，此类药物具有特异的骨亲和力，吸收后沉积于骨，抑制破骨细胞的活性，提高骨强度。临床研究表明，双膦酸盐类药物可以减轻骨痛，增加骨密度，降低骨代谢指标，减少患者骨折再发生率，提高患者的生存质量[12]。对于儿童的治疗，帕米膦酸钠剂量为 1.5mg/kg（单次最大剂量为 60mg），每 3～4 个月给药 1 次；伊班膦酸钠 0.016～0.2mg/kg，每 3～4 个月给药 1 次；唑来膦酸 0.05mg/kg，每半年静脉输注 1 次；阿仑膦酸钠剂量：0.5mg/（kg·d）口服[13]。

（2）重组人甲状旁腺激素

特立帕肽来源于重组人甲状旁腺激素，可刺激骨形成，增加骨密度，与双膦酸盐类药物联合使用可通过促进骨痂形成，加速成人非典型股骨应力性骨折愈合，但亦增加儿童肿瘤的风险[14]。

（3）GH

虽然 OI 通常与 GH 缺乏无关，但 GH 治疗可以通过增加 OI 患儿的骨密度和生长速度而受益。重组 GH 与双膦酸盐类药物联合治疗时，虽然骨折的发生率无差异，但腰椎和腕部骨密度增加[15]。

（4）核因子 κ B 受体活化因子配体（receptor activator for nuclear factor- κ B ligand，RANKL）抗体

狄诺塞麦是一种完全人源化的 RANKL 抗体，可抑制破骨细胞的形成和骨吸收，多用于预防绝经后妇女骨质疏松骨折，它可抑制 RANKL，并减少刺激破骨细胞发育的成骨细胞信号。狄诺塞麦在 3～4 个月内降解，不会长期积累。在观察期间，狄诺塞麦对纵向骨生长没有影响，但可增加骨密度和活动性，产生显著但可逆的骨吸收抑制[16]。

4. 分子治疗

骨髓和骨髓间充质干细胞移植是将具有成骨细胞分化潜能的正常间充质干细胞注入受试患者体内。在人和小鼠中均进行了间充质干细胞治疗的可行性研究，移植的细胞可以合成比内源性成骨细胞更多的正常基质，改善患骨的骨结构和完整性。另一种方法是等位基因特异性沉默，模拟空的 *COL1A1* 等位基因。靶向突变转录物的试剂包括反义寡核苷酸、核酶和 siRNA[17]。此外，可通过分子伴侣来解决蛋白质折叠错误。

（四）中医辨证论治

本病形成的原因颇为复杂。外感温热毒邪，内伤情志，饮食劳倦，先天不足以及接触毒性药物等，均可致使五脏受损，精津不足，气血亏耗而发病。

1. 湿毒浸淫

1）主症：起病较缓，逐渐出现肢体困重，痿软无力，兼见微肿，喜温恶热，小便赤涩热痛，舌红苔黄腻，脉滑数。

2）治法：清热利湿，通经利脉。

3）方药：当归拈痛汤合二妙散加减。方中羌活辛散祛风，苦燥胜湿，通痹止痛；茵陈能清热利湿；防风、升麻、葛根解表疏风；知母、当归清热养阴，益气养血；黄柏、苍术燥湿健脾。若身痛甚者可加姜黄、海桐皮以活血通络止痛。湿热痿证，可加豨莶草、木瓜等祛湿热，强筋骨。

2. 肾精亏损

1）主症：起病缓慢，渐见肢体痿软无力，腰膝酸软伴有遗精遗尿或妇女月经不调，舌红少苔，脉细。

2）治法：补益肝肾。

3）方药：龟鹿二仙胶合虎潜丸加减。方中龟甲胶长于填补精髓，滋阴补血；鹿角胶善于温肾壮阳，益精补血；枸杞子益肝肾，补精血；人参补后天，益中气。偏于阳虚有寒，见畏寒肢冷、冷痛或疼痛遇寒加重，小便清长，舌淡脉弱者，加附子、肉桂等；偏于阴虚有热，见灼热疼痛，畏热喜凉，舌红少苔脉细数者，加生地黄、白芍、玄参等；骨痛甚者，加土鳖虫、制乳香、没药、海马（研末冲服）等；骨折加续断、骨碎补等。

3. 脉络瘀阻

1）主症：久病体虚，四肢青筋显露，偶有身痛如针刺，舌质暗淡或有瘀斑，脉细涩。

2）治法：益气，活血，化瘀。

3）方药：补阳还五汤合身痛逐瘀汤加减。方中黄芪、当归尾补益元气，气旺则血行；赤芍、川芎、红花、桃仁活血通络祛瘀；秦艽、羌活通络宣痹止痛。上肢为主者，可加桑枝、桂枝引药上行，温经通络；下肢为主者，加牛膝、杜仲以引药下行；补益肝肾日久效果不显著者，加水蛭以破血通络；偏寒者，加熟附子以温阳散寒；脾胃虚弱者，加党参、白术以补气健脾。

三、养生指导与康复

针灸推拿疗法对本病有明显的疗效。

1）针灸疗法：上肢取外关、曲池、少海、内关、合谷、后溪。下肢取髀关、环跳、殷门、承山、梁丘、足三里、解溪。每次取 2～4 对穴。湿热加阳陵泉、脾俞；肝肾阴亏加肝俞、肾俞、悬钟、阳陵泉，每日 1 次，10 次为 1 个疗程，休息 5 天后再进行下 1 个疗程。肺热或湿热明显者单针不灸，用泻法；肝肾阴亏，气血不足者针灸并施，用补法。

2）推拿疗法：面部开天门，推坎宫，揉太阳，点睛明，揉地仓、颊车，揉一窝风，补肾，揉小天心。上肢：分阴阳、三关、六腑（补脾，补肾），点按外关、合谷，揉小天心，揉二人上马。下肢分三关、六腑。

本病的预防也尤为重要，妊娠期间孕妇应尽量防止感染和外伤，注意孕期营养，避免产伤。患病后及时治疗，注意加强体育锻炼，按时做好预防接种。饮食有节，勿肥甘过度。并且应居室干燥，慎防湿邪侵袭。饮食宜清淡而富于营养。对湿痰、湿热成痿者尤应忌食膏粱厚味及辛辣之品。给患肢作被动活动和按摩推拿，改善肢体功能，加强功能锻炼，预防肌肉萎缩，防止压疮发生。

参考文献

[1] 中华医学会骨质疏松和骨矿盐疾病分会. 成骨不全症临床诊疗指南［J］. 中华骨质疏松和骨矿盐疾病杂志，2019，12(1): 11-23.

[2] Bregou Bourgeois A，Aubry-Rozier B，Bonafé L，et al. Osteogenesis imperfecta: from diagosis and multidisciplinary treatment to future perspectives［J］. Swiss Med Wkly，2016，146: 14322.

[3] Calder A D. Radiology of osteogenesis imperfecta，rickets and other bony fragility states［J］. Endocr Dev，2015，28: 56-71.

[4] Van Dijk F S，Sillence D O. Osteogenesis imperfecta: clinical diagnosis，nomenclature and severity assessment［J］. American Journal of Medical Genetics，Part A，2014，164A(6): 1470-1481.

[5] Sillence D O，Senn A，Danks D M. Genetic heterogeneity in osteogenesis imperfecta［J］. Journal of Medical Genetics，1979，16(2): 101-116.

[6] Sillence D O，Rimoin D L. Classification of osteogenesis imperfect［J］. Lancet，1978，1(8072): 1041-1042.

[7] Glorieux F H，Rauch F，Plotkin H，et al. Type V osteogenesis imperfecta: a new form of brittle bone disease［J］. Journal of bone and mineral research: the official journal of the American Society for Bone and Mineral

Research，2000,15(9): 1650-1658.

[8] Glorieux F H，Ward L M，Rauch F，et al. Osteogenesis imperfecta type VI: a form of brittle bone disease with a mineralization defect[J]. Journal of Bone and Mineral Research: The Official Journal of the American Society for Bone and Mineral Research，2002，17(1): 30-38.

[9] Ward L M，Rauch F，Travers R，et al. Osteogenesis imperfecta type Ⅶ: an autosomal recessive form of brittle bone disease [J]. Bone，2002，31(1): 12-18.

[10] Montpetit K，Palomo T，Glorieux F H，et al. Multidisciplinary treatment of severe osteogenesis imperfecta: functional outcomes at skeletal maturity [J]. Archives of Physical Medicine and Rehabilitation，2015，96(10): 1834-1839.

[11] Castelein R M，Hasler C，Helenius I，et al. Complex spine deformities in young patients with severe osteogenesis imperfecta: current concepts review [J]. Journal of Childrens Orthopaedics，2019，13(1): 22-32.

[12] Russell R G. Bisphosphonates: mode of action and pharmacology [J]. Pediatrics，2007，119 Suppl 2: 150-162.

[13] 韩兰稳，李梅. 双膦酸盐治疗成骨不全症的研究进展 [J]. 国际内分泌代谢杂志，2011，31(3): 158-160，164.

[14] Orwoll E S，Shapiro J，Veith S，et al. Evaluation of teriparatide treatment in adults with osteogenesis imperfecta [J]. Journal Of Clinical Investigation，2014，124(2): 491-498.

[15] Antoniazzi F，Monti E，Venturi G，et al. GH in combination with bisphosphonate treatment in osteogenesis imperfecta [J]. European journal of Endocrinology，2010，163(3): 479-487.

[16] Hoyer-Kuhn H，Netzer C，Koerber F，et al. Two years experience with denosumab for children with osteogenesis imperfecta type Ⅵ [J]. Orphanet Journal of Rare Diseases，2014，9(1): 145.

[17] Forlino A，Marini J C. Osteogenesis imperfecta [J]. Lancet，2016，387(9418): 1377-1385.

（张晓娜　胥景峰）

第四节　枫 糖 尿 症

一、疾 病 概 述

枫糖尿症（maple syrup urine disease，MSUD）是一种少见的常染色体隐性遗传性代谢病，1956 年首次由 Menkes 等报道[1]，也称支链酮酸尿症，是一种影响脂肪族或支链氨基酸的疾病。由于支链酮酸脱氢酶复合体（branched chain ketoacid dehydrogenase complex，BCKDC）缺陷导致亮氨酸、异亮氨酸、缬氨酸等支链氨基酸的酮酸衍生物氧化脱羧作用受阻，大量支链氨基酸及其相应酮酸衍生物在体内蓄积，从而引起一系列神经系统损伤表现。因尿中排出的代谢产物有类似“枫糖浆”味，故而命名为枫糖尿症。MSUD 在活产婴儿中的发生率为 1/185 000～1/86 800[2]。本病的特征为精神运动发育迟缓、喂养困难及尿有枫糖浆气味。本病不同种族有所差异，在近亲结婚的群体中发病率高，如在宾夕法尼亚州的门诺派教徒中其发生率高达 1/200[3]。

目前认为MSUD的神经毒性主要是由亮氨酸及代谢产物在中枢神经系统中蓄积所致，亮氨酸及α-酮异己酸可干扰脑的氨基酸转运，导致脑苷脂合成缺乏，髓鞘形成障碍，继而出现脑萎缩、脑发育障碍等一系列的神经系统毒性损害。亮氨酸浓度升高可能损害细胞容积的调节，导致血清钠浓度降低和细胞内水分增加，从而引发脑水肿[3, 4]。血液渗透压下降可在MSUD婴儿和儿童中诱发致命性脑疝。神经毒性的另一种机制可能是亮氨酸快速转运透过血-脑屏障，导致谷氨酸盐、谷氨酰胺和γ-氨基丁酸（gamma-aminobutyric acid，GABA）生成增多[4]。

二、诊断与治疗

（一）临床表现与化验检查

1. 临床表现

根据临床症状出现的时间、疾病严重程度、生化表现、与支链酮酸脱氢酶复合体的活性及对维生素B_1治疗反应性，MSUD可分为5种类型，其临床表现不尽相同。

（1）经典型

经典型最常见且最严重，占75%。均在新生儿期发病，出生时正常，发病早，症状重并发展迅速。通常患儿出生12小时后，在耵聍中即出现枫糖浆气味；生后12～24小时在尿液和汗液中有枫糖味；2～3天出现酮尿、易激惹及喂养困难；4～5天后可出现神经系统异常，包括哺乳困难、阵发性呕吐、嗜睡和易激惹交替出现、肌张力障碍、呼吸暂停、癫痫发作、脑水肿征象、角弓反张及刻板动作等；生后7～10天可出现昏迷、中枢性呼吸衰竭，若不及时治疗，大多数的患儿在出生后数天死于严重的代谢紊乱。

（2）中间型

中间型任何年龄阶段均可发病。患者症状较经典型轻，酶活性较高的患者，症状出现较晚。临床表现以急性神经系统症状（易激惹、肌张力障碍）和不同程度的发育迟缓为特征。部分患者可能出现癫痫发作。应激情况下可以出现严重的代谢紊乱和脑病[5]。

（3）间歇型

此型是第二常见的MSUD类型，各年龄段均可发病，呈间歇发作，早期生长发育及智力均正常，约从生后10个月到2岁间歇性出现与经典型相似的临床表现，但症状较轻。患儿多在频繁呕吐、感染和手术等应激情况下发作，表现为复发性的共济失调、酮症酸中毒和精神症状，极少数的严重者可引起死亡。间歇期支链氨基酸浓度正常，发作期与经典型类似，有支链氨基酸浓度升高，伴低血糖、低血钾、酮症酸中毒。

（4）硫胺反应型

硫胺反应型临床表型与中间型类似，智力发育轻度落后，无明显的神经系统症状。尽管称为硫胺反应型MSUD，一般情况下受累患者对单独补充硫胺素没有反应，需要限制饮食中的支链氨基酸才能控制代谢。用维生素B_1（10～1000mg/d）治疗后有效，可以明显改善临床表现和生化指标[6]。

（5）脂酰胺脱氢酶缺陷型

此型极为罕见，其临床特征类似于中间型 MSUD，但脂酰胺脱氢酶缺陷型患者通常在新生儿期出现症状，往往还伴有严重的乳酸血症，也可有神经系统受损，如生长发育延迟及肌张力低下等。本型患儿限制蛋白和脂肪摄入或应用大剂量维生素 B_1 等治疗均无效。

除神经系统损伤表现外，MSUD 还可表现为贫血、四肢皮炎、脱发、厌食、骨质疏松等。少数患者表现为多动、抑郁和焦虑。经新生儿筛查早期诊断和早期干预治疗的 MSUD 患者可无典型的临床表现。

2. 化验室检查

（1）新生儿期筛查

大多应用 Guthrie 细菌生长抑制法筛查本病，当血中亮氨酸浓度＞4mg/dl（305μmol/L）时，应进一步检测尿中支链酮酸排出量，可防止智力低下的发生。

（2）生化检测

疑诊患儿应行电解质和血气分析，如有代谢性酸中毒和阴离子间隙增宽，进一步行血和尿液的氨基酸和有机酸分析。约半数患儿可见低血糖及苯丙酮尿症，血及脑脊液中乳酸水平常可升高，高氨血症并不常见。

（3）血氨基酸及尿有机酸分析

对本病患儿的血、尿或脑脊液中氨基酸和有机酸行定量检测可有助于确诊。采用氨基酸分析仪可检测到血浆亮氨酸、异亮氨酸、*L*-别异亮氨酸及缬氨酸浓度增高。串联质谱法只能检测血中亮氨酸（包括异亮氨酸）及缬氨酸增高，亮氨酸/苯丙氨酸比值增高。血中可检出本病特有的 *L*-别异亮氨酸。在急性期，血中α-酮异戊酸浓度增高，尿液中α-羟异戊酸增高。采用气相色谱-质谱法进行尿有机酸分析，MSUD 患者尿中亮氨酸、异亮氨酸和缬氨酸的α-酮酸衍生物即 2-酮异己酸、2-酮-3-甲基戊酸、2-酮异戊酸排出增加[7]。

（4）酶学检测

可采用外周血白细胞、培养的皮肤成纤维细胞、肝细胞、羊水细胞及绒毛细胞等进行 BCKAD 酶活性测定，但该方法烦琐，临床上很少开展。

（5）DNA 分析

对已知突变类型的家庭成员，可用 PCR 扩增 DNA 后用标记的寡核苷酸探针检测。

（6）头 MRI 及其他常规检查

典型 MSUD 患儿因亮氨酸毒性作用可导致弥漫性脑水肿、局灶性小脑深部白质病变、脑萎缩或髓鞘发育异常等。智力检查水平降低，脑电图检查可见异常脑波形。

（7）维生素 B_1 负荷试验

所有患者均应进行维生素 B_1 负荷试验，大剂量维生素 B_1 200～300mg/d [或 10mg/(kg•d)]，同时低蛋白饮食治疗至少 3 周，血亮氨酸及缬氨酸水平下降 30%以上，临床症状改善，判断为维生素 B_1 有效型，需终身大剂量维生素 B_1 口服治疗[8]。

（二）诊断

1. 根据临床症状（典型的神经系统损伤）及尿中枫糖的特殊气味可提示 MSUD 的可能

当新生儿、婴儿和儿童偶发性、间歇性、在间发性疾病发作期间或者在长期禁食或创伤后出现脑病和酮症酸中毒时，即使是新生儿筛查结果为阴性，也应检查是否存在 MSUD。

2. 异亮氨酸及 *L*-别异亮氨酸增高是诊断金标准

约 50%的患者确诊时亮氨酸水平超过 1500μmol/L。然而，即使在亮氨酸水平升高的情况下，*L*-别异亮氨酸水平也可能要到 6 日龄才出现升高。可通过尿有机酸分析检测支链氢酸和支链酮酸来证实诊断。检测 *L*-别异亮氨酸也有助于鉴别 MSUD 和酮症性低血糖。在酮症性低血糖或吸收后状态下，支链氨基酸的浓度可能一过性升高，但不会检出 *L*-别异亮氨酸。

疑诊者生后 18～24 小时行血氨基酸检测，若亮氨酸显著升高超过 1000μmol/L 即可确诊，若仍不确定但高度疑诊，应在 24～36 小时后重复采血测定支链氨基酸[9]。血浆中异亮氨酸高于 5μmol/L 被认为是诊断各型 MSUD 最特异而且敏感的指标[10]。因串联质谱仪不能区别同分异构体，故无法区分亮氨酸、异亮氨酸和 *L*-别异亮氨酸，检测结果为 3 种物质之和，所以通过串联质谱检测无法区别经典型与变异型 MSUD 患者。经典型 MSUD 常可在新生儿筛查时发现，变异型（如间歇型）患者亮氨酸水平正常，*L*-别异亮氨酸水平增高，因此易被漏诊。Oglesbee 等首次提出“第 2 层检测法”，即用高效液相色谱串联质谱法提高串联质谱仪的灵敏度。但还是有部分患者会漏诊，因而需结合临床综合评价。

3. 基因突变分析

MSUD 为常染色体隐性遗传，先证者的父母均为无症状的致病变异携带者。先证者的同胞有 25%的概率为患者，约 50%的概率为无症状的携带者，25%的概率为正常个体。基因突变分析可用于证实 MSUD 诊断，预测硫胺素反应性，以及如果以后预期会妊娠还可用其协助产前诊断。

（1）产前诊断

先证者基因诊断明确者，其父母再次生育时可于孕 10～13 周采集绒毛或孕 14～16 周采集羊水，通过测量培养的羊水细胞或绒毛膜绒毛细胞中的 BCKDC 酶活性进行产前诊断，亦可植入前诊断。

（2）新生儿筛查

仅通过串联质谱法筛查就可轻易地在新生儿中检出经典型 MSUD。使用“第 2 层检测法”分析干血点中的 *L*-别异亮氨酸可能降低召回率。但是，受累新生儿可能在获得结果前就出现症状。新生儿筛查可能无法检测到较轻微的或变异型疾病。

对于有 MSUD 家族史的新生儿，如果明确知道具体的基因缺陷，可进行突变分析。如果致病突变不明确，可通过 DNA 检测分析 *BCKDHA*、*BCKDHB* 和 *DBT* 基因突变来评估高危新生儿。应在出生后 18～24 小时采集这类高危新生儿的血浆进行氨基酸分析。

4. 酶学检测

测定患儿成纤维细胞、淋巴细胞或肝细胞中 BCKDH 酶活性可对 MSUD 进行分型诊断。

（三）西医治疗

MSUD 治疗主要包括急性期处理、饮食管理及维生素 B_1 治疗。治疗原则为去除诱因，降低血浆亮氨酸毒性作用，纠正急性代谢紊乱，维持血浆支链氨基酸在理想范围内，保证良好的营养及生长发育。治疗目标：血浆支链氨基酸浓度在理想范围。亮氨酸：年龄≤5 岁维持在 100～

200μmol/L，年龄＞5 岁维持在 75～300μmol/L；异亮氨酸 50～150μmol/L；缬氨酸 150～250μmol/L。

1. 急性期处理

急性期处理主要为积极处理感染等导致分解代谢的应激状态，提供足够能量保证患者组织蛋白合成，维持水电解质平衡，防止脑水肿等并发症。必要时采用血液透析迅速清除代谢毒物，快速有效改善病情。

（1）去除诱因，保证热量，抑制蛋白分解

如控制感染等诱因，供给足够热量，新生儿热量维持在 100kcal/（kg · d），通过持续高浓度葡萄糖输注[10mg/（kg · min）]、脂肪乳静脉营养、小剂量胰岛素静脉滴注（0.3～0.4U/kg）等措施，抑制机体蛋白分解。

（2）避免低渗静脉液体，预防脑水肿

每日液体总量不超过 150ml/（kg · d），血浆渗透压降低小于 5mmol/L，维持血清钠离子浓度在 138～145mmol/L，监测尿量，维持尿渗透压 300～400mmol/L。已经发生脑水肿者，使用呋塞米 0.5～1mg/kg，每 6 小时 1 次；甘露醇每次 0.5～1.0g/kg；3%～5%高渗盐水 5～10ml/kg，维持血钠在理想范围。

（3）降低血浆亮氨酸浓度，维持适量的异亮氨酸和缬氨酸水平

当血浆亮氨酸大于 1500μmol/L 时建议血液透析或腹膜透析治疗，以便快速降低血浆亮氨酸浓度。通常 24 小时血亮氨酸清除率应大于 750μmol/L，确诊后 2～4 天内将血浆亮氨酸水平降至 400μmol/L 以下。异亮氨酸和缬氨酸是必需氨基酸，急性代谢危象期间，给予不含亮氨酸、异亮氨酸及缬氨酸特殊配方奶粉喂养，24～48 小时后逐渐增加天然蛋白质摄入量。通常异亮氨酸和缬氨酸需要量为 80～120mg/（kg · d），谷氨酰胺和丙氨酸为 250mg/（kg · d），可维持异亮氨酸和缬氨酸在 400～600μmol/L，避免缺乏。

（4）大剂量维生素 B_1 治疗

试用大剂量维生素 B_1，每日 100～300mg，分次口服。

（5）左卡尼汀治疗

左卡尼汀有争议。最近发现左卡尼汀可降低亮氨酸及其代谢产物所致的氧化应激反应。

2. 慢性期治疗

（1）饮食治疗

饮食治疗以补充不含亮氨酸、异亮氨酸和缬氨酸特殊配方奶粉或氨基酸粉为主，定期监测血浆氨基酸水平。快速生长期（生后 0～10 个月）婴儿亮氨酸、异亮氨酸和缬氨酸需要量通常分别为 50～90mg/（kg · d），30～60mg/（kg · d），20～50mg/（kg · d）。1 岁以后亮氨酸需要量逐渐降低，成人亮氨酸需要量为 5～15mg/（kg · d），而异亮氨酸及缬氨酸需要量变化不大。MSUD 孕妇在整个孕期血浆亮氨酸的水平维持在 75～300μmol/L，血浆异亮氨酸和缬氨酸水平维持在 200～400μmol/L。

（2）维生素 B_1 有效型

长期大剂量[10mg/（kg · d）] 维生素 B_1 治疗。

（3）活体肝移植

活体肝移植是治疗经典型 MSUD 的一种有效方法，移植后患者不再需要饮食限制，免于

急性代谢失调，可避免进一步的脑损伤。肝移植的指征包括代谢控制不良和生活质量较差，表现为明显的精神运动残疾，以及更频繁的急性代谢失代偿和相关住院治疗。肝移植后血浆亮氨酸仍可 2～3 倍增高，应激可能诱导病情加重。且肝移植手术创伤大、难度高、并发症多、供肝来源稀缺，不利于广泛开展。

（4）对症治疗

约 36%的 MSUD 患者存在多动、抑郁或焦虑等神经精神症状，早期治疗者（生后 60 天以内）相对少见，对相应的抗抑郁或抗焦虑药物治疗反应良好。

（四）中医辨证论治

中医学无本病的专门论述，根据其临床表现可按“癫痫”辨证论治。中医病因病机主要责之于先天因素、顽痰内伏、暴受惊恐、惊风频发、脑外伤等。

1. 病因病机

（1）顽痰阻窍

禀赋不足，或调摄不当，导致脾失健运，聚湿生痰，痰浊内生，痰阻经络，上逆窍道，脏腑气机升降失常，阴阳不相顺接，清阳被蒙，因而作痫。

（2）暴受惊恐

惊恐之因有先天、后天之分，先天之惊多指胎中受惊，胎儿在母腹之中，动静莫不随母，若母惊于外，则胎感于内，势必影响胎儿，生后若有所犯，则引发痫证。后天之惊与其生理特点有关，小儿神气怯弱，元气未充，尤多痰邪内伏，若乍见异物，卒闻异声，或不慎跌仆，暴受惊恐，可致气机逆乱，痰随气逆，蒙蔽清窍，闭阻经络，而发为痫证。

（3）惊后成痫

惊风反复发作，风邪与伏痰相搏，进而阻塞心窍，扰乱神明，横窜经络，因而时发时止，形成痫。即所谓“惊风三发便成痫”，三发是指惊风多次发作不愈，迁延可致。

（4）血滞心窍

产时手术损伤，或其他颅脑外伤，均可使血络受损，血溢脉外，瘀血停积，血滞心窍，精神失主，昏乱不识人，筋脉失养，一时抽搐顿作，发为癫痫。

此外，先天元阴不足，肝失所养，克脾伤心，生后不久亦可发生癫痫频发日久，或迁延失治，顽痰壅滞，气血受损，可致脾虚痰盛或脾肾两虚之证。

2. 辨证论治

（1）惊痫

1）主症：起病前常有惊吓史，发作时惊叫，吐舌，急啼，神志恍惚，面色时红时白，惊惕不安，如人将捕之状，四肢抽搐，夜卧不宁，舌淡红，苔白，脉弦滑，乍大乍小，指纹色青。本证多有惊吓或较强的精神刺激史，临床以平素胆小易惊，烦躁易怒；发作时惊叫急啼，精神恐惧，四肢抽搐为特征。

2）治法：镇惊安神。

3）方药：镇惊丸加减。抽搐明显者，加全蝎、蜈蚣息风止痉；夜卧不安者，加磁石、琥珀（冲服）镇惊安神。

（2）风痫

1）主症：发作时突然扑倒，神志丧失，继而抽搐，颈项及全身强直，两目窜视，牙关紧闭，口吐白沫，口唇及面部色青，舌苔白，脉弦滑。本证多由惊风反复发作变化而来。临床以发作时肢体抽搐明显，常伴有神志不清，口吐白沫，口唇色青为特征。发作时间较长者，可危及生命。

2）治法：息风定痫。

3）方药：定痫丸加减。抽搐频繁者，加磁石（先煎）平肝息风；大便秘结者，加大黄（后下）通便泄热；烦躁不安，心火偏盛者，加黄连、山栀、竹叶清心降火。久治不愈，出现肝肾阴虚、虚风内动之象者，可加用白芍、甘草、当归、生地黄柔肝止痉。

（3）痰痫

1）主症：发作时痰涎壅盛，喉间痰鸣，神志恍惚，状如痴，或为失神，瞪目直视，或仆倒于地，手足抽搐不甚明显，肢体麻木、疼痛，骤发骤止，舌白腻，脉滑。辨证本证为痰气逆乱，扰腑阻络所致。临床以发作时抽搐症状较轻，而神识被蒙症状为主，或仅见头痛、腹痛、肢体麻木疼痛症状为特征。若见精神狂躁者多为痰郁化火，痰火上扰所致。

2）治法：涤痰开窍。

3）方药：涤痰汤加减。抽搐较甚者，加僵蚕、天麻息风止痉；痰涎壅盛者，加白金丸祛痰解郁。若痰阻气滞，主要表现为反复腹痛、头痛，或恶心呕吐，精神抑郁或烦躁多汗，大便不调者，用疏肝理脾汤合二陈汤加减，顺气豁痰，柔肝止痛。痰火上扰，发作时神志不清，精神异常，或幻视幻听，平素性情急躁，大便干结者，宜用泻青丸合礞石滚痰丸加减，清肝泻火，化痰开窍。

（4）瘀血痫

1）主症：常有产伤或颅脑外伤病史，发作时头晕眩仆，神识不清，四肢抽搐，抽搐部位较为固定，头痛，消瘦，大便干硬如羊矢，舌红少苔或见瘀点，脉涩，指纹沉滞。本证有明显的产伤或颅脑外伤病史。临床以每次发作的部位、症状大致相同，发作的时间呈一定周期性，有血瘀留滞症状为特征。年长女孩的发作，可与月经周期有关，一般在行经前或经期血量少时易于发作。

2）治法：活血化瘀，通窍息风。

3）方药：通窍活血汤加减。抽搐较重者，加全蝎、地龙通络止痉；血瘀伤阴者，加生地黄、白芍、当归养阴活血。

（5）脾虚痰盛

1）主症：癫痫发作频繁或反复发作，神疲乏力，面色无华，时作眩晕，食欲欠佳，大便稀薄，舌质淡，苔薄，脉濡缓。本证以癫痫反复发作，伴见脾胃虚弱证候为临床特征。

2）治法：健脾化痰。

3）方药：六君子汤加味。大便稀薄者，加山药、扁豆、藿香健脾燥湿。纳呆食少者，加山楂、神曲、砂仁醒脾开胃。痫反复发作，经久不愈，损伤气阴，偏于气虚者，重用太子参、白术健脾益气；偏于阴虚者，加用生地黄、龟板、黄精滋阴补肾；气阴两伤者，加服河车八味丸补气养阴。

（6）脾肾两虚

1）主症：发病年久，屡发不止，瘛疭抖动，时有眩晕，智力迟钝，腰膝酸软，神疲乏力，少气懒言，四肢不温，睡眠不宁，大便稀溏，舌淡红，苔白，脉沉细无力。本证以发作性瘛疭、抖动，伴智力发育迟滞为临床特征。

2）治法：补益脾肾。

3）方药：河车八味丸加减。抽搐频繁者，加鳖甲、白芍滋阴潜阳息风；智力迟钝者，加益智仁、石菖蒲补肾开窍。

三、养生指导与康复

针灸疗法对本病的治疗及康复有较好的疗效。

1. 发作期

治法：醒脑开窍。以督脉、手厥阴经穴为主。主穴：水沟、百会、后溪、内关、涌泉；配穴：大发作时，配十宣、涌泉；小发作时，配神门、神庭。

2. 间歇期

治法：化痰息风，理气通络。取手足厥阴经穴及任脉、督脉为主。主穴：鸠尾、印堂、太冲、丰隆、间使；配穴：痰火扰神，配神门、间使、内庭；风痰闭阻，配合谷、风池、阴陵泉；瘀阻脑络，配膈俞、血海、百会；心脾两虚，配心俞、脾俞、足三里；肝肾阴虚，配肝俞、肾俞、三阴交；发作频繁、神疲乏力，配气海；健忘失眠，配四神聪；智力减退、表情呆滞，配肾俞、灸关元。

本病的护理工作非常重要。对病情观察要认真仔细，重视神志的变化、持续的时间和证候表现以及舌象、脉象、饮食、睡眠和二便的情况，为辨证论治提供可靠的资料。痫病发作时，应用裹纱布的压舌板放于上下磨牙间，以免咬伤舌头。神志失常者，应加强护理，以免发生意外。对患病日久又频繁发作的重症患者，于发作时特别应注意保持呼吸道的通畅，以免发生窒息死亡。饮食应清淡，多吃青菜，或选用山药、薏苡仁、赤豆、绿豆、小米煮粥，可收健脾化湿的功效。忌过冷过热食物刺激，少食肥甘之品，减少痰湿滋生。

参考文献

[1] Menkes J H，Hurst P L and Craig J M. A new syndrome: progressive familial infantile cerebral dysfunction associated with an unusual urinary substance［J］. Pediatrics,1954，14(5): 462-467.

[2] Quental S，Vilarinho L，Martins E，et al. Incidence of maple syrup urine disease in Portugal［J］. Mol Genet Metab，2010，100(4): 385-387.

[3] Morton D H，Strauss K A，Robinson D L，et al. Diagnosis and treatment of maple syrup disease: a study of 36 patients［J］. Pediatrics，2002，109(6): 999-1008.

[4] Korein J，Sansaricq C，Kalmijn M，et al. Maple syrup urine disease: clinical，EEG，and plasma amino acid correlations with a theoretical mechanism of acute neurotoxicity［J］. International Journal of Neuroscience，1994，79(1-2): 21-45.

[5] Strauss K A，Wardley B，Robinson D，et al. Classical maple syrup urine disease and brain development: principles of management and formula design［J］. Molecular Genetics and Metabolism，2010，99(4): 333-345.

[6] Schadewaldt P，Bodner-Leidecker A，Hammen H W，et al. Significance of L-alloisoleucine in plasma for

diagnosis of maple syrup urine disease［J］. Clin Chem，1999，45(10): 1734-1740.
［7］Fingerhut R，Simon E，Maier E M，et al. Maple syrup urine disease: newborn screening fails to discriminate between classic and variant forms［J］. Clin Chem，2008，54(10): 1739-1741.
［8］Oglesbee D，Sanders K A，Lacey J M，et al. Second-tier test for quantification of alloisoleucine and branched-chain amino acids in dried blood spots to improve newborn screening for maple syrup urine disease (MSUD)［J］. Clin Chem，2008，54(3): 542-549.
［9］Puckett R L，Lorey F，Rinaldo P，et al. Maple syrup urine disease: further evidence that newborn screening may fail to identify variant forms［J］. Mol Genet Metab，2010，100(2): 136-142.
［10］Bhattacharya K，Khalili V，Wiley V，et al. Newborn screening may fail to identify intermediate forms of maple syrup urine disease［J］. Journal of Inherited Metabolic Disease，2006，29(4): 586.

（孙璐璐　胥景峰）

第五节　假性甲状旁腺功能减退症

一、疾病概述

假性甲状旁腺功能减退症（pseudohypoparathyroidism，PHP）是一组由于外周靶器官（骨和肾）对甲状旁腺激素（parathyroid hormone，PTH）抵抗所致的临床综合征。患者的甲状旁腺激素靶细胞对甲状旁腺激素反应完全或不完全的丧失，临床表现近似甲状旁腺功能减退症（hypoparathyroidism，HP），有低钙血症、高磷血症、手足搐搦等，但血清 PTH 水平增高，常伴多种先天性生长和骨骼发育缺陷。PHP 是一种罕见的 X 染色体显性遗传性疾病，女男患病比例为 2∶1。近年来发现本病基因缺陷也可出现在常染色体上，为显性或隐性遗传。本病有多种类型的先天畸形及缺陷，包括躯体、感觉器官及内分泌腺缺陷，是一种多基因遗传性疾病。PHP 发病率不详，仅日本在 1998 年的报道曾推测 PHP 患病率接近 0.34/10 万人，其中 58%为女性[1]；2000 年一项关于丹麦居民的研究推测 PHP 在丹麦的患病率约为 1.1/10 万[2]，我国尚缺少 PHP 的流行病学资料。

PTH 的生理作用是经肾和骨靶细胞表达的特异细胞膜 G 蛋白偶联受体，激活腺苷酸环化酶和磷脂酶，引发级联反应，激活信号通路来完成的[3]。PHP 的主要发病机制是负责编码 G 蛋白α亚单位 Gsα的 *GNAS* 基因（定位于 20q13.3）发生突变或者表观遗传修饰，导致 Gsα活性降低，无法激活下游的腺苷酸环化酶系统，使得 PTH 无法发挥作用，遂出现抵抗/不敏感。根据注射 PTH 后尿液中环磷酸腺苷（cyclic adenosine monophosphate，cAMP）水平是否升高分为 PHP Ⅰ型（不升高）和Ⅱ型（升高），PHP Ⅰ根据 *GNAS* 基因缺陷方式又分为 PHP Ⅰa 和 PHP Ⅰb，PHP Ⅰc 三个亚型。

二、诊断与治疗

（一）临床表现与化验检查

1. 临床表现

低钙血症和高磷血症是 PHP 的临床生化特征，是否出现临床表现则取决于血钙下降的速度、程度及其持续的时间。

（1）PHP Ⅰa 型

PHP Ⅰa 型是临床最常见的类型，也称为 Albright 遗传性骨营养不良症（Albright hereditary osteodystrophy，AHO），其临床特征最明显。典型体征可见身材矮小，圆脸，肥胖，短颈，盾状胸，短指（趾）畸形（第 4、5 指/趾较短），牙齿发育不良，软组织钙化/骨化。低钙血症可引起肌肉疼痛，痉挛，手足抽搐，惊厥或癫痫发作，低钙击面征和（或）低钙束臂征阳性，但是儿童或青少年常表现为无症状性低钙血症。长期未治疗，低钙血症患者还可发现视盘水肿，易并发皮下钙化、低钙性白内障。常有轻至中度的智能低下，可有嗅觉、味觉、听觉、视觉的异常。桡骨弯曲，软组织钙化或骨化较特发性或继发性甲状旁腺功能减退症者多见。有些患者可合并存在甲状腺功能减退、肾上腺皮质功能减退、尿崩症、糖尿病或性腺发育不良等。生殖系统功能障碍在女性可出现青春期延迟，月经稀发及不孕。但是男性患者性功能低下的表现则没有女性患者明显，男性不育也相对少。该型患者中偶见到血钙为正常者。实验室检查中尿 cAMP 降低甚至测不出，注射活性 PTH 后其尿 cAMP 和尿磷不增加。

（2）PHP Ⅰb 型

PHP Ⅰb 型患者无 AHO 畸形，或仅有轻微的短指/趾，以肾脏对 PTH 抵抗为主[4, 5]，激素抵抗限于 PTH 的靶组织，低钙的严重程度在同一家系的患者间可存在差异，有些患者仅肾脏对 PTH 缺乏反应，骨对 PTH 的反应为正常。实验室检查中尿磷和尿 cAMP 对外源性 PTH 均反应差。有些患者可存在部分性 TSH 抵抗。

（3）PHP Ⅰc 型

PHP Ⅰc 型临床极少见，有与 PHP Ⅰa 型相似的临床和实验室表现，有 AHO 表型并伴有多发性激素抵抗，尿 cAMP 对外源性 PTH 反应差，其发病机制尚不明确。

（4）PHP Ⅱ型

PHP Ⅱ型患者无 AHO 畸形，实验室检查特点是对外源性 PTH 的尿 cAMP 反应正常（尿 cAMP 升高或正常），注射外源性 PTH 后，尿 cAMP 进一步升高，但尿磷反应差。

2. 化验检查

（1）血钙及血磷

血总钙水平≤2.13mmol/L（8.5mg/dl）；有症状者，血总钙值多≤1.88mmol/L （7.5mg/dl），血游离钙≤0.95mmol/L（3.8mg/dl）。血总钙水平测定简便易行，但由于 40%～45%的血钙为蛋白结合钙，因此在诊断时应注意血白蛋白对血钙的影响。常用计算公式为：血白蛋白每下降 10g/L（1g/dl），血总钙下降 0.2mmol/L（0.8mg/dl）。在低白蛋白血症时，血游离钙的测定对诊断有重要意义。多数患者血磷增高，部分患者正常。成年患者血清无机磷上升常在 60mg/L 左右，幼年患者中，浓度更高。

（2）尿液检查

当血钙浓度低于 70mg/L 时，尿钙浓度显著降低或消失，草酸铵盐溶液定性试验呈阴性反应。一般情况下，尿钙减少，尿磷排量也减少。但 ADH 患者尿钙排出增加，表现为高尿钙性低钙血症。接受钙和维生素 D 制剂治疗的 PHP 患者，随着血钙水平的纠正，易出现高钙尿症。

（3）生化检查

本病的血生化表现与真性甲状旁腺功能减退症相近：低血钙、高血磷、血碱性磷酸酶正常。血中 PTH 正常或增高，注射 PTH 200U 后尿中 cAMP 及磷不增加。可证明肾小管对 PTH 作用有抵抗性。血清免疫活性甲状旁腺素水平在不同类型中可降低或增高。

（4）骨转换指标

部分 PHP 患者骨转换指标血碱性磷酸酶及血 β-Ⅰ型胶原羧基末端肽水平可高于正常。

（5）其他检查

头颅计算机断层扫描评估有无颅内钙化及范围。应用裂隙灯检查评估是否并发低钙性白内障。应用腹部超声、必要时泌尿系统 CT 评估肾脏钙化/泌尿系统结石。如需要了解 PHP 患者的骨密度，可通过双能 X 线吸收测定法进行检测。X 线骨骼检查可发现骨骼线融合早和颅顶骨增厚，脑基底核异常钙化，或多处异位钙化。心电图示 QT 间期延长，伴异常 T 波。

（6）体态畸形

如身材较矮，颈短，第 4 掌骨和（或）趾骨短且畸形，或软骨发育障碍等。

（二）诊断

本病可在任何年龄发病，若已出现特征性症状、体征及生化改变，诊断并不困难。

1. PHP

根据患者特殊的 AHO 体貌，结合低钙血症、高磷血症和过高的 PTH 水平可诊断[6]。典型临床表现有 AHO 畸形（矮小、骨骼畸形）以及反复发作的手足搐搦、麻木等感觉异常、癫痫样发作等，也有患者因发现颅内钙化、白内障等就诊；生化改变提示 PTH 抵抗。具有上述临床表现或生化异常的患者应考虑 PHP 的可能。手足 X 线片可出现掌骨、指骨、跖骨和趾骨对称性不成比例缩短，尤以第 4、5 掌骨变短为特征性改变。头颅影像学检查可发现颅内多发钙化，特征性表现为基底核区“倒八字”征和大脑皮质下区对称性“星火样”钙化灶。如果患者有以上改变，并能除外原发性甲状旁腺功能减退症以及慢性肾衰竭和低镁血症所引起的高 PTH 血症等疾病，即可临床诊断 PHP。

2. 肾脏组织对 PTH 反应性测定

静脉注入 PTH 300 单位后 3 小时内尿 cAMP 排量测定：正常人尿 cAMP 排量增加，PHP Ⅰ型呈现反应差，Ⅱ型则为正常反应。

3. 分子遗传诊断

分子遗传诊断为确定本病临床诊断的金标准，并有助于分型。对于 AHO 畸形不明显的病例，或早期尚未出现典型 PTH 抵抗的生化改变时，PHP 的诊断比较困难。这部分患者，如有条件可通过 *GNAS* 基因突变筛查及其上游甲基化状态检测进一步明确其分子分型。*GNAS* 基因检测的内容包括DNA测序、甲基化、拷贝数。传统的*GNAS*基因测序方法可以检测外显子1～13上的任意突变，从而使部分PHP Ⅰa患者得以确诊。部分PHP患者尚未发现致病基因，基因测序阴性，必要时可行Gs α的生物活性测定并进行Ellsworth-Howard试验。PHP Ⅰa型为*GNAS*基因突变所致，其Gs α的生物活性至少下降50%；大部分PHP Ⅰb患者细胞膜上的Gs α活性是正常的，但有研究发现合并手指粗短的PHP Ⅰb患者Gs α活性轻度下降，提示AHO畸形可能与Gs α的生物活性相关。对于不存在*GNAS*基因遗传学异常者，还可考虑筛查*PRKAR1A*或*PDE4D*等其他PTH/PTHrP通路上的基因异常。

（三）西医治疗

PHP为基因遗传性疾病，本病尚无有效的预防和根治方法，临床只能对症。但如诊治及时，一般预后良好。急性发作期要迅速终止搐搦和痉挛，防止喉头痉挛导致呼吸困难甚至窒息死亡。非急性期治疗以防止急性发作和延缓病情进展为目的。需要终生口服钙剂和维生素D，减少磷的摄入，维持血钙、血磷在正常水平，缓解症状。

PHP的低钙血症较易纠正，口服钙剂及维生素D（1万～3万U或维生素D衍生物）是有效的方法，使用活性维生素D，效果更佳。血钙应控制在正常低值（2.0～2.2 mmol/L）。患者出现低血钙性惊厥时应立即静脉输注钙剂，尽快控制抽搐发作，避免昏迷、喉痉挛等严重合并症。长期口服钙剂的患者，应注意监测尿钙，若出现高钙尿症，必要时可口服噻嗪类利尿剂。若患者仅口服维生素D即可维持血钙、血磷正常，则无需同时口服钙剂。即使不伴低钙血症，高PTH血症患者仍应给予维生素D治疗。伴有低镁血症的患者应及时补充镁剂，可以增加PTH对靶器官的敏感性，改善低钙症状。对于PHP患者，尤其是PHP Ⅰb型患者，建议将PTH水平控制在正常上限的2倍以内（过高的PTH对骨矿化有副作用）。少部分由于颅内异位钙化引发癫痫者，需要抗癫痫治疗，但应避免给予苯妥英钠、苯巴比妥以及卡马西平等。

PHP患者中存在多种激素抵抗，必要时应给予相应的激素替代治疗。如甲状腺功能减退者可给予左甲状腺素治疗；性功能发育延迟、月经量减少者给予性激素替代治疗。本病的身材矮小，除与生长激素释放激素抵抗所致生长激素缺乏相关外，还与骨骺过早闭合有关，故并非均需生长激素替代治疗，应尽早行生长激素激发试验，寻找生长激素缺乏的证据，必要时尽早给予生长激素治疗（青春期前）。

AHO畸形（指/趾粗短等），亦缺乏有效的治疗方法。对于少数发生在特殊部位的异位钙化（如皮下结缔组织或关节附近），当钙化体积较大影响外观或功能时，需手术移除。有研究称PHP的肥胖患者较其他肥胖患者更易发生睡眠呼吸暂停。呼吸暂停可加重认知障碍及代谢紊乱，增加心血管疾病的发生率。尽早干预睡眠呼吸暂停可改善PHP患者的远期预后。生长激素可促进脂肪代谢，一定程度上减轻肥胖，减少呼吸暂停的发生率，必要时在应用生长激素前可使用双相呼吸道正压辅助通气。

（四）中医辨证论治

中医学虽无此病名，但有不少类似本病的记载。如宋代《幼幼新书》就有“抽搐”的记载，清代《医宗金鉴》认为“肘臂伸缩名为抽，十指开合搦状成”，并明确了此病乃内外风合而发病，故此病属于中医学“痉证”之范畴。

1. 肝肾阴虚

1）主症：肢麻震颤，手足蠕动，甚而四肢抽搐、两手如鹰爪状，心烦失眠，心悸，腰膝酸软，头晕耳鸣目眩，舌质红，脉弦细。

2）治法：滋补肝肾，育阴息风。

3）方药：大定风珠加减。方中白芍、阿胶、熟地黄补血养血，柔肝滋阴；鳖甲、麦冬滋阴潜阳，生津润燥；煅牡蛎镇惊安神，平肝潜阳；炙甘草、茯神调和诸药，宁心安神。若阴虚火旺，兼见五心烦热，口干舌燥，便秘，溲赤者，加黄柏、知母、天花粉以清热泻火，凉血解毒。

2. 血虚生风

1）主症：搐搦不安，发作不定时，面色苍白，神疲倦怠，纳差，汗多乏力，心悸气短，皮肤粗糙，指甲脆软，舌质淡，苔薄白，脉迟弱。

2）治法：健脾益气，养血息风。

3）方药：四物汤合天麻钩藤饮。方中熟地黄、当归、白芍滋肾补血，补精益髓；川芎、天麻祛风止痛，舒筋活络；钩藤息风镇痉；怀牛膝补肝肾，强筋骨，散瘀血；代赭石、生龙骨、生龟甲、生牡蛎凉血止血，滋阴降火，益肾健骨，宁心安神。若项背强急者，加葛根以解肌；惊厥者加蜈蚣、全蝎、白僵蚕以息风止痉；视力下降者，加枸杞子、青葙子补肝明目。

3. 肝风痰浊

1）主症：眩晕，视物模糊，心慌胸闷，全身乏力；发作时全身抽搐，牙关紧闭，口吐沫，或喉中痰鸣，或有尖叫，二便失禁，昏不识人；舌苔白腻，脉弦滑。

2）治法：涤痰息风，开窍定痫。

3）方药：定痫丸加减。方中竹沥、川贝母、半夏、胆南星燥湿化痰，祛风利窍；天麻、石菖蒲息风止痉，开窍醒神；琥珀、茯苓、茯神镇惊健脾，宁心安神。若平素肝胆火盛，兼见口苦、易怒、舌红苔腻、脉弦滑者，可用钩藤饮或温胆汤加石菖蒲。一般发作后不宜过早投补腻之剂，以免助邪；待病情稳定后，则应扶正固本，兼顾其标。若平素肝胆火盛，兼见口苦、易怒、舌红苔腻、脉弦滑者，可用钩藤饮或温胆汤加石菖蒲。

三、养生指导与康复

本病宜进高钙、低磷饮食，不宜多进乳品、蛋黄及菜花等食品。内科保守治疗预后一般良好，但要防范治疗造成的高血钙、高尿钙、心律失常及肾结石的形成。

针灸治疗本病亦有一定疗效，可镇惊止痉，痉止后须查明病因，采取针对病因的治疗。古代医家治疗抽搐，多以督脉经穴为主。针法上发作期多用泻法，缓解期结合病性补虚泻实。高热而抽搐者，应加强降温措施，并注意保持呼吸道通畅，加强护理。虚者应注意平时精神、饮食的护理，增强体质，减少和预防发作。

1. 基本治疗

1）治法：息风止痉，清热开窍。取督脉穴、足厥阴经穴为主。主穴：水沟、合谷、太冲、阳陵泉。

2）配穴：热极生风，配曲池、大椎；痰热化风，配内关、丰隆；血虚生风，配血海、足三里。神昏不醒，配百会、十宣；角弓反张、项背强直，配后溪、申脉。

3）方义：督脉为病脊强反折，水沟属督脉穴，可醒脑开窍，调神导气，为止抽搐要穴。合谷、太冲相配，为“开四关”，是息风定惊的首选穴；“诸风掉眩，皆属于肝”，阳陵泉为足少阳合穴，又为筋会，可镇肝息风、缓解痉挛。

4）操作：毫针泻法。大椎刺络拔罐，少商、十宣、中冲可点刺出血。

2. 其他治疗

耳针法：取皮质下、神门、肝、脾、心，毫针刺，中等强度刺激。

参考文献

[1] Nakamura Y，Matsumoto T，Tamakoshi A，et al. Prevalence of idiopathic hypoparathyroidism and pseudohypoparathyroidism in Japan［J］. Journal of Epidemiology，2000，10(1): 29-33.

[2] Underbjerg L，Sikjaer T，Mosekilde L，et al. Pseudohypoparathyroidism -epidemiology，mortality and risk of complications［J］. Clinical Endocrinology，2016，84(6): 904-911.

[3] Mantovani G，Spada A. Mutations in the Gs alpha gene causing hormone resistance[J]. Best practice & research: Clinical Endocrinology & Metabolism，2006，20(4): 501-513.

[4] Mariot V，Maupetit-Mehouas S，Sinding C，et al. A maternal epimutation of GNAS leads to Albright osteodystrophy and parathyroid hormone resistance[J]. The Journal of Clinical Endocrinology and Metabolism，2008，93(3): 661-665.

[5] Mantovani G，Bondioni S，Linglart A，et al. Genetic analysis and evaluation of resistance to thyrotropin and growth hormone-releasing hormone in pseudohypoparathyroidism type Ⅰb［J］. The Journal of Clinical Endocrinology and Metabolism，2007，92(9): 3738-3742.

[6] Clarke B L，Brown E M，Collins M T，et al. Epidemiology and diagnosis of hypoparathyroidism[J]. The Journal of Clinical Endocrinology and Metabolism，2016，101(6): 2284-2299.

（孙璐璐　胥景峰）

第六节　先天性肾上腺皮质增生症

先天性肾上腺皮质增生症（congenital adrenal hyperplasia，CAH）是一组因肾上腺皮质激素合成必需酶基因突变导致类固醇激素合成障碍所引起的疾病，是一种较罕见的常染色体隐性遗传病。CAH 的病因主要是合成皮质醇的酶发生缺陷，导致皮质醇不足，继而负反馈引起下丘脑促肾上腺皮质激素释放激素和垂体促肾上腺皮质激素（adrenocorticotropic hormone，ACTH）分泌增加，导致双侧肾上腺皮质增生。其中以 21-羟化酶缺乏症（21-hydroxylase deficiency，21-OHD）最常见，占本病的 90%～95%。据文献报道，全世界 21-OHD 的发生率为 1/13 000，日本为 1/15 000，欧洲为 1/14 000～1/10 000，北美为 1/15 000，中国上海地区为 1/20 000。其次常见的是 11β-羟化酶缺乏症（11β-hydroxylase deficiency，11β-OHD），占 5%～

8%。再次是 3β-羟类固醇脱氢酶缺乏症（3β-HSD），而类固醇激素合成急性调节蛋白（steroid acute regulatory protein，STAR）缺陷症、17-羟化酶缺乏症（17-OHD）等就非常罕见了。国内外的多数研究提示新生儿筛查 CAH 整体发病率为 1/20 000～1/10 000[1-3]。

肾上腺皮质激素的前体物质为胆固醇，从胆固醇到皮质醇的生物合成需要胆固醇 20，22 裂链酶、21-羟化酶（CYP21）、11β-羟化酶（CYP11B）、3β-HSD 和 17-羟化酶（CYP17）的参与。这些酶除了 3β-HSD 外，都属于细胞色素氧化酶 P450 系。编码这些酶基因中的任何一个发生突变都可导致酶活性缺陷，临床上引起不同类型的 CAH。CYP17 和 3β-HSD 缺陷可导致肾上腺皮质 3 种激素均缺乏，CYP21 和 CYP11B 缺陷则只有皮质醇和醛固酮合成减少，而性激素合成增多。CYP18 和 18-氧化酶缺陷症则只有醛固酮减少，皮质醇和性激素合成正常[4]。本节我们主要介绍 21-OHD 和 11β-OHD。

一、21-OHD

（一）疾病概述

一般将 21-OHD 分为三种类型：经典失盐型、单纯男性化型及轻型（非经典型）。21-羟化酶基因位点在 6p21.1 的 HLA 位点区。该基因有 2 个位点，即 1 个功能基因（*CYP21B* 也称为 *CYP21A2*）和 1 个非功能性假基因（*CYP21A*），其中 *CYP21B* 编码 21-羟化酶，所以 21-OHD 也称为 CYP21 缺乏症。因为复杂杂合子突变导致两个等位基因发生变异，且程度不同，所以通常是由于未转位导致 *CYP21B* 的点突变。这种变异导致 *CYP21B* 无转录，临床上会表现为失盐型 CAH。微转位引起基因框架移动或翻译出短蛋白质，也会表现为失盐型 CAH。单纯雄性化型和非经典型 CAH 的病因是因微转位引起 P450c21 蛋白个别氨基酸替换所致。*HLA-B*、*DR* 和 *CYP21* 基因位点之间紧密连锁，因此可用 HLA 分型对 21-OHD 患者进行基因分型。如当基因突变后 21-羟化酶活性未完全损失，肾上腺皮质激素可维持生理所需，临床可表现为非经典型 21-OHD[5]。

（二）诊断与治疗

由于 21-OHD 患者的 CYP21 活性降低或丧失，在胆固醇代谢过程中，孕酮及 17-羟孕酮不能被转化为去氧皮质酮（desoxycorticosterone，DOC）和 11-去氧皮质醇，导致皮质醇合成减少，随后低水平皮质醇通过对下丘脑和腺垂体的负反馈作用，导致 ACTH 分泌增加，最终刺激肾上腺皮质（主要为束状带）增生。如果 CYP21 完全缺乏，则皮质醇分泌绝对不足；若不完全缺乏，则可通过刺激垂体的 ACTH 分泌增加，代偿性使皮质醇的分泌量维持正常水平，刺激肾上腺增生，但是患者在应激时会出现皮质醇缺乏症状[6]。

1.临床表现与化验检查

（1）临床表现

由于基因突变类型不同，21-OHD 患者临床表现、生化改变、严重程度也不相同。患者病情程度与醛固酮、皮质醇缺乏的程度和高雄激素的程度相关。由于大部分患者 ACTH 明显增高，会导致皮肤色素沉着，尤其是乳晕、皮肤皱褶处、阴囊、阴茎及大阴唇等部位，但也有部分患者无色素沉着。

经典失盐型占 21-OHD 患者总数的 75%，特征是醛固酮及皮质醇缺乏、性发育障碍和雄激素增多。经典失盐型 21-OHD 是由于 21-羟化酶的活性完全缺乏（95%～100%），皮质醇和醛固酮缺乏以及胎儿早期雄激素分泌过多所致。多数患者会出现低钠血症、高钾血症和代谢性酸中毒，通常是由于肾小管潴钠和排钾功能障碍引起。因为皮质醇缺乏，患者还可能出现低血糖症甚至肾上腺皮质功能减低危象。新生儿肾上腺危象的临床表现为呕吐、腹泻、低血压和体重锐减等，甚至出现昏迷。当患者血钠维持在＞125mmol/L 时，上述症状可能不明显，但是如果没有经过积极的诊断和治疗，大部分失盐型患者在 1～4 周龄时症状会逐渐进展，最终导致死亡。醛固酮缺乏症状随年龄增长可能会逐渐好转，肾脏保钠功能增强，血钠浓度可能会逐新升高，但始终是低于正常水平的。未经治疗的失盐型 21-OHD 患者的血清醛固酮水平通常低于正常（＜50～250g/dl），血浆肾素活性（plasma renin activity，PRA）增高。因为胎儿期肾上腺髓质发育障碍，患者可能出现直立性低血压、低血糖症，还有血和尿肾上腺素、甲氧肾上腺素降低，抗应激能力下降。此外，经典型 21-OHD 也是代谢综合征的危险因素，高雄激素血症和糖皮质激素补充治疗过程中非常可能会出现患者体内皮质醇水平过多，导致患者体重和体脂比例增加，引起胰岛素抵抗和血脂谱异常。另外，成年男性患者特别容易发生睾丸肾上腺残余组织肿瘤和男性不育症。因为肾上腺肿瘤与 21-OHD 相互影响，成年 21-OHD 患者特别容易发生肾上腺肿瘤。

单纯性男性化型，又称为经典单纯雄性化 CAH，此类患者的 21-羟化酶还保留有 1%～2% 的生物活性，临床表现上没有典型严重的皮质醇缺乏的症状。如果患者在胎儿期起病，出生后可有离子紊乱、低血糖等轻度皮质醇缺乏症候群表现。女性新生儿外生殖器可能有男性化改变，外生殖器很难与男性隐睾区分，有时被错当作男孩抚养。但性腺和内生殖器发育正常，无睾丸，也称为性发育障碍（XX-DSD，女性假两性畸形）。这一类的男性患者在新生儿时期无特殊临床表现，很容易漏诊。在 2 岁以后可能由于睾酮过高导致阴茎增大，阴毛、腋毛早现，痤疮等出现，通过下丘脑-垂体-性腺轴的反馈作用导致中枢性性早熟。常因出现阴茎和阴蒂肥大、生长过快及阴毛早现等男性假性性早熟（但睾丸很小）症状才被诊断。因为患者醛固酮合成基本不受影响，而且肾脏保钠功能良好，所以很少有失盐表现。在儿童期，患儿生长加速，骨成熟加速，但骨骺提前闭合，最终身高会低于正常人[7]。单纯性男性化型 21-OHD 患者在儿童期如果没有接受糖皮质激素治疗，一般不出现正常青春期发育。女性患者出现月经稀发、不规则或闭经，多数不孕。男性患者通常存在小睾丸和生精障碍而致不育，少数睾丸发育和生育能力正常。在青春期前及青春期，患者的垂体促性腺激素对促性腺激素释放激素（gonadotropin-releasing hormone，GnRH）反应可正常。在成年期，因为卵巢或睾丸发育障碍，未经治疗的男性和女性均无生育功能。成年期女性性腺从假性两性畸形和假性性早熟转向闭经、卵巢发育不全和男性化，但出现乳腺萎缩伴骨盆狭窄。成年期男性性腺功能减退，由于高雄激素长期抑制卵泡刺激素和黄体生成素的分泌，睾丸不能发育成熟，表现为阴茎正常或增大而睾丸细小、坚硬，前列腺发育不良。如果睾丸亦增大，应警惕睾丸肾上腺残余组织肿瘤或睾丸肿瘤可能。如果在使用糖皮质激素治疗后，增大的肾上腺和睾丸同时缩小，就是为良性增生，否则要考虑为睾丸肿瘤。患者的男性第二性征存在，有时甚至表现有毛发增多。但多数患者身材矮小，多伴有中心性肥胖、高血压、胰岛素抵抗甚至 2 型糖尿病等代谢综合征表现，但是通常血清尿酸和同型半胱氨酸在正常水平。

轻型 21-OHD，又称为非经典型 CAH，患者 21-羟化酶活性可保存 20%～50%，多在儿童期或青春期发病。因为患者的皮质醇分泌不足，导致肾上腺代偿性增生，进而导致轻度雄激素分泌过多。女性患者在童年期可有性毛早现、痤疮、生长轻度加速和阴蒂轻度肥大；至青春期或成年期可有多毛症、囊性痤疮、月经紊乱和不孕，少数患者无雄激素过多症状，应激状态下一般不出现肾上腺功能不全表现。男性患者无症状或症状较轻，可出现青春期发育提前、性毛早现、痤疮和生长轻度加速，但成年后身材较矮，伴生精障碍和生育能力下降。青春期或成年女性的临床表现与其他原因引起的高雄激素血症很相似，如多毛、痤疮、脂溢性皮炎、秃顶、多囊卵巢等。有的患者仅仅表现为月经紊乱或不孕。与多囊卵巢综合征比较，轻度 21-OHD 患者症状随年龄增长而逐渐加重，而多囊卵巢综合征患者随年龄增长症状一般减轻。多囊卵巢综合征患者月经初潮可正常，无假性性早熟表现，血浆 ACTH 和 17-羟孕酮水平正常，卵巢有多囊样改变。此外，轻度 21-OHD 女性患者若无多囊卵巢，糖皮质激素替代治疗可使睾酮正常；若并发多囊卵巢，糖皮质激素替代治疗仅能部分抑制。婴儿期、青春期或成年期轻度 21-OHD 患者血睾酮基础值和 ACTH 刺激后值均正常。

（2）化验检查

21-OHD 患者的血浆 17-羟孕酮、脱氢表雄甾酮（dehydroisoandrosterone，DHEA）、雄烯二酮和孕酮增高。17-羟孕酮是诊断 21-OHD 的主要指标。一般要求测定 17-羟孕酮、皮质醇、去氧皮质酮、11-去氧皮质醇、17-羟孕烯醇酮、脱氢异雄和雄烯二酮。婴幼儿采血困难时，可只测定静脉注射替可克肽 60 分钟后的 17-羟孕酮、皮质醇和雄烯二酮。因为肾上腺皮质激素均为类固醇类化合物，所以需要测定静态和动态状态时的激素水平。血 17-羟孕酮和雄烯二酮基础值或 ACTH 兴奋后增高，血和尿 DHEA 和 DHEA 硫盐增高（经典型 21-OHD 除外）。

产前诊断需要绒毛膜取样或取胎儿细胞培养进行 HLA 分型，进行胎儿细胞 DNA 提取后 *CYP21B* 基因分析，还有羊水 17-羟孕酮和雄烯二酮测定。为了监测孕妇是否发生类固醇性糖尿病，需同时进行葡萄糖耐量试验检测[7]。

B 超对肾上腺肿瘤有定位诊断价值，但一般不能检测到双侧肾上腺增生。若需要排除肾上腺增生，建议行 CT/MRI 检查，表现为双侧肾上腺影普遍增大，边缘略呈结节状[8]。

2. 诊断

经典型 21-OHD 新生儿病例出生后即可发现外生殖器畸形、性别模糊，并出现失盐和肾上腺皮质功能不全的症状，此类患儿只要做相关检查如肾上腺的超声检查、染色体核型分析、血清或血浆 17-羟孕酮水平的检测等即可诊断。所有经典型 21-OHD 患者尿孕三醇和 17-酮类固醇均明显增高。新生儿由于肝脏发育不完全，孕三醇可正常。经典型 21-OHD 患者血清睾酮增高。

一般情况下，21-OHD 可用 17-羟孕酮和雄烯二酮及皮质醇测定做出诊断。但 17-OHD 和 11β-OHD 患者 17-羟孕酮与雄烯二酮可正常或轻度升高，此时需要测定孕酮与去氧皮质酮才能做出诊断。21-OHD 的基因诊断对生化诊断明确或者不明确的鉴别诊断都十分重要，并且能诊断杂合子携带者，对遗传咨询也非常重要[9]。

3. 西医治疗

西医治疗的目的是补充患者皮质激素的不足，避免肾上腺危象，同时抑制雄性激素，减轻过度男性化，改善最终身高，减少脱氧皮质酮等中间产物的堆积，治疗由其造成的高血压、低血钾等[8]。主要治疗包括药物治疗、产前治疗和外科治疗。

（1）药物治疗

激素替代疗法是治疗 21-OHD 的主要方法，包括糖皮质激素和盐皮质激素的补充。一般给予生理剂量的皮质醇激素，在改善皮质醇缺乏症状的同时，也能够抑制下丘脑及垂体分泌的过量促肾上腺皮质激素释放激素及 ACTH，从而抑制雄激素的过度分泌。在糖皮质激素的药物选择上，对于儿童首选氢化可的松，因为它的半衰期较短，抑制生长的副作用较小。建议通过患儿体表面积计算药物剂量：氢化可的松 10～20mg/（m^2·d），早 1/2，午晚各 1/4 口服。婴儿期发病的患者，治疗初期建议超剂量使用糖皮质激素，使患儿肾上腺激素水平迅速升高到正常。临床上，对于糖皮质激素剂量的调整，可以考虑以维持血 17-羟孕酮在稍高于正常的范围为准。为了补充缺乏的醛固酮，维持水盐代谢平衡，需要盐皮质激素治疗，常用药物为 9a-氟氢可的松，给药剂量为 0.05～0.2mg/d。用药过程中需要通过动态监测血电解质，血浆肾素活性，醛固酮及血压值来调整药物用量。糖皮质激素替代治疗的生长抑制效应与长期的高雄激素共同作用限制了 CAH 患儿的身高增长。尽管患儿在病初时身高常超过正常儿，但大多数患儿由于性早熟、骨骺愈合加快而导致最终身材矮小。研究表明生长激素可有效增加长期接受糖皮质激素治疗患儿的生长速度，生长激素及 GnRH 类似物联合应用可改善中枢性性早熟儿童的最终身高。

（2）产前治疗

如果在产前已经明确诊断为 21-OHD 的胎儿，为了减少女性男性化及两性畸形等病变的发生，可考虑进行地塞米松抑制治疗，抑制胎儿的肾上腺雄激素合成。目前该治疗方法尚处在尝试阶段，需要临床的进一步研究与证实。

（3）外科治疗

对于女性 21-OHD 患者，外科治疗可以矫正女性假两性畸形患者的外阴形态，对患者成年后的性行为和性心理很重要。普遍认为出生后 2～6 个月时是最佳的手术时间，因为此时患儿组织可塑性较强，心理损伤小。可以先进行药物治疗，使体内雄激素水平降至正常后再进行外阴矫形手术[10]。

二、11β-OHD

（一）疾病概述

11β-OHD 为 CAH 中的第二常见类型，约占所有 CAH 病例的 5%～8%，经典型 11β-OHD 的发病率大约为 1/100 000，但此病在以色列及犹太人群中呈密集分布，高达 20%。人类的 CYP11B 有两种同工酶，即 CYP11B1（11β-羟化酶）和 CYP11B2（醛固酮合酶），由第 8 号染色体长臂（8q21～q2）上的两个基因（7kb）编码，两个基因具有高度同源性。11β-羟化酶的基因突变导致皮质醇合成障碍，并由于 11-DOC 的堆积而引起高血压；醛固酮合酶的基因突变导致醛固酮合成障碍，故有失盐表现；而 *CYP11B1* 基因和 *CYP11B2* 基因间发生重组所产生的杂合基因则可引起醛固酮合成调控的改变，使球状带变得对 ACTH 敏感而不再受肾素-血管紧张素Ⅱ的调节，引起糖皮质激素可抑制性醛固酮增多症的特殊类型。*CYP11B* 基因异常使 11-

去氧皮质醇和 11-DOC 不能转化为皮质醇和皮质酮，继而通过肾上腺性激素合成通路导致合成过多雄激素，使女性患者表现为男性化。同时 11-DOC 堆积，DOC 是一种弱的盐皮质激素，故引起钠潴留和血容量增加，进而抑制 PRA，导致球状带醛固酮分泌减少。与 21-OHD 相似，11β-OHD 患者中的杂合子携带者没有生化异常，ACTH 兴奋试验亦正常[11]。

（二）诊断与治疗

1. 临床表现与化验检查

高血压伴失盐是经典型 11β-OHD 的突出表现，大约 2/3 的经典型 11 β-OHD 患者有高血压。少数患者在婴幼儿期可出现盐皮质激素缺乏的症状，如高钾血症、低钠血症和低血容量等。在某些病例中，这些症状可由于应用糖皮质激素治疗所引起，糖皮质激素治疗很快抑制了束状带 DOC 的过量分泌，而球状带的功能在治疗前已长时期被过量分泌的 DOC 所抑制，难以迅速恢复，因而不能通过迅速增加醛固酮的分泌来代偿 DOC 的突然减少，故出现失盐表现。经典型 11 β-OHD 的女性男性化表现及其发生机制与 21-OHD 类似，但男性化的程度与盐皮质激素及高血压的程度无相关性。非经典型（迟发型、轻型）11β-OHD 患者的血压往往正常，或仅有轻度升高，其他临床表现则与非经典型 21-OHD 相似。患者出生时外生殖器一般正常，女性患者可在青春期前后出现轻度阴蒂肥大，有些成年妇女可仅有多毛及月经稀发等表现。ACTH 兴奋试验示血 11-去氧皮质醇和 DOC 明显升高[12]。

2. 诊断

11β-OHD 患者的血皮质醇降低而 *CYP11B* 前体物质增多，血 DOC 基础值和 ACTH 兴奋后增高，血液中肾上腺来源的雄激素基础值和尿四氢化合物代谢产物增多，雄激素分泌过多伴高血压要考虑 11β-OHD 的可能。11β-OHD 特异性激素诊断指标包括血浆 DOC、11-去氧皮质醇基础值及 ACTH 兴奋试验结果，也可测定血 17-羟孕酮、DHEA 和 24 小时尿 17-羟皮质类固醇、17-酮类固醇、孕三醇或 17-生酮类固酮。若在 ACTH 刺激下，上述激素明显升高，应考虑 11β-OHD 的诊断。大多数经典型 11β-OHD 患者的上述激素都明显升高，但有些患者可仅有某种或几种指标升高。经典型患者血浆与尿四氢-11-去氧皮质醇增高。与 21-OHD 患者不同，11β-OHD 携带者 ACTH 兴奋试验后血浆 CYB11B 前体物质正常。测定羊水四氢-11-去氧皮质醇可于产前作出 11β-OHD 的诊断，如用等位基因特异性 PCR 对 *CYP11B* 基因突变进行筛选。对这种方法不能识别的基因突变，可用 *CYP11B* 基因精确测序来确定。*CYP11B* 基因分析是最早用于 CAH 产前诊断的方法。其优点为敏感度高，但错误率亦较高[13-15]。

3. 西医治疗

11 β-OHD 治疗与 21-OHD 基本相同。首先是糖皮质激素替代治疗：可选地塞米松和泼尼松，作用时间较长，盐皮质激素作用较弱。在 CAH 性别选择治疗中要尊重患者性心理和生活方式，可谨慎选择矫形手术。在骨骺线闭合前，予糖皮质激素治疗可增加身高，必要时启用生长激素治疗。最后需要降压补钾等对症处理，严重高血压者宜手术切除过度增生的双侧肾上腺[11]。

三、CAH 中医辨证论治

本病临床表现主要为月经变化及女性性征减退等，故本病可归属于中医妇科“月经不调”、“不孕”等范畴。明代《广嗣纪要》中将女性生殖器官先天发育畸形称为“五不女”，而其中阴蒂过长者称为“角花”。中医学认为，本病的发生主要由以下两方面因素所致。

1）情志因素：由于精神过度抑郁或紧张，导致机体气机郁滞，肝失条达，冲任血行不畅，阴阳错乱；或长期惊恐伤肾，肾气不藏而外泄，肾中阴阳失调而致本病。

2）体质因素：先天禀赋不足，或素体阴虚，肝血不足，精气耗损，冲任亏虚，肾之阴阳功能失常，导致本病发生。总之，本病的基本病机为阴阳错乱，冲任功能失调，病涉肝肾为主。

本病病位在肝肾，总属肝肾亏虚，冲任失调，阴阳错乱。故治疗当以“平其阴阳” 为原则，以调补冲任气血为治法，虚实夹杂者可兼用行气活血化痰等法。

1. 肝郁内热，冲任不调

1）主症：情绪抑郁或精神极度紧张，面红，潮热，胸胁胀闷，月经不调，小腹胀痛，继而闭经不孕，皮肤粗糙，面生痤疮，声音低沉，喉结增大，体毛、阴毛增多，甚则胡须生长，口干渴，大便秘结，舌尖红、苔黄或黄腻，脉弦数。

2）治法：疏肝理气，通调冲任。

3）方药：丹栀逍遥散加减。方中柴胡疏肝解郁，以使肝气条达；白芍滋阴柔肝，当归养血活血，二者共用养肝体以助肝用；白术、茯苓健脾益气；香附、川芎行气疏肝。若口渴、便秘、燥热等症状明显者，可加石膏、知母，或芒硝、枳实；若有阴虚表现者，可加生地黄、何首乌。

2. 肝肾不足，冲任亏虚

1）主症：性情淡漠，抑郁寡欢，乳房萎缩，乳晕色淡，月经稀少，甚则闭经不孕，小腹空虚，性欲减退，阴蒂增大，皮下脂肪减少，体毛增多，腰膝酸软，倦怠神疲或有潮热盗汗，舌淡苔薄，脉细。

2）治法：益气补血，滋养冲任。

3）方药：备急苁蓉丸加减，方中肉苁蓉补肾阳、益精血；山药、山茱萸、熟地黄合用补肾填精。

四、养生指导与康复

CAH 是一种因先天性酶缺陷而导致肾上腺皮质功能减退、女性男性化、男性假性性早熟的遗传代谢性疾病。部分患儿在新生儿期如未及时诊断和处理，常因严重脱水、电解质紊乱而死亡。通过新生儿筛查，可早期诊断、早期治疗，避免和减轻该遗传病对患儿所造成的严重危害。

针灸保健疗法对本病亦有一定的疗效。一般而言，年龄轻、发育正常、功能性不孕者，预后较好；反之，年龄大、器质性病变不孕者，疗效较差。古代医家治疗不孕，多从调整全身阴阳气血平衡入手，选穴多以下腹部穴、背俞穴及足三阴经腧穴为主，且针灸并用。

1. 针刺疗法

1）主穴：关元、肾俞、太溪、三阴交。

2）配穴：肾虚胞寒，配神阙、命门；肝气郁结，配期门、太冲；痰湿内阻，配丰隆、阴陵泉；瘀滞胞宫，配血海、膈俞。

3）方义：关元属任脉穴，位于脐下，为元阴元阳生发之处，可调冲任，暖胞宫；肾俞为肾之背俞穴，太溪为肾经原穴，两穴相配可补益肾气，以治其本；三阴交通于肝、脾、肾诸经，可疏肝理气行瘀，健脾化湿导滞，补益肾阴肾阳，调和冲任气血。操作：毫针刺，虚补实泻。肾虚胞寒、痰瘀内阻者，可加灸。

2. 艾灸疗法

1）主穴：关元、气海、三阴交、足三里。

2）配穴：肾虚者加肾俞、太溪；肝郁者加太冲、内关；痰湿者加丰隆、阴陵泉。

3）灸法：每日施灸 2 次，每穴 3～5 壮，10 天为 1 个疗程，可用艾条悬灸。

不孕症发生多由冲任二脉失调所致，取穴关元、气海培元固本，调理冲任；三阴交调补肝肾，生精益髓；足三里健补脾胃，以资气血生化之源。肾虚者加肾俞、太溪滋阴补肾；肝郁者加太冲、内关宽中理气，疏肝解郁；痰湿者加丰隆、阴陵泉健脾利湿，豁痰化滞。

参 考 文 献

［1］Gidlof S，Wedell A，Guthenberg C，et al. Nationwide neonatal screening for congenital adrenal hyperplasia in Sweden:a 26-year longitudinal prospective population-based study［J］. JAMA Pediatr，2014，168(6): 567-574.

［2］White P C. Optimizing newborn screening for congenital adrenal hyperplasia［J］. The Journal of Pediatrics，2013，163(1): 10-12.

［3］Sharma R,Seth A. Congenital adrenal hyperplasia:issues in diagnosis and treatment in children［J］. Indian Journal of Pediatrics，2014，81(2): 178-185.

［4］Haider S，Islam B，D' Atri V，et al. Structure-phenotype correlations of human CYP21A2 mutations in congenital adrenal hyperplasia［J］. Proceedings of the National Academy of Sciences of the United States of America，2013，110(7): 2605-2610.

［5］Speiser P W，Arlt W，Auchus R J，et al. Congenital adrenal hyperplasia due to steroid 21-hydroxylase deficiency: an endocrine society clinical practice guideline［J］. The Journal of Clinical Endocrinology and Metabolism，2018，103(11): 4043-4088.

［6］Adina F T，Richard J A. The next 150 years of congenital adrnal hyperplasia［J］. Journal of Steroid Biochemistry And Molecular Biology，2015，153(1): 63-71.

［7］Bonfig W，Bechtold S，Schmidt H，et al. Reduced final height outcome in congenital adrenal hyperplasia under prednisone treatment: deceleration of growth velocity during puberty［J］. The Journal of Clinical Endocrinology and Metabolism，2007，92(5): 1635-1639.

［8］Eunice M，Rajesh K，Vineet S，et al. Diagnosis and management of classical congenital adrenal hyperplasia［J］. Steroids: An International Journal，2013，78(8): 741-746.

［9］Deborah P M，Dix P P. Management of adolescents with congenital adrenal hyperplasia［J］. Lancet Diabetes

Endocrinol，2013，1(4): 341-352.

[10] White P C，Bachega T A S S. Congenital adrenal hyperplasia due to 21-hydroxylase:from birth to adulthood[J]. Seminars in Reproductive Medicine，2012，30(5): 400-409.

[11] 廖二元，莫朝晖. 内分泌学［M］. 2 版. 北京：人民卫生出版社，2002: 841-856.

[12] White P C. Steroid 11 beta-hydroxylase deficiency and related disorders[J]. Endocrinol Metab Clin North Am，2001，30(1): 61-79.

[13] Xu L L，Xia W B，Wu X Y，et al. Chimeric CYP11B2/CYP11B1 causing 11β-hydroxylase deficiency in Chinese patients with congenital adrenal hyperplasia［J］. Steroids，2015，101: 51-55.

[14] Bulsari K，Falhammar H. Clinical perspectives in congenital adrenal hyperplasia due to 11beta-hydroxylase deficiency［J］. Endocrine，2017，55(1): 19-36.

[15] Nimkarn S，New M I. Steroid 11beta- hydroxylase deficiency congenital adrenal hyperplasia［J］. Trends in Endocrinology and Metabolism: TEM，2008，19(3): 96-99.

（赵晓宇　胥景峰）

第七节　先天性肾上腺发育不良

一、疾病概述

先天性肾上腺发育不良（adrenal hypoplasia congenita，AHC）是一种罕见的 X 连锁隐性遗传性疾病，是儿童原发性肾上腺功能减退的主要原因，主要为男性发病，杂合子发生于女性，表现为携带者。AHC 的主要临床表现为精神萎靡、皮肤黏膜色素加深、低渗性脱水等，多数患者在新生儿期即起病，可出现失盐、低血糖所致惊厥等症状，并因肾上腺危象危及生命[1]。1855 年，英国的 Thomas Addison 医生首次发现了这一类以低血糖、低血压、皮肤色素沉着、低钠血症为主要表现的肾上腺疾病，此后将各种原因导致的肾上腺皮质激素分泌减少，促肾上腺皮质激素（adrenocorticotropic hormone，ACTH）反馈性升高的疾病，统一命名为“艾迪生病”（Addison disease）。据文献报道，其发病率约为 1/200 000～1/140 000[2]。

AHC 主要是由 X 染色体短臂（Xp21）上的核受体亚家族 0B 组成员 1（nuclear receptor subfamily 0 group B member1，*NR0B1*）基因突变所致，*NR0B1* 基因也称为 *DAX1* 基因（位于 X 染色体上剂量敏感的性别反转-先天性肾上腺发育不良关键区域基因 1，dosage-sensitive sex reversal，adrenal hypoplasia congenita critical region on the X-chromosome，gene1，*DAX1*）。*NR0B1/DAX1* 基因由 2 个外显子及 1 个内含子组成，编码 470 个氨基酸残基的蛋白质，即 DAX1，它是核受体超家族的一种孤儿蛋白，它作为转录因子参与肾上腺发育及其类固醇合成和下丘脑-垂体-性腺轴功能的调控[3,4]。

二、诊断与治疗

（一）临床表现

典型 AHC 患儿临床表现多数发生在婴儿早期，也可发生在整个儿童期，通常以呕吐、腹痛、食欲缺乏、体重不增、循环衰竭就诊。部分患儿发病隐匿，症状不典型，如逐渐加重的全身不适、无精打采、乏力、倦怠等。到青春期，大多患者呈现低促性腺激素性性腺功能低下[5]。

1. 肾上腺激素缺乏症状

AHC 患儿可出现肾上腺功能减退的多系统症状。由于严重的失盐，出现消化系统症状，如食欲缺乏、嗜咸食、体重减轻、消化不良等。严重的离子紊乱亦可以导致精神神经系统的症状，如乏力、疲劳、淡漠、嗜睡等。在心血管系统，患者多表现为血压降低、头昏、眼花或直立性昏厥等。患儿也会因代谢障碍出现空腹低血糖症。皮肤黏膜会出现逐渐加重的色素沉着，这是因 ACTH 分泌反馈性增多，这也是艾迪生病特征性的表现。色素为棕褐色，分布于全身，暴露部位及易摩擦的部位更明显，如面部、手部、掌纹、乳晕和束腰带的部位。牙、舌表面和颊黏膜也常常有明显的色素沉着。部分患者因青春发育期无性腺发育就诊，后被诊断为低促性腺激素性性腺功能减退，进一步检查发现患有 AHC。极少数患者可有自发性青春期性腺发育，但发育均在 TannerⅢ期以下，身材相对矮小，女性出现肥胖。

2. 急性肾上腺危象

患者出现肾上腺危象常发生于感染，创伤，手术，分娩，过度劳累，大量出汗，或突然中断治疗等应激情况下。临床表现多见意识状态出现萎靡、淡漠和嗜睡；也可表现为烦躁不安和谵妄惊厥，甚至昏迷。患者还会有严重的消化道症状如恶心、呕吐、腹痛、腹泻等；腹痛常因伴有深压痛和反跳痛而被误诊为急腹症。患者发热，体温可达 40℃以上。循环系统出现严重低血压，甚至低血压休克，伴有心动过速，四肢厥冷、发绀和虚脱。肾上腺出血患者还可有腹胁肋部和胸背部疼痛，血红蛋白的快速下降。

（二）诊断及鉴别诊断

1. 诊断

AHC 的临床诊断依据：①原发性肾上腺皮质功能不全临床表现，并排除其他艾迪生病病因；②性腺功能异常，多数表现为原发性性腺功能减退；③对 GnRH 兴奋试验无反应。实验室检查可以发现：低血钠、高血钾、低血糖、葡萄糖耐量试验呈低平曲线；血浆 ACTH 明显增高，血浆 ACTH≥100pg/ml；血皮质醇及 24 小时尿游离皮质醇降低：血浆总皮质醇基础值≤82.77mmol/L（3μg/dl）可确诊为肾上腺皮质功能减退症，≥551.8 nmol /L（20μg/dl）可排除；因为无节律波动，24 小时尿游离皮质醇更能反映肾上腺皮质功能的实际情况；ACTH 兴奋试验血皮质醇上升＜248.31mmol/L（9μg/dl）。也有部分学者根据 ACTH 兴奋试验后皮质醇变化及基线水平将儿童肾上腺皮质功能不全分为相对性肾上腺皮质功能不全和绝对性肾上腺皮质功能不全。另外肾上腺 CT 可发现肾上腺萎缩等相应病变[6]。建议符合上述临床诊断标准的患

者做 *DAX1* 基因突变分析，基因测序可明确分子病因。同时也要对患者家族其他成员进行筛查，确定哪些为 AHC 携带者。母亲为携带者时，生育的男孩的患病概率为 50%，应在分娩前或出生后接受基因筛查。

2. 鉴别诊断

（1）先天性肾上腺皮质增生症

消化道症状、皮肤色素沉着是先天性肾上腺皮质增生症和 AHC 共同具有的临床表现，先天性肾上腺皮质增生症 90%以上为 21-羟化酶缺乏，与 *CYP21A2* 基因突变有关。简单的鉴定方法为：先天性肾上腺皮质增生症患儿的 17-羟化酶、黄体酮、睾酮、雌二醇是增高的，卵泡刺激素、黄体生成素正常；而 AHC 患儿的上述指标均是降低的，两者具有明显的差异。另外 AHC 的失盐症状远重于先天性肾上腺皮质增生症。影像学方面，先天性肾上腺皮质增生症的影像学特点为肾上腺体积大、骨龄提前，而 AHC 多表现为肾上腺体积变小、骨龄落后，此现象也可以作为两者的鉴别诊断指标之一。基因检测是鉴别先天性肾上腺皮质增生症和 AHC 的重要手段。

（2）肾上腺脑白质营养不良

肾上腺脑白质营养不良主要是由于 *ABCD1* 基因突变所致的一种 X 连锁隐性遗传性疾病，男性发病率为 1/20 000。病变的原因主要为 *ABCD1* 基因突变导致长链脂肪酸不能在过氧化物酶体进行 β 氧化和降解，进而导致其在中枢神经系统和肾上腺皮质等器官中堆积。临床多表现为婴幼儿期的脑白质脱髓鞘，导致严重的神经损伤和原发性肾上腺皮质功能减退症症状。主要表现为两种形式：约 50%病例表现在脑白质，患者儿童早期发病，进展迅速；另有 35%病例发生在肾上腺脊髓神经病变，患者成人早期发病，进展缓慢，仅发生于脊髓神经和外周神经。肾上腺皮质功能减退症可以为首发表现，测定血中长链脂肪酸浓度有助于诊断。

（3）继发性肾上腺皮质功能减退症

当垂体和（或）下丘脑发生病变时，会引起下丘脑促肾上腺皮质激素释放激素和（或）垂体 ACTH 的分泌减少，导致肾上腺皮质激素继发性分泌不足。最多见于席汉综合征妇女，可以发生全垂体功能低下；也可发生在接受皮质类固醇治疗的患者在中断皮质类固醇治疗后；亦可继发于嫌色细胞瘤、颅咽管瘤和各种各样肿瘤、肉芽肿，罕见有外伤感染导致垂体组织破坏等。

（三）西医治疗

1. 糖皮质激素和盐皮质激素终身替代治疗

AHC 的治疗必须是终身性的，一般可应用糖皮质激素和盐皮质激素终身替代治疗。予以氢化可的松替代治疗，它是糖皮质激素替代治疗中最符合生理学特点的治疗模式。如果没有氢化可的松，也可以用醋酸可的松代替。推荐剂量按体表面积计算，为每日 10～12mg/m^2，可以分 2～3 次给药，早晨给予日总量的 1/2～2/3。还需要给予盐皮质激素替代治疗，目的是避免钠盐流失、血容量缩减及高钾血症出现。通常每日清晨口服氟氢可的松 0.05～0.20mg，根据血压水平、血钠、血钾、血清肾素活性的浓度调整氟氢可的松的剂量。夏季，氟氢可的松剂量适当增加，尤其当患者暴露在高于 29℃时。对于性腺激素异常的治疗，可试用卵泡刺激素、人绒毛膜促性腺激素或依性别给予性腺类固醇替代治疗。

2. 肾上腺危象的治疗

1）补充糖、盐皮质激素：当临床高度怀疑急性肾上腺危象时，在取血标本送检 ACTH 和皮质醇后应立即开始治疗。

2）补充激素：静脉注射氢化可的松，多数患者病情可在 24 小时内获得控制，在第 4～5 天后减至维持量，根据年龄和体表面积调整剂量。

3）纠正脱水和电解质紊乱：补液量应根据脱水程度、患者的年龄和心脏情况而定。注意观察电解质和血气分析情况，必要时补充钾盐和碳酸氢钠，应同时注意预防和纠正低血糖。

4）消除诱因和支持疗法：积极控制感染及其他诱因，必要时给予支持疗法。

（四）中医辨证论治

本病临床上以全身虚弱、肢体乏力、纳差消瘦、皮肤变黑等为主要表现，故属于中医学“黑疸”、“虚劳”等疾病范畴。本病为脏腑功能改变而导致的慢性亏损性病变，多属虚证，如《素问·经络论》云：“寒多则凝泣，凝泣则青黑。”在古代文献中，有许多类似本病的记载。如《灵枢·经脉》云：“肾足少阴之脉……是动则病饥不欲食，面如漆柴。”张仲景《金匮要略》中有“黑疸”及“劳疸”的记载，所述“睛面黑”、“额上黑”等症状与本病表现极为相似。

（1）脾肾阳虚

1）主症：遍身黧黑，神疲乏力，困倦思卧，面浮足肿，食欲不振。甚则呕吐腹胀，大便溏薄，小便清长，腰背酸痛，畏寒肢冷，毛发失泽脱落，性欲减退，眩晕心悸，舌质淡而胖嫩，舌苔白滑，脉沉微细或濡弱无力。

2）治法：温补肾阳，健脾益气。

3）方药：十四味建中汤加减。方中桂枝温中助阳，合胶饴辛甘化阳；生姜温中散寒；大枣益脾滋液；黄芪、人参补中益气。脾胃呆滞，可加鸡内金、砂仁、山楂等消食开胃之品；胸膈饱闷，可加陈皮、莱菔子健脾理气；腹泻严重，可加吴茱萸、肉豆蔻等。

（2）肾阳虚衰

1）主症：遍身黧黑，眼眶黑色，腰膝酸软，乏力，畏寒肢冷，背部冷痛尤甚；小便清长，夜尿多，周身浮肿，下肢肿胀明显，头昏，体瘦，毛发脱落；性功能衰微，男子阳痿遗精滑泄，女子腹冷多带不育，舌淡苔白滑，脉微细无力或沉细无力。

2）治法：补肾壮阳。

3）方药：右归丸加减。方中附子、肉桂温壮肾阳；鹿角胶补肾温阳、益精养血；熟地黄、山药、山茱萸补益肝脾肾；当归养血和血；菟丝子、杜仲补肝肾、强腰膝。周身浮肿明显，可加入茯苓、白术、猪苓等，温阳利水补肾；腰膝酸软重者，可加续断、补骨脂壮腰强骨；小便频数、夜尿过多，可合用缩泉丸以助肾固精涩小便。对于性功能衰退明显者，可用赞育丹；男子阳痿、遗精，加阳起石、锁阳、桑螵蛸等，壮阳固肾；女子月经量少或闭经不孕，可加益母草、紫河车等。

（3）肝肾阴虚

1）主症：遍身黧黑，腰膝酸软，头晕耳鸣，视力模糊，心烦失眠，情绪郁闷，手足麻木抖动，手足心热，或有低热，盗汗，妇女月经不调，舌红少津，苔薄，脉弦细或细数无力。

2）治法：滋补肝肾，养血填精。

3）方药：一贯煎加减。方中生地黄滋水涵木；枸杞子补肝肾、益精血；沙参、麦冬养阴生津；川楝子疏肝泄热。若眩晕、耳鸣有阳亢动风者，可加天麻、石决明、菊花、钩藤平肝息风降逆；若颅内空痛、耳鸣、耳聋可加紫河车、龟板胶等益肾填精；心烦、失眠可加五味子、酸枣仁、远志等。

（4）气血两虚

1）主症：倦怠乏力，食欲不振，头晕目眩，心悸失眠，颜面皮肤萎黄渐至黯黑，舌淡少苔，脉细无力。

2）治法：益气养血。

3）方药：归脾汤加减。方中人参补气生血；龙眼肉补益心脾、养血安神；黄芪、白术益气补脾；远志、酸枣仁宁心安神；木香理气醒脾；大枣调和脾胃，以资化源。血液瘀滞可适当加川芎、丹参等养血活血。

三、养生指导与康复

本病患者膳食中食盐的摄入量应多于正常人，10～15g/d，即使在使用皮质激素替代治疗的情况下，食盐量也不应减少。此外，在膳食中应含有丰富的碳水化合物、蛋白质和维生素，大量维生素C长期治疗可使色素沉着减退。

本病若能坚持中医中药治疗，一般预后较好。调摄方面需注意保暖，以免受凉；饮食应加强营养，忌吃生冷之品。针灸保健疗法对本病亦有一定的疗效。

1. 基本治疗

1）治法：补益气血，调养脏腑。取任脉、足阳明经穴为主。主穴：足三里、三阴交、关元、神阙、百会。

2）配穴：肾精不足，配肾俞、太溪；脾胃虚弱，配脾俞、胃俞、太白；心肺气虚，配心俞、肺俞。

3）方义：足三里健脾养胃，调补气血，促进气血生化，是防病保健、延年益寿之要穴；三阴交调理足三阴经，健脾益胃，补益肝肾，养血填精；关元补益元气、益肾填精；神阙大补元气，温肾助阳；百会健脑益智，抗老防衰。

4）操作：神阙用灸法，余穴用毫针补法，或温针灸。

2. 其他治疗

1）耳针法：取肾、心、脑、内分泌、皮质下、耳迷根，每次选2～4穴，毫针刺或用压丸法。

2）皮肤针法：在头部及督脉、背部膀胱经轻叩，以局部出现潮红为度。

3）灸法：取脾俞、肾俞、关元、气海、足三里，每次选用2～4穴，温和灸或隔附子饼灸。

西医认为本病一旦确诊，激素就应长期坚持服用，维持终身，患者则预后良好。肾上腺危象的处理并不难，关键问题是早发现、早治疗，特别对那些尚未确诊的肾上腺皮质功能减退症的患者更应警惕危象的发生，否则，危象将成为最易致死的原因之一。

参 考 文 献

［1］Perry R，Kecha O，Paquette J，et al. Primary adrenal insufficiency in children: twenty years experience at the Sainte-Justine Hospital,Montrealt［J］. The Journal of Clinical Endocrinology and Metabolism，2005，90(6): 3243-3250.

［2］Yang J，Lv Y，Zhou Y，et al. Identification of a novel mutation of NR0B1 in a patient with X-linked adrenal hypoplasia and symptomatic treatment［J］. Journal of Pediatric Endocrinology & Metabolism: JPEM，2017，30(12): 1299-1304.

［3］Choi J H，Park J Y，Kim G H，et al. Functional effects of DAX-1 mutations identified in patients with X-linked adrenal hypoplasia congenita［J］. Metabolism: Clinical and Experimental，2011，60(11): 1545-1550.

［4］Lehmann S G，Lalli E，Sassone-Corsi P. X-linked adrenal hypoplasia congenita is caused by abnormal nuclear localization of the DAX-1 protein［J］. Proceedings of the National Academy of Sciences of the United States of America，2002，99(12): 8225-8230.

［5］Jadhav U，Harris R M，Jameson J L. Hypogonadotropic hypogonadism in subjects with DAX1 mutations［J］. Molecular and Cellular Endocrinology，2011，346(1-2): 65-73.

［6］Loke K Y，Poh L K，Lee W W，et al. A case of X-linked adrenal hypoplasia congenita，central precocious puberty and absence of the DAX-1 gene: implications for pubertal regulation［J］. Hormone Research，2009，71(5): 298-304.

（赵晓宇　胥景峰）

第三章

心血管系统罕见病

第一节　家族性高胆固醇血症

一、疾 病 概 述

家族性高胆固醇血症（familial hypercholesterolemia，FH）是一种常染色体显性遗传性疾病，是脂质代谢单基因疾病中最常见且最严重的一种，又称低密度脂蛋白（low-density lipoprotein，LDL）受体病或高脂蛋白血症Ⅱa 型。FH 归属于心血管系统罕见病（rare cardiovascular diseases and disorders，RCDD）第Ⅰ类全身循环系统罕见病的第 6 组早期动脉粥样硬化里的 A 亚组[1]。

FH 患者通常由以下 3 种基因之一的功能性突变导致：低密度脂蛋白受体（low density lipoprotein receptor，*LDLR*）基因、前蛋白转化酶枯草溶菌素 9（proprotein convertase subtilisin kexin 9，*PCSK9*）基因和载脂蛋白 B 基因（主要是 *ApoB3500*），其中 *LDLR* 突变目前最为常见。这三种基因突变可损害 LDLR 介导的 LDL 分解代谢，导致血液低密度脂蛋白胆固醇（low density lipoprotein cholesterol，LDL-C）水平升高。过量的 LDL-C 沉积于吞噬细胞和其他细胞，形成皮肤/腱黄瘤和粥样斑块，最终导致心血管疾病的发生。

研究证据表明全球一般人群中杂合性 FH 的患病率约为 1/500～1/200 之间，LDL-C 水平升高 2～3 倍[2-4]。纯合子 FH 极为少见，估计患病率为 1∶300 000～1∶160 000[5]，表现为更为严重的 LDL-C 水平的升高。这种更高的胆固醇负荷导致非常早发的心血管疾病，甚至可能在患者 10 岁之前发生心肌梗死[3, 6]，尤其是在携带两种受体阴性突变的患者中。研究显示，动脉粥样硬化性心血管疾病（atherosclerotic cardiovascular disease，ASCVD）患者的 FH 患病率为 1∶17，是非 ASCVD 患者的 18 倍[7]。

二、诊断与治疗

（一）临床表现与化验检查

1. 临床表现

FH 的临床表现主要取决于基因型，非遗传因素也会影响其临床表现，因此 FH 的临床表现个体差异较大。即使带有相同基因突变，甚至属于同一家族的个体其临床表现差异也较大，纯合子 FH 的临床表现要显著严重于杂合子 FH。FH 的典型临床表现主要包括高胆固醇血症、黄色瘤、角膜弓、动脉粥样硬化和早发冠心病。

（1）高胆固醇血症

FH 患者血液检查可能显示总胆固醇和低密度脂蛋白胆固醇水平极高。杂合子 FH 患者的总胆固醇水平在 350～550mg/dl 之间。纯合子 FH 患者的总胆固醇水平在 650～1000mg/dl 之间。

（2）黄色瘤

FH 患者若不治疗，血浆 LDL-C 水平增高促使胆固醇在身体其他组织沉着。沉积在肌腱可出现腱黄瘤，以跟腱和手部伸肌腱多见，为 FH 的特有表现；在肘部和膝下也易形成结节状黄色瘤；沉积在眼睑处可形成睑黄瘤。黄色瘤的患病率随年龄增长而增加，最终 75%的 FH 杂合子会发生该病。

（3）角膜弓

角膜弓又称老年环，是胆固醇在角膜浸润形成的不透明白色环。纯合子 FH 患者在 10 岁以前即可出现此症状，杂合子 FH 患者多在 30 岁后出现。

（4）动脉粥样硬化和早发冠心病

FH 导致的高胆固醇血症，尤其是 LDL-C 的显著升高，导致动脉粥样硬化。纯合子 FH 多在 10 岁左右就出现冠心病的症状和体征，降主动脉、腹主动脉、胸主动脉和肺动脉主干易发生严重的动脉粥样硬化，出现严重的 ASCVD 事件，使患者多在 30 岁以前死于心血管疾病。杂合子 FH 患者 ASCVD 的症状和体征或者心脏不良事件（如心肌梗死、心源性猝死）出现得较晚一点，男性杂合子 FH 患者一般 30～40 岁就可患冠心病，女性杂合子 FH 患者的发病年龄较男性晚 10 年左右。

2. 化验检查

（1）一般评估

1）个人史：对 FH 患者应该详细评估其个人史，询问是否有 ASCVD 相关症状或体征。同时应该评估有无 ASCVD 的其他主要危险因素，比如高血压、糖尿病、吸烟史等。

2）家族史：对于可疑 FH 的患者应该详细评估其家族史，识别家庭成员有无早发冠心病、腱黄瘤以及胆固醇水平升高（尤其在儿童期发生），阳性家族史的获得有助于支持 FH 的诊断。此外，还需评估甲状腺、肾脏、肝脏或胆道疾病的相关病史，以排除继发性高胆固醇血症。

（2）体格检查

体格检查旨在发现胆固醇在皮肤和眼部异常沉积的证据，比如黄色瘤和角膜弓。根据发生部位不同，体格检查可发现如下黄色瘤：

1）腱黄瘤：最常见于跟腱及手背部，但也可见于其他部位。

2）扁平黄瘤：可见于手掌和足底，通常有疼痛感。

3）睑黄瘤：是一种充满胆固醇的、柔软的黄色斑块，常出现于眼睑内侧。

此外还应对全身大动脉作检查，以寻找动脉粥样硬化甚至阻塞的证据，比如下肢动脉搏动减弱或者消失。

（3）空腹血脂测定

FH 患者的空腹血脂测定结果以总胆固醇和 LDL-C 升高，伴高密度脂蛋白胆固醇正常或偏低和三酰甘油（triglyceride，TG）水平正常为特点。杂合子 FH 患者的总胆固醇水平在 350～550mg/dl 之间，纯合子 FH 患者的总胆固醇水平在 650～1000mg/dl 之间。

（4）B 超检查

超声检查有助于评估 FH 患者的血管动脉粥样硬化情况。利用 B 超检查常可发现主动脉根部硬化、主动脉瓣钙化和外周血管硬化或狭窄。

（5）基因检测

基因检测是检测主要致病性 *LDLR* 突变、*ApoB3500* 突变和 *PCSK9* 功能获得性突变[4]。一般是在临床医师认为基因检测结果能够指导、改变临床决策时才建议安排检测。以下情况可考虑行基因检测：

1）使用降脂药物时，LDL-C 水平仍然较高或降幅低于预期。

2）无法获得家族史的腱黄瘤患者，或父母已行降胆固醇治疗而没有早发型 ASCVD 证据的腱黄瘤患者。

3）计划对育龄期女性使用他汀类药物治疗者。

4）LDL-C 中等升高但有皮肤表现/腱黄瘤的患者。这些患者可能有 LDL-C 受体缺陷和胆固醇多基因风险评分低下。

（6）脂蛋白（a）检测

相比脂蛋白（a）水平正常的 FH 患者，脂蛋白（a）升高的 FH 患者发生冠心病事件的风险更高[8]。因此，所有 FH 患者都应检测脂蛋白（a）。

（二）诊断

1. 临床疑诊

1）血浆 LDL-C 升高：LDL-C 水平是否需作进一步评估，取决于其他家族成员有无已知的高胆固醇血症和（或）早发冠心病。如果家族史呈阴性或未知，治疗前 LDL-C 水平≥190mg/dl（4.9mmol/L）则提示 FH，因为该数值高于同年龄同性别人群的第 90 百分位数。

2）家族成员有已知的 FH 或胆固醇升高[父亲或母亲的总胆固醇＞240mg/dl（6.2mmol/L）]。

3）患者或其家族成员有皮下胆固醇沉积（黄色瘤，常发生于肌腱部位）。

4）患者或家族成员有早发冠心病病史。

5）家族成员中有早发型心脏性猝死。

2. 临床确诊

（1）杂合子 FH

杂合子 FH 可用基因检测或临床标准来诊断。检测到 *LDLR*、*ApoB* 或 *PCSK9* 基因的致病性突变可证实诊断。如果没有条件开展基因检测或认为该检测没有必要，建议采用荷兰脂质临床网络诊断标准（表 3-1），该标准基于以下因素进行评分：LDL-C 水平、早发型 ASCVD 个人史、一级亲属早发型 ASCVD 或高胆固醇水平的家族史，以及体格检查表现[4]。

表 3-1　荷兰脂质临床网络诊断标准

标准	得分
1）家族史	
一级亲属有已知的早发（男性＜55 岁，女性＜60 岁）冠心病或者血管疾病，或者一级亲属有 LDL-C 水平高于人群第 95 百分位数	1
一级亲属有腱黄瘤和（或）角膜弓，或者年龄小于 18 岁，LDL-C 水平高于人群第 95 百分位数	2
2）临床病史	
患者有早发冠心病病史	2
患者有早发脑血管疾病或者外周血管疾病病史	1
3）体格检查	
腱黄瘤	6
45 岁以前出现角膜弓	4
4）LDL-C 水平	
LDL-C≥325mg/dl	8
LDL-C 介于 251～325mg/dl	5
LDL-C 介于 191～250mg/dl	3
LDL-C 介于 155～190mg/dl	1
5）基因检测	
LDLR，*ApoB* 或者 *PCSK9* 基因功能性突变	8

注：每项只选择一个分数（选择最高分），各项相加所获得的总分根据下列标准进行诊断：＞8 分，确定诊断 FH；6～8 分，FH 可能性大；3～5 分，FH 可能性小。

（2）纯合子 FH

治疗前 LDL-C＞500mg/dl（＞13mmol/L），或治疗后 LDL-C≥300mg/dl，并且合并以下情况之一：10 岁前发生皮下或腱黄瘤、父母均出现与杂合子 FH 相符的 LDL-C 水平升高。但是需要注意的是，治疗前 LDL-C＜500mg/dl 并不能排除纯合子 FH，尤其是在幼儿中。

（三）西医治疗

1. 纯合子 FH 的治疗

（1）纯合子 FH 患者 LDL-C 控制的目标水平

纯合子 FH 患者治疗前的 LDL-C 通常高于 500mg/dl。治疗的大目标是尽量降低 LDL-C 水平，即强化降脂治疗。LDL-C 的控制目标尚无统一共识。理想的 LDL-C 控制水平为一级预防目标值＜100mg/dl，二级预防目标值＜70mg/dl。但因为这类患者基本不存在 LDL-C 受体，因此很难通过降脂药物达到这一目标。

（2）纯合子 FH 患者的生活方式干预

所有 FH 都应该通过生活方式干预，比如饮食调整、运动、戒烟以及减重等。因纯合子 FH 动脉粥样硬化的进展要远快于杂合子 FH，因此在建议患者运动治疗之前，应该先评估患者的血管情况，比如冠心病、主动脉瓣狭窄、主动脉瘤等可能会因运动导致危险的情况。

（3）纯合子 FH 的药物治疗

单纯依靠生活方式干预几乎不可能将纯合子 FH 患者的血脂水平控制，因此强化降脂治疗应该尽早开始，以预防冠心病的发生和进展。他汀类药物治疗是治疗 FH 患者高胆固醇血症的首选方法，目前的指南建议成人应接受最大耐受剂量的高效他汀类药物治疗。但是，在大多数情况下，单用他汀类药物治疗不足以达到推荐的 LDL-C 水平，因此需要联合应用其他降脂药物或者方案。

依折麦布抑制肠道对胆固醇和胆汁酸的吸收，导致胆固醇向肝脏的输送减少，进而上调 LDL-C 受体的表达，降低 LDL-C 水平。研究数据表明，依折麦布联合他汀类药物治疗可更大程度降低 LDL-C 水平，降低心血管事件发生率，因此在 FH 患者中他汀类药物联合依折麦布可带来额外的降脂效果。

PCSK9 是一种主要在肝脏表达的蛋白，它与肝细胞表面表达的 LDL-C 受体结合并靶向降解 LDL-C 受体，减少 LDL-C 的清除。因此，高水平的 PCSK9 与高胆固醇血症相关，而 *PCSK9* 基因的功能获得突变是家族性高胆固醇血症[9]和心血管风险增加[10]的原因之一。PCSK9 抑制剂是单克隆抗体，通过与循环的 PCSK9 结合，阻止其与肝细胞表面 LDL-C 受体的相互作用，达到降低 LDL-C 的效果。有研究结果显示，PCSK9 抑制剂（依洛尤单抗）根据使用频率的不同可分别降低纯合子 FH 患者的 LDL-C 水平 16.5%（420mg，每 4 周一次）和 13.9%（420mg，每 2 周一次）[11]。只要纯合子 FH 患者有一定的 LDLR 功能，PCSK9 抑制剂就能安全有效地降低 LDL-C。因此建议在他汀类药物联合依折麦布的基础上加入 PCSK9 抑制剂。

（4）LDL-C 血浆分离置换

他汀类药物、依折麦布和 PCSK9 抑制剂治疗后，应重新评估 LDL-C 水平，若 LDL-C 水平控制不理想或未达到预期值，可考虑 LDL-C 血浆分离置换。很多患者在儿童时期就需要应用 LDL-C 血浆分离置换。这是一项安全有效的措施。LDL-C 血浆分离置换可以使 LDL-C 降低 60%～70%。

2 .杂合子 FH 患者的治疗

（1）杂合子 FH 的 LDL-C 控制目标

绝大多数 FH 成人都是杂合子，治疗前的 LDL-C 通常≥190mg/dl。对于这类患者推荐强效降脂治疗。杂合子 FH 患者一级预防血脂控制目标为 LDL-C 水平＜100mg/dl。有研究表明，只要把 LDL-C 降低≥50%，即可显著降低颈动脉中膜厚度[12]。因此，对于那些 LDL-C 水平不能达到 100mg/dl 以下的患者来说，把 LDL-C 水平降低≥50%也是可行的。而对于需要进行二级预防的杂合子 FH 患者而言，因其极高的心血管风险，LDL-C 的控制目标应该设定在＜70mg/dl。

（2）杂合子 FH 的生活方式干预

与纯合子 FH 的饮食生活控制原则一样，杂合子 FH 主要从控制饮食、运动治疗、戒烟及减重等几方面着手。饮食方面减少反式脂肪酸摄入，每天摄入胆固醇≤200mg。在运动方面也需要考虑是否存在运动禁忌。

（3）杂合子FH的药物治疗

他汀类药物依然是一线药物。首先采用初始他汀类药物剂量，然后根据血脂水平和副作用调整剂量，直至患者的最大耐受量。大多数杂合子FH患者使用最大耐受剂量的他汀类单药治疗无法达到LDL-C的控制目标，降幅可能不超过55%～60%[13-15]。若他汀类药物治疗未能使LDL-C水平达标，则开始10mg/d的依折麦布治疗，并在6～12周后复查LDL-C。仍未达标时可考虑加用PCSK9抑制剂。如果联用他汀类药物、依折麦布及PCSK9抑制剂后仍不能达标，则可考虑一些新型药物比如微粒体甘油三酯转运蛋白抑制剂（洛美他派）和载脂蛋白B的mRNA抑制剂。

（4）LDL-C血浆分离

随着降脂药物的发展，新药的不断开发，LDL-C血浆分离在杂合子FH患者中的使用率越来越少。但是，对于一些药物治疗不能有效控制血脂水平或者合并严重冠心病的杂合子FH患者可考虑行LDL-C血浆分离。

（四）中医辨证论治

1. 病因病机

中医学认为本病由多种原因引起，常与体质、饮食、情志相关。

（1）体质因素

素体肥胖或素体阴虚，是造成本病原因之一。“肥人多痰”，痰浊中阻可致本病。阴虚者多肝肾不足，肝肾阴虚，肝阳偏亢，木旺克土，脾虚生湿，或劳欲过度，更伤肾脏，而致气化失调，发为本病。

（2）饮食因素

恣食肥甘厚腻，嗜酒无度，脾胃受损，脾失健运，水谷不化，化生痰湿，痰湿中阻，精微物质输布失司，酿为本病。

（3）情志因素

长期情志抑郁不遂，肝失条达，疏泄失常，气血运行不畅，气滞血瘀，膏脂布化失度。伤及脾胃，内生痰湿，可导致本病。

本病多为本虚标实，本虚是指脏腑亏虚，标实是痰浊、瘀血，与肝、脾、肾三脏关系最为密切，病变多延及全身脏腑经脉。

2. 辨证论治

（1）痰浊中阻证

1）症状：四肢倦怠，胸脘痞满，腹胀纳呆，大便溏薄，形体肥胖，心悸眩晕，舌体胖，边有齿痕，苔腻，脉滑。

2）治法：化痰降浊。

3）方药：导痰汤加减。可酌加白术、泽泻、决明子等健脾利湿之品。咳嗽痰多者，加瓜蒌、胆南星、竹茹以化痰降逆。

（2）肝郁脾虚证

1）症状：精神抑郁或心烦易怒，肢倦乏力，胁肋胀满窜痛，月经不调，口干，不思饮食，腹胀纳呆，舌苔白，脉弦细。

2）治法：疏肝解郁，健脾和胃。

3）方药：逍遥散加减。若气短乏力者，加黄芪、太子参健脾益气；如胸胁胀痛甚者，加青皮、丹参以理气止痛；眩晕者，加菊花、代赭石清肝泻火，镇肝潜阳。

（3）胃热滞脾证

1）症状：多食，消谷善饥，体胖壮实，脘腹胀满，面色红润，口干口苦，心烦头昏，舌红，苔黄，脉弦滑。

2）治法：清胃泄热。

3）方药：保和丸合小承气汤加减。胃热腹胀甚者，加石膏、枳壳以清热理气；若腹胀满，大便秘结者，加黄芩、黄连、知母滋阴清热，润肠通便。

（4）肝阴虚证

1）症状：头晕目眩，腰膝酸软，失眠多梦，耳鸣健忘，咽干口燥，五心烦热，胁痛，颧红盗汗，舌红少苔，脉细数。

2）治法：滋养肝肾。

3）方药：杞菊地黄汤加减。可酌加黄精、何首乌、菟丝子、麦冬、沙参等以养阴生津，补养肝肾。如阴虚内热，失眠盗汗者，加知母、黄柏以滋阴降火；若眩晕重者，加桑寄生、生代赭石补益肝肾，镇肝潜阳。

（5）脾肾阳虚证

1）症状：畏寒肢冷，腰膝腿软，面色㿠白，大便稀溏，腹胀纳呆，耳鸣眼花，腹胀不舒，舌淡胖，苔白滑，脉沉细。

2）治法：温补脾肾。

3）方药：附子理中汤加减。畏寒肢冷者，加补骨脂、仙茅、益智仁温阳散寒；腹胀便溏者，加厚朴、陈皮、苍术、莱菔子健脾除湿；若气短自汗，加人参、黄芪益气固表。

（6）气滞血瘀证

1）症状：胸胁胀闷，胁下痞块，刺痛拒按，心烦易怒，夜不能寐或夜寐不安，舌紫暗或见瘀斑，脉沉涩。

2）治法：活血祛瘀，行气止痛。

3）方药：血府逐瘀汤合失笑散加减。瘀热内结，心烦易怒，口干口苦，大便秘结者，加茵陈、山栀子、大黄、黄芩等清热通腑；性情急躁者，加郁金、黄芩疏肝清热；胸痛甚者，加瓜蒌、薤白通阳散结。

三、养生指导与康复

本病体质肥胖者亦可采用针灸保健疗法。本病病位主要在脾胃，可涉及肺、心、肝、肾。基本病机是脏腑功能失调，水谷精微代谢失常，水湿、痰浊、膏脂等壅滞体内。

1. 基本治疗

1）治法：健脾祛湿，化痰消脂。取任脉、足阳明、足太阴经穴为主。

2）主穴：中脘、天枢、曲池、阴陵泉、丰隆、太冲。

3）配穴：胃肠积热，配曲池、内庭；脾胃虚弱，配脾俞、足三里；肾阳亏虚，配肾俞、关元；心悸，配神门、内关；胸闷，配膻中、内关；嗜睡，配照海、申脉；腹部肥胖，配归来、下脘、中极；便秘，配支沟；性功能减退，配关元、肾俞；下肢水肿，配三阴交、水分。

4）方义：中脘为胃募；天枢属于胃经，又为大肠募，二穴合用可健脾和胃、降浊消脂。曲池为手阳明大肠经的合穴，可通调腑气。阴陵泉为足太阴经合穴，是祛湿要穴；丰隆为足阳明经络穴，是治痰要穴，两穴合用可分利水湿、化痰浊。太冲疏肝而调理气机。

5）操作：诸穴均视患者肥胖程度及取穴部位的不同而比常规刺深 0.5～1.5 寸，可用电针，虚证可配合艾灸。

2. 其他治疗

1）耳针法：取口、胃、脾、肺、肾、三焦、内分泌、皮质下，每次选用 3～5 穴，毫针刺，或用埋针法、压丸法。

2）皮肤针法：根据基本治疗处方取穴，加局部阿是穴，用皮肤针叩刺。实证重刺激；虚证中刺激。

3）电针法：根据基本治疗处方取穴，选 23 对腧穴，疏密波，强刺激，20～30 分钟。

加强宣传教育，提倡科学膳食，均衡营养，注意膳食纤维的摄入；规律地开展体育锻炼，防止肥胖，戒烟酒，并与心血管疾病、肥胖症、糖尿病等慢性病防治的卫生宣教相结合。

参 考 文 献

［1］Podolec P，Matusik P T. New clinical classification of rare cardiovascular diseases and disorders：relevance for cardiovascular research［J］. Cardiovascular Research，2019，115（8）：e77-e79.

［2］Singh S，Bittner V. Familial hypercholesterolemia--epidemiology，diagnosis，and screening［J］. Current Atherosclerosis Reports，2015，17（1-2）：482.

［3］Cuchel M，Bruckert E，Ginsberg H N，et al. Homozygous familial hypercholesterolaemia：new insights and guidance for clinicians to improve detection and clinical management. A position paper from the consensus panel on familial hypercholesterolaemia of the European Atherosclerosis Society［J］. European Heart Journal，2014，35（32）：2146-2157.

［4］Nordestgaard B G，Chapman M J，Humphries S E，et al. Familial hypercholesterolaemia is underdiagnosed and undertreated in the general population：guidance for clinicians to prevent coronary heart disease：consensus statement of the European Atherosclerosis Society［J］. European Heart Journal，2013，34：3478-3490a.

［5］Sjouke B，Kusters D M，Kindt I，et al. Homozygous autosomal dominant hypercholesterolaemia in the Netherlands：prevalence，genotype-phenotype relationship，and clinical outcome［J］. European Heart Journal：The Journal of the European Society of Cardiology，2015，36（9）：560-565.

［6］Sniderman A D，Tsimikas S and Fazio S. The severe hypercholesterolemia phenotype：clinical diagnosis，management，and emerging therapies［J］. Journal of the American College of Cardiology，2014，63（19）：1935-1947.

［7］Hu P，Dharmayat K I，Stevens C A T，et al. Prevalence of familial hypercholesterolemia among the general population and patients with atherosclerotic cardiovascular disease：a systematic review and meta-analysis［J］. Circulation：An Official Journal of the American Heart Association，2020，141（22）：1742-1759.

[8]Alonso R，Andres E，Mata N，et al. Lipoprotein(a)levels in familial hypercholesterolemia：an important predictor of cardiovascular disease independent of the type of LDL receptor mutation[J]. Journal of the American College of Cardiology，2014，63（19）：1982-1989.

[9] Abifadel M，Varret M，Rabes J P，et al. Mutations in PCSK9 cause autosomal dominant hypercholesterolemia [J] . Nature Genetics，2003，34（2）：154-156.

[10] Davignon J，Dubuc G，Seidah N G. The influence of PCSK9 polymorphisms on serum low-density lipoprotein cholesterol and risk of atherosclerosis [J] . Current Atherosclerosis Reports，2010，12（5）：308-315.

[11] Evan A S，Narimon H，Scott M W，et al. Effect of the proprotein convertase subtilisin/kexin 9 monoclonal antibody，AMG 145，in homozygous familial hypercholesterolemia[J].Circulation，2013，128(19)：2113-2120.

[12] van Wissen S，Smilde T J，de Groot E，et al. The significance of femoral intima-media thickness and plaque scoring in the atorvastatin versus simvastatin on atherosclerosis progression（ASAP）study [J] . European Journal of Cardiovascular Prevention & Rehabilitation，2003，10（6）：451-455.

[13] deGoma E M，Ahmad Z S，O'Brien E C，et al. Treatment gaps in adults with heterozygous familial hypercholesterolemia in the United States：data from the CASCADE-FH registry [J] . Circulation. Cardiovascular Genetics，2016，9（3）：240-249.

[14] Perez de Isla L，Alonso R，Watts G F，et al. Attainment of LDL-cholesterol treatment goals in patients with familial hypercholesterolemia：5-year SAFEHEART registry follow-up [J] . Journal of the American College of Cardiology，2016，67（11）：1278-1285.

[15] Stein E A，Strutt K，Southworth H，et al. Comparison of rosuvastatin versus atorvastatin in patients with heterozygous familial hypercholesterolemia [J] . American Journal of Cardiology，2003，92（11）：1287-1293.

（黄幸涛　胥景峰）

第二节　致心律失常性右心室心肌病

一、疾病概述

致心律失常性右心室心肌病（arrhythmogenic right ventricular cardiomyopathy，ARVC）属于第III类罕见心肌病的一种，以前被称为“致心律失常性右室发育不良”（arrhythmogenic right ventricular dysplasia，ARVD），是一种遗传性心肌病。目前认为其有两种遗传方式，一是常染色体显性遗传，最为常见。目前确定的部分致病基因包括：桥粒斑蛋白基因、*PKP2* 基因、*DSG2* 基因、*DSC2* 基因、*TMEM43* 基因、*RyR2* 基因、*TGF-β-3* 基因等[1]。二是常染色体隐性遗传，较为少见，是心脏皮肤综合征的一部分表现。主要致病基因包括桥粒斑珠蛋白基因（Naxos 病）、桥粒斑蛋白基因（Carvajal 综合征）。

ARVC 的主要特征是起源于右心室的室性心律失常以及特征性的心室病理学改变，即右心室心肌被心肌纤维或者纤维脂肪组织所替代形成肉眼可见的瘢痕外观。这些病变主要累及右心室前壁漏斗部、心尖部以及后下壁，三者构成了“发育不良三角”。右心室的心肌瘢痕最开始是导致局部室壁运动异常，之后可能会累及游离壁进而累及整个右心室，导致右心扩大。但是，ARVC 并非只影响右心室，它也可能累及左心室，有研究报道显示，约 76%患者左心室受累。

ARVC 多发于 10～50 岁之间的人群，平均诊断年龄大约为 30 岁[2]，几乎从未在婴儿或者学步儿童中发现过，也极少在 10 岁前儿童中诊断。虽然 ARVC 在成人中的发病率仅约为 1/5000～1/2000[3]，但是其却是年轻人心源性猝死的一个重要原因，猝死率约为 11%，而在年轻运动员中则约达到 22%[4, 5]。

二、诊断与治疗

（一）临床表现与辅助检查

1. 临床表现

ARVC 早期可能无任何症状，通常在 20～40 岁左右出现症状。主要表现为心律失常，心功能不全和心源性猝死。

（1）心律失常

ARVC 患者通常会出现心悸、晕厥等症状。ARVC 患者的室性心律失常表现呈多样化，包括频发的室性期前收缩、持续性或者非持续性的室性心动过速。最常见的为持续性或者非持续性的室性心动过速，表现为起源于右心室的单形室性心动过速，类似左束支传导阻滞的心电图图形。有研究表明大约有 61%的患者发生过室性心律失常，其中大部分（95%）都有症状[6]。

ARVC 可能同时合并室上性快速性心律失常，包括心房颤动、房性心动过速和心房扑动。这些室上性快速性心律失常多发生于行室性心律失常治疗的 ARVC 患者中，发生率可多达 25%。在对 ARVC 患者的长期随访（中位随访时间 5.8 年）中发现，14%的患者至少出现一种室上性快速性心律失常，而在这些患者中，有 80%为心房颤动[7]。

（2）心功能不全

ARVC 是一种慢性进展性疾病，随着时间的进展，心室受累逐渐加重，根据累及的部位不同和严重程度，患者可出现不同程度的心功能不全症状。根据受累部位，ARVC 可分为三种临床表型。第一，典型 ARVC 表型，是最常见的一种表型，单纯右心室受累，导致右心室扩大，发生右心功能不全。第二，双心室变异型，表现为左右心室同时受累。这一临床表型可表现为右心衰、左心衰和全心衰竭症状。第三，左心室表型，表现为左心室受累，仅表现为左心功能不全症状。研究表明，发生心功能不全表现的患者死亡率要高于无症状或者心律失常表现的患者[8]。

（3）心源性猝死

ARVC 导致的恶性心律失常比如室性心动过速、心室颤动，是 ARVC 患者发生猝死的原因。研究表明，ARVC 导致年轻人猝死的发生率约为 11%，而在年轻运动员中 ARVC 导致的心源性猝死率甚至高达 22%[4, 5]。部分起病隐匿的患者可能直接以猝死为第一症状[9]。

2. 辅助检查

（1）心电图

1）局限性 QRS 波群时相延长

心电图的 QRS 波代表的是左右心室的除极时间，正常范围为 60～100ms。在 ARVC 患者中由于右心室或者左右心室的正常心肌组织被心肌纤维或者纤维脂肪组织所替代，导致除极时间延长，心电图上表现为右胸导联（V_1～V_3 导联）QRS 波群时限＞110ms（非右束支传导阻滞图形）。

2）T 波倒置

心电图 T 波代表心室的复极，ARVC 患者因心室心肌的改变，因此复极也会发生改变，心电图上表现为右胸导联（V_1～V_3 导联）T 波倒置。右心室病变程度越重，T 波倒置越明显。心腔明显扩大的患者可在胸前导联表现为深而大的 T 波。

3）Epsilon 波

Epsilon 波又称后激动电位或者右心室晚电位，在患者右胸导联（V_1～V_3 导联）QRS 波终末或 ST 段起始处，持续几十毫秒，呈低振幅、多数为向上的小棘样波，系右心室局部激动延迟所致。5%～30%患者可检获 Epsilon 波，尤以 V_1、V_2 导联明显。Epsilon 波是因心室的异常心肌细胞除极产生，是 ARVC 患者特征性心电图表现。虽然在 2010 年的诊断标准中将 Epsilon 波作为 ARVC 的主要诊断标准，但是在此后的一些研究中明确表示 ARVC 的诊断不应依赖于 Epsilon 波。这可能跟 Epsilon 波的观察者内和观察者之间的重现性差有关。一般来说，真正有 Epsilon 波的患者都是重症患者。

（2）信号平均心电图

信号平均心电图（signal-averaged electrocardiogram，SAECG）又称“高分辨率心电图”，是采用信号平均技术将体表心电图肉眼不可见的细微异常（微伏级的心电信息，比如窦房结、房室结、希-浦氏系统的电活动和心室晚电位），通过放大、叠加和滤波记录下来，称为信号平均心电图。SAECG 主要用以识别 ARVC 患者 QRS 波终末部的低振幅信号，即 Epsilon 波。SAECG 可用于 ARVC 患者的筛选检查，敏感性高于十二导联心电图。对于 ARVC 患者来说，SAECG 检查具有特异性强（92%～95%），敏感性高（69%～74%）等特点，具有较高的临床诊断预测价值（92%）[10，11]。

（3）超声心动图

考虑诊断 ARVC 的患者都应该进行经胸超声心动图检查。超声心动图显示右心室内径增大，特别是右心室流出道增大，右心室受累室壁运动低下或无运动，右心室局部膨隆或囊样突出。当右心室与左心室舒张末期测值之比＞0.5 时，诊断 ARVC 的敏感性、特异性、阳性预测价值以及阴性预测价值分别高达 86%、93%、86%、93%。

（4）心脏磁共振成像

心脏磁共振成像（cardiovascular magnetic resonance，CMR）可以识别心肌组织或脂肪组织，故其现被视为右心室心肌病的最佳诊断方法。CMR 可以识别整体或者局部心室扩张、整体和局部的心室功能障碍、心肌内脂肪浸润、钆剂延迟增强和局灶性室壁变薄[12-14]。ARVC 患者在 CMR 中可表现为节段性右心室壁运动异常，同时右心室舒张末期容积增加或右心室射血分数降低（＜40%）。

（5）右心室造影

因为 CMR 可以很准确地评估右心室情况，因此作为有创检查的右心室造影一般较少应用于评估 ARVC。在没有 CMR 的医疗中心进行右心室造影，可对受累右心室的结构和运动作准确的评估。本病右心室造影特征性改变有右心室前壁心尖节制带远端横置的肌小梁为裂沟所分隔、右心室增大以及三尖瓣后瓣下或漏斗部前壁膨出等。少数患者的右心室可不增大，仅有右心室流出道等部位局部膨出或收缩期运动障碍等改变。

（6）电生理检查和电解剖标测

对于合并难治性室性心律失常的 ARVC 患者，可进行电生理检查，以指导消融治疗以及鉴别右心室流出道心动过速与 ARVC。电解剖标测可检测到右心室局部低电压碎裂电位，表明 ARVC 存在异常右心室基质，进而明确这些异常区域的位置和范围[15]。电生理检查发现低电压区域提示日后可能发生室性心律失常。

（7）心内膜心肌活检

心内膜心肌活检是 ARVC 的诊断标准之一，但是因其为有创检查，且缺乏敏感性和特异性，因此并不推荐应用于初始诊断。此外，即使心肌活检组织病理学检测到心肌中有纤维或者纤维脂肪组织，也不能说明这就是 ARVC，因为这一特征并不是 ARVC 的特有表现，因此特异性不高。

（8）基因检测

推荐对所有 ARVC 患者或者疑似 ARVC 但无创性评估符合 ARVC（至少符合 2 项次要标准或者 1 项主要标准）的患者行基因检测。对于符合 ARVC 诊断或者临界诊断标准的患者，推荐进行全面基因检测，包括 *DSC2*、*DSG2*、*DSP*、*JUP*、*PKP2* 和 *TMEM43*[16]。对于仅满足 2010 版诊断标准 1 条次要标准的患者，不推荐进行基因检测。

（9）血清抗体检测

ARVC 患者在基因检测时，可能会发现桥粒基因突变。由于在桥粒性皮肤病中发现了抗桥粒抗体，有学者认为 ARVC 患者也可能有该抗体。检测这些抗体，或许能够成为诊断 ARVC 的有力手段。但是这一检测方式还需要更多的循证医学证据支持，也需要在其他可能存在相似抗体的人群（如心脏结节病）中进行验证。

（二）诊断

ARVC 需要结合临床表现（如心悸、室性快速性心律失常等）和相关辅助检查（体表心电图和心脏影像学检查，通常是超声心动图联合或者不联合 CMR）特征进行诊断。ARVC 的诊断在临床具有一定的挑战性，需要高度警惕，往往需要使用多项诊断性检查或者操作才能作出正确诊断。

1. 以下情况应该考虑 ARVC

1）运动相关持续性心悸和（或）晕厥。

2）有症状或无症状（>14 岁）的不明原因心电图右胸导联异常，特别是 V_1～V_3 导联 T 波倒置。

3）有症状或无症状的不明原因频发室性期前收缩（>500 次/24 小时）。

4）有症状或无症状的左束支传导阻滞形态室性心动过速，且无明显心脏病。

5）电生理检查诱发室性心动过速时，可见多种 QRS 波形态。

6）心源性猝死幸存者，特别是运动时发生的心源性猝死。

鉴于本病的很多临床表现和检查结果都缺乏敏感性和特异性，2010 年国际工作组就 ARVC 的诊断发表了共识[11]，在 1994 年共识基础上基于心电图、心律失常、形态学、组织病理学及临床遗传学等方面制定了 ARVC 新的诊断标准。主要从六方面根据主要标准和次要标准对 ARVC 作出诊断（表 3-2）。

2. 确诊 ARVC

根据 2010 修订后的新标准，确诊 ARVC 需满足以下条件：2 条主要标准或 1 条主要标准+2 条次要标准或 4 条不同类别的次要标准。

3. 临界性 ARVC

根据 2010 修订后的新标准，临界性 ARVC 需满足以下条件：1 条主要标准+1 条次要标准或 3 条不同类别的次要标准。

4. 疑诊 ARVC

根据 2010 修订后的新标准，疑诊 ARVC 需满足以下条件：1 条主要标准或 2 条不同类别的次要标准。

表 3-2 2010 年修订后 ARVC 诊断标准

1. 弥漫性或局限性功能障碍及结构改变	
主要标准	（1）二维超声评估 1）右心室局部无运动、运动障碍或右心室室壁瘤。 2）同时符合以下条件之一（舒张末期）：胸骨旁长轴切面：右心室流出道≥32mm（体表面积校正后，PLAX/BSA ≥19mm/m^2）；胸骨旁短轴切面：右心室流出道≥36mm（体表面积校正后，PSAX/BSA≥21mm/m^2）；面积变化分数≤33%。
	（2）CMR 评估 1）局限的右心室运动障碍或者右心室收缩不同步。 2）同时符合以下条件之一：右心室舒张末容积率/BSA≥110ml/m^2（男性）或≥100ml/m^2（女性）；右心室射血分数≤40%。
	（3）右心室造影评估 右心室造影示右心室局部无运动或运动幅度降低或室壁瘤。
次要标准	（1）二维超声评估 1）二维超声示右心室局部无运动或运动障碍。 2）同时符合以下条件之一（舒张末期）：胸骨旁长轴切面：右心室流出道≥29～32mm（体表面积校正后，PLAX/BSA ≥16～19mm/m^2）；胸骨旁短轴切面：右心室流出道≥32～36mm（体表面积校正后，PSAX/BSA≥18～21mm/m^2）；33%＜面积变化分数≤40%。
	（2）CMR 评估 1）右心室局部无运动、运动障碍或右心室收缩不协调。 2）同时合并以下条件之一：100ml/m^2≤右心室舒张末容积率/BSA＜110ml/m^2（男性）或 90ml/m^2≤右心室舒张末容积率/BSA＜100ml/m^2（女性）；右心室射血分数 40%～45%。
2.心室壁组织学特征	
主要标准	通过形态测定分析残留心肌细胞＜60%（或估计＜50%），同时在 1 处或多处右心室游离壁心肌活检标本中发现脂肪替代心肌细胞，伴或不伴在心内膜组织活检中发现脂肪细胞替代心肌细胞。
次要标准	通过形态测定分析残留心肌细胞为 60%～75%（或估计 50%～65%），同时在 1 处或多处右心室游离壁心肌活检标本中发现脂肪替代心肌细胞，伴或不伴在心内膜组织活检中发现脂肪细胞替代心肌细胞。
3.复极异常	
主要标准	14 岁以上的患者出现右胸导联 T 波倒置（V_1～V_3 导联），不伴完全性右束支传导阻滞。
次要标准	1）14 岁以上的患者出现 V_1 和 V_2 导联或 V_4、V_5、V_6 导联 T 波倒置（不伴完全性右束支传导阻滞）。 2）14 岁以上的患者出现 V_1～V_4 导联 T 波倒置，伴有完全性右束支传导阻滞。

续表

4.除极/传导异常	
主要标准	右胸导联（V_1～V_3）有 Epsilon 波（在 QRS 波群终末部至 T 波起始部之间出现的低振幅信号）。
次要标准	1）标准心电图无 QRS 波群增宽（QRS＜110ms），并且以下 3 个信号平均心电图参数模式至少 1 个显示出晚电位：QRS 波滤过时限≥114ms；低振幅信号时限（＜40uV 的 QRS 终末部时限）≥38ms；终末 40ms 均方根电压≤20uV。 2）QRS 波群终末激动时限≥55ms（无完全性右束支传导阻滞时，在 V_1、V_2 或 V_3 导联测量 S 波的最低点至包括 R′波在内的 QRS 波群终末部）。
5.心律失常	
主要标准	非持续性或持续性左束支传导阻滞型室性心动过速，伴电轴向上（Ⅱ、Ⅲ、avF 导联的 QRS 波群负向或不定向，avL 导联 QRS 波群正向）。
次要标准	1）非持续性或持续性右心室流出道型室性心动过速，左束支传导阻滞型室性心动过速，伴电轴向下（Ⅱ、Ⅲ、avF 导联 QRS 波群正向，avL 导联负向），或电轴不定向。 2）每 24 小时室性期前收缩大于 500 个。
6.家族史	
主要标准	1）一级亲属中有符合目前诊断标准的 ARVC 患者。 2）一级亲属中有尸检或手术病理确诊为 ARVC 的患者。 3）患者具有 ARVC 相关基因或可能相关基因的致病突变。
次要标准	1）一级亲属中有可疑 ARVC 患者，但无法确定患者是否符合目前诊断标准。 2）一级亲属中有可疑 ARVC 引起的早年猝死史（＜35 岁）。 3）二级亲属中有病理证实或符合目前诊断标准的 ARVC 患者。

注：PLAX，parasternal long-axis view：胸骨旁长轴切面；PSAX，parasternal short-axis view：胸骨旁短轴切面；BSA，body surface area：体表面积；CMR，cardiovascular magnetic resonance：心脏磁共振成像；ARVC，arrhythmogenic right ventricular cardiomyopathy：致心律失常性右心室心肌病。

（三）西医治疗

1. 一般治疗

ARVC 患者的首要治疗目标是预防心脏性猝死和减缓疾病进展。ARVC 患者耐力训练可加速右心室扩大、功能降低及心室异位，增加的心室负荷可导致 ARVC 病情恶化。因此，ARVC 患者应当严格限制运动和体能活动，比如限制参加体育运动，尤其是竞技性体育活动。

2. 药物治疗

内科药物治疗主要是预防和治疗心律失常以及改善心功能的对症治疗。β受体阻滞剂治疗对几乎所有 ARVC 患者都有益。但是，目前尚不推荐对健康携带者（基因型阳性/表型阴性的患者）预防性使用β受体阻滞剂。最常采用的药物为索他洛尔，如果索他洛尔无效或耐受性差，可考虑使用氟卡尼，也可选择胺碘酮（负荷剂量 400～600mg/d，持续 3 周，随后以 200～400mg/d 作为维持治疗）。目前认为胺碘酮单独或与β受体阻滞剂联合应用是最有效的预防症状性室性心律失常的药物，且有相对低的促心律失常风险。

合并右心室或者左心室功能降低的 ARVC 患者或者有心功能不全的临床症状，治疗方案与其他心功能不全患者相似，通常包括血管紧张素转化酶抑制剂、β受体阻滞剂和利尿剂等。

3. 埋藏式自动心脏复律除颤器（implantable automatic cardiovertor-defibrillator，IACD）

持续性室性心动过速在 ARVC 中很常见，因此，IACD 治疗对心源性猝死的一级和二级预防都是有效的。对于心脏骤停复苏患者、或经抗心律失常药物治疗无效的持续性室性心动过速或明确有室性心动过速晕厥史的患者，推荐 IACD 植入用于心源性猝死的二级预防，可有效改善预后。对于没有心脏骤停和持续性室性心动过速病史的患者，如果有心律失常性晕厥，或因中至重度结构性心脏病证据和（或）中至重度心电异常表现［包括 V_1～V_3 及其他导联 T 波倒置、频发室性期前收缩、非持续性室性心动过速和（或）电生理检查阳性］而处于高风险，建议植入 IACD 作为心源性猝死的一级预防。

4. 射频消融术

对于应用多种抗心律失常药物治疗后心律失常仍然控制不佳或者频发 IACD 放电的患者，可考虑行射频消融术。射频消融术可成功治疗 ARVC 中药物难以起效的一些致心律失常病灶，但由于这种病灶通常呈斑片状且会发生进展，射频消融术很少能够根治，室性心动过速的复发率高。

5. 双侧心交感神经切除术

对于已行抗心律失常药物治疗和射频消融术仍有室性心动过速复发的特定 ARVC 患者也可选择双侧心交感神经切除术。研究表明，接受双侧心交感神经切除术的难治性室性心动过速患者可减少持续性室性心动过速发生和 IACD 放电次数。对于一些已经需要考虑心脏移植的患者，双侧心交感神经切除术或许是个可选择方案。

6. 心脏移植

极少数 ARVC 患者即使接受了最佳药物治疗、IACD 及其他辅助治疗，仍出现心功能不全症状或室性心律失常发生进展并严重影响日常生活。这些患者或者晚期 ARVC 合并全心衰竭者，可考虑心脏移植。ARVC 患者心脏移植的短期和长期生存率均很高，与非 ARVC 患者的心脏移植无统计学上的差异。

（四）中医辨证论治

据本病的临床表现可将本病归为中医学之“惊悸”、“怔忡”疾病范畴。如《素问·平人气象论》说：“胃之大络，名曰虚里，贯膈络肺，出于左乳下，其动应衣，脉宗气也。盛喘数绝者，则病在中；结而横，有积矣；绝不至曰死。乳之下，其动应衣，宗气泄也。”《素问·痹论》说：“心痹者，脉不通，烦则心下鼓。”证之临床，若虚里的跳动，外可应衣，以及心痹时“心下鼓”，均属宗气外泄的征象，病者多自觉心悸怔忡。《灵枢·经脉》谈到心包络之病甚，则出现“心中憺憺大动”的症状。此外，惊悸怔忡患者，其脉搏亦常有相应的变化，或脉来疾数，或脉来缓慢，或脉率不齐，多有改变。《素问·平人气象论》说：“人一呼脉一动，一吸脉一动，曰少气……人一呼脉四动以上曰死……乍疏乍数曰死。”显然这些关于脉搏过慢、过快、不齐等记载，与惊悸、怔忡的脉象变化是颇为吻合的，尤其是其中的脉率不齐，多属于“惊悸”、“怔忡”范畴。其病因较为复杂，既有体质因素、饮食劳倦或情志所伤，亦有因感受外邪或药物中毒所致，其中体质素虚是发病的根本。病机包括虚实两方面，虚为气血阴阳亏虚，引起心肾失养；实则痰浊、瘀血、水饮，而致心神不宁。

（1）心虚胆怯

1）症状：心悸，善惊易恐，坐卧不安，多梦易醒，食少纳呆，恶闻声响。舌象多正常，脉细数或弦细。

2）辨证：心虚则神摇不安，胆怯则善惊易恐，故心悸多梦而易醒，心虚胆怯；脾胃失于健运，故食少纳呆；胆虚则易惊而气乱，故恶闻声响；惊则脉细数，心肝血虚则脉细或弦细。

3）治法：益气养心，镇惊安神。

4）方药：平补镇心丹加减。方用人参、五味子、山药、茯苓益气健脾；天冬、熟地黄、生地黄滋养心阴；肉桂可鼓舞气血生长；远志、茯苓、酸枣仁养心安神；龙齿、朱砂镇惊安神。

（2）心脾两虚

1）症状：心悸气短，头晕目眩，面色不华，神疲乏力，纳呆腹胀。舌质淡，脉细弱。

2）辨证：心主血脉，脾为气血生化之源，心脾两虚则气血生化不足，血虚不能养心，则致心悸气短；血虚不能上荣于头面，故头晕目眩，面色不华；心脾两虚，气血俱亏，故神疲乏力；脾虚失于健运，故纳呆腹胀；舌为心之苗，心主血脉，心血不足，故舌质淡，脉细弱。

3）治法：健脾养心，补益气血。

4）方药：归脾汤加减。方中人参、黄芪、白术、炙甘草益气健脾，以资气血生化之源；当归、龙眼肉补养心血；酸枣仁、茯神、远志养心安神；木香理气醒脾，使补而不滞。心血亏虚，心气不足，而见心动悸、脉结代者，可用炙甘草汤益气养血，滋阴复脉。

（3）心阴亏虚

1）症状：心悸易惊，心烦失眠，口干，五心烦热，盗汗。舌红少津，脉细数。

2）辨证：心阴亏虚，心失所养，故心悸易惊；心阴亏虚，心火内生，故致心烦，不寐，五心烦热；虚火逼迫津液外泄则致盗汗；虚火耗津以致口干；舌红少津，脉细数，为阴虚有热之象。

3）治法：滋阴养血，宁心安神。

4）方药：天王补心丹加减。方用天冬、麦冬、玄参、生地黄滋养心阴；当归、丹参补养心血；人参、茯苓补心气；酸枣仁、柏子仁、五味子、远志养心安神。

（4）肝肾阴虚

1）症状：心悸失眠，五心烦热，眩晕耳鸣，急躁易怒，腰痛遗精。舌红少津，脉细数。

2）辨证：肾阴不足，肝肾亏损，故心悸、五心烦热；肝阳上亢故眩晕；肾水不足则耳鸣；肝火内炽，故易怒，引动心火则烦躁；阴虚火旺则舌红少津，细数之脉亦为肝肾阴虚之征。

3）治法：滋养肝肾，养心安神。

4）方药：一贯煎合酸枣仁汤加减。方中沙参、麦冬、当归、生地黄、枸杞子等滋养肝肾；川楝子疏肝理气；酸枣仁养心安神；茯苓、甘草培土缓肝；川芎调血养肝；知母清热除烦。一贯煎侧重滋养肝肾，酸枣仁汤侧重养血安神，两方合用可滋补肝肾，补血宁心。

（5）心阳不振

1）症状：心悸不安，动则尤甚，形寒肢冷，胸闷气短，面色㿠白，自汗，畏寒喜温，或伴心痛。舌质淡，苔白，脉虚弱，或沉细无力。

2）辨证：久病体虚，损伤心阳，心失温养，则心悸不安；不能温煦肢体，故面色㿠白，肢冷畏寒；胸中阳气虚衰，宗气运转无力，故胸闷气短；阳气不足，卫外不固，故自汗出；阳虚则寒盛，寒凝心脉，心脉痹阻，故心痛时作；阳气虚衰，无力推动血行，故脉象虚弱无力。

3）治法：温补心阳。

4）方药：桂枝甘草龙骨牡蛎汤。方中桂枝、炙甘草温补心阳；龙骨、牡蛎安神定悸。心阳不足，形寒肢冷者，加黄芪、人参、附子；大汗出者，重用人参、黄芪，加煅龙骨、煅牡蛎，或加山茱萸或用独参汤煎服；如大汗淋漓，面青唇紫，肢冷脉微，喘憋不能平卧，为亡阳征象，当急予独参汤或参附汤，送服黑锡丹，或参附注射液静脉注射或滴注，以回阳救逆。

（6）水饮凌心

1）症状：心悸，胸脘痞满，渴不欲饮，小便短少或下肢浮肿，形寒肢冷，眩晕，恶心呕吐，泛涎。舌淡苔滑，脉弦滑或沉细而滑。

2）辨证：阳虚不能化水，水邪内停，上凌于心，饮阻气机，故见心悸，胸脘痞满，渴不欲饮，小便短少或下肢浮肿；饮邪内停，阳气不布，则见形寒肢冷；饮邪内停，阻遏清阳，则见眩晕；胃失和降，饮邪上逆，则恶心呕吐，泛涎。舌淡苔滑，脉弦滑或沉细而滑皆为阳虚饮停之象。

3）治法：振奋心阳，化气行水。

4）方药：苓桂术甘汤加减。本方是“病痰饮者，当以温药和之”的代表方。方中茯苓淡渗利水；桂枝、甘草通阳化气；白术健脾祛湿。恶心呕吐者加半夏、陈皮、生姜；下肢浮肿者加泽泻、猪苓、大腹皮；症见心悸，咳喘，不能平卧，尿少浮肿，可用真武汤。

（7）痰浊阻滞

1）症状：心悸短气，心胸痞闷胀满，痰多，食少腹胀，或有恶心。舌苔白腻或滑腻，脉弦滑。

2）辨证：痰浊阻滞心气为本证的主要病机。正如《血证论·怔忡》所云：“心中有痰者，痰入心中，阻其心气，是以心跳不安。”故见心悸短气之症；由于痰浊阻滞，上焦之气机不得宣畅，故见心胸痞闷胀满；中焦气机不畅，则致食少腹胀；胃失和降则见恶心；痰多，苔腻，脉弦滑，均为内有痰浊之象。

3）治法：理气化痰，宁心安神。

4）方药：导痰汤加减。方中以半夏、陈皮理气化痰；茯苓健脾渗湿；甘草和中补土；枳实、制天南星行气除痰。可加酸枣仁、远志养心安神。痰浊蕴久化热，痰热内扰而见心悸失眠，胸闷烦躁，口干苦，舌苔黄腻，脉象滑数者，则宜清热豁痰，宁心安神，用黄连温胆汤加味。

（8）心血瘀阻

1）症状：心悸怔忡，短气喘息，胸闷不舒，心痛时作，或形寒肢冷。舌质暗或有瘀点瘀斑，脉虚或结代。

2）辨证：或因心阳不振，或因阴虚血灼，或因痹证发展，均可导致血脉瘀阻，而使心失所养，引起心悸；血瘀气滞，心络挛急，不通则心痛，胸闷；气血不畅，则短气喘息；血脉不通，阳不外达故形寒肢冷；舌质暗，脉虚亦为血瘀之象；心脉瘀阻，气血运行失和，故脉律不匀，而成结代之象。

3）治法：活血化瘀。

4）方药：血府逐瘀汤加减。方中桃仁、红花、川芎、赤芍、牛膝活血祛瘀；当归、生地黄养血活血，使瘀去而正不伤；柴胡、枳壳、桔梗疏肝理气，使气血亦行。

三、养生指导与康复

本病应治疗引起心律失常的基础疾病，注意清淡饮食，严禁吸烟。患者应保持精神乐观，情绪稳定，坚定信心，坚持治疗。避免惊恐及忧思恼怒等精神刺激。轻症患者可从事适当体力活动，以不觉劳累，不加重症状为度，避免剧烈活动。重症患者应卧床休息，保持生活规律。应饮食有节，进食营养丰富而易消化吸收的食物，忌过饥、过饱、烟酒、浓茶，宜低脂、低盐饮食。药物治疗十分重要，治疗过程中应坚持服药。

本病亦可配合针灸治疗，主穴选郄门、神门、心俞、巨阙。心胆气虚配胆俞，心脾两伤配脾俞，心肾不交配肾俞、太溪，心阳不振配膻中、气海，心脉痹阻配血海、内关。艾灸为保健疗法，取手少阴经、手厥阴经穴为主。取穴：心俞、内关、神门、巨阙。配穴：心血不足加脾俞、足三里；阴虚火旺加太溪、三阴交、肾俞；心阳不振加关元、通里；痰火内阻加丰隆、中脘、足三里；水饮内停加阴陵泉、胃俞、三焦俞、中脘、足三里等。灸法：每日 1～2 次，每穴 10～15 分钟，10 次为 1 个疗程。心俞、巨阙为俞募配穴，可调理心气；内关、神门可宁心安神。心血不足者加脾俞、足三里培补气血；阴虚火旺者取太溪、三阴交、肾俞滋阴补肾；心阳不足者加关元、通里行气宁心，安神定志；痰火内阻者加丰隆、中脘、足三里，除痰降逆；水饮内停者加阴陵泉、胃俞、中脘、足三里、三焦俞温阳化气行水。

参 考 文 献

[1] Sen-Chowdhry S，Syrris P，McKenna W J. Genetics of right ventricular cardiomyopathy［J］. Journal of Cardiovascular Electrophysiology，2005，16（8）：927-935.

[2] Hulot J S，Jouven X，Empana J P，et al. Natural history and risk stratification of arrhythmogenic right ventricular dysplasia/cardiomyopathy［J］. Circulation，2004，110（14）：1879-1884.

[3] Corrado D，Thiene G. Arrhythmogenic right ventricular cardiomyopathy/dysplasia：clinical impact of molecular genetic studies［J］. Circulation，2006，113（13）：1634-1637.

[4] Corrado D，Basso C，Schiavon M，et al. Screening for hypertrophic cardiomyopathy in young athletes［J］. The New England Journal of Medicine，1998，339（6）：364-369.

[5] Corrado D，Fontaine G，Marcus F I，et al. Arrhythmogenic right ventricular dysplasia/cardiomyopathy：need for an international registry. Study Group on Arrhythmogenic Right Ventricular Dysplasia/Cardiomyopathy of the Working Groups on Myocardial and Pericardial Disease and Arrhythmias of the European Society of Cardiology and of the Scientific Council on Cardiomyopathies of the World Heart Federation［J］. Circulation，2000，101（11）：E101-106.

[6] Groeneweg J A，Bhonsale A，James C A，et al. Clinical presentation，long-term follow-up，and outcomes of 1001 arrhythmogenic right ventricular dysplasia/cardiomyopathy patients and family members［J］. Circ Cardiovasc Genet，2015，8（3）：437-446.

[7] Camm C F，James C A，Tichnell C，et al. Prevalence of atrial arrhythmias in arrhythmogenic right ventricular dysplasia/cardiomyopathy［J］. Heart Rhythm，2013，10（11）：1661-1668.

[8] Pinamonti B，Di Lenarda A，Sinagra G，et al. Long-term evolution of right ventricular dysplasia-cardiomyopathy. The Heart Muscle Disease Study Group［J］. American Heart Journal，1995，129：412-415.

[9] Thiene G，Nava A，Corrado D，et al. Right ventricular cardiomyopathy and sudden death in young people [J]. New England Journal of Medicine，1988，318（3）：129-133.

[10] Kamath G S，Zareba W，Delaney J，et al. Value of the signal-averaged electrocardiogram in arrhythmogenic right ventricular cardiomyopathy/dysplasia [J]. Heart rhythm：the official journal of the Heart Rhythm Society，2011，8（2）：256-262.

[11] Marcus F I，McKenna W J，Sherrill D，et al. Diagnosis of arrhythmogenic right ventricular cardiomyopathy/dysplasia：proposed modification of the task force criteria [J]. Circulation，2010，121（13）：1533-1541.

[12] Tandri H，Castillo E，Ferrari V A，et al. Magnetic resonance imaging of arrhythmogenic right ventricular dysplasia: sensitivity, specificity, and observer variability of fat detection versus functional analysis of the right ventricle [J]. Journal of the American College of Cardiology，2006，48：2277-2284.

[13] Tandri H，Saranathan M，Rodriguez E R，et al. Noninvasive detection of myocardial fibrosis in arrhythmogenic right ventricular cardiomyopathy using delayed-enhancement magnetic resonance imaging [J]. Journal of the American College of Cardiology，2005，45（1）：98-103.

[14] Bluemke D A，Krupinski E A，Ovitt T，et al. MR imaging of arrhythmogenic right ventricular cardiomyopathy：morphologic findings and interobserver reliability [J]. Cardiology，2003，99（3）：153-162.

[15] Boulos M，Lashevsky I，Reisner S，et al. Electroanatomic mapping of arrhythmogenic right ventricular dysplasia [J]. Journal of the American College of Cardiology，2001，38（7）：2020-2027.

[16] Ackerman M J，Priori S G，Willems S，et al. HRS/EHRA expert consensus statement on the state of genetic testing for the channelopathies and cardiomyopathies this document was developed as a partnership between the Heart Rhythm Society（HRS）and the European Heart Rhythm Association（EHRA）[J]. Europace：European pacing，arrhythmias，and cardiac electrophysiology：journal of the working groups on cardiac pacing，arrhythmias，and cardiac cellular electrophysiology of the European Society of Cardiology，2011，13（8）：1308-1339.

（黄幸涛 胥景峰）

第四章

血液系统罕见病

第一节 血 友 病 A

一、疾 病 概 述

血友病 A 是由于凝血因子Ⅷ（FⅧ）合成缺陷所引起的 X 连锁隐性遗传性出血性疾病[1]。据估计，每 5000～7000 名男婴中有 1 名为血友病 A 的患儿，且据流行病学调查发现本病在全世界各地区及各种族中都有发病。

现已证实，血友病 A 的发病机制是由于患者体内 FⅧ的基因缺陷使 FⅧ生成障碍从而导致外周血循环中 FⅧ的水平明显下降或者缺失。FⅧ的基因位于 X 染色体长臂（Xq28），基因长度为 186kb，包括 26 个外显子和 25 个内含子。到目前为止，发现 2000 多种 FⅧ的基因特殊位点突变可以导致血友病 A 的发病[2]。血友病 A 最特征性的临床症状是出血，严重时甚至导致颅内出血，危及生命。到目前为止，血友病 A 还没有根治的方法，主要是凝血因子替代疗法。

二、诊断与治疗

（一）临床表现与化验检查

1. 临床表现

临床表现以不同程度的反复出血为特点。出血频繁程度、严重程度和出血部位因血浆 FⅧ水平不同而异。根据血浆中 FⅧ的水平可将血友病 A 分为三种类型，每种类型的患者出血表现和程度不同，但略有重叠。

（1）轻型血友病 A

患者血浆中 FⅧ的活性水平范围是≥5～＜40U/dl，一般不会出现严重的出血表现，只有在磕碰、外伤后出现皮肤黏膜的出血或者血肿，外科手术、拔牙后出现不易止血的情况，极少有关节出血、无关节畸形，甚至患者在儿童及青少年时期都没有明显的自发出血现象，对于没有血友病家族史的患者来说，此类型血友病 A 患者容易被漏诊。

（2）中型血友病 A

患者血浆中 FⅧ的活性水平范围是≥1～＜5U/dl，临床特征是患者创伤或者小手术后可导致严重出血。偶尔有自发性出血，少数可有关节畸形，但很少在成年前出现。

（3）重型血友病 A

患者血浆中 FⅧ的活性水平范围是＜1U/dl，幼儿时期就有明显的出血表现。幼儿患者学步前无关节出血，以软组织出血为主，开始走路后常见关节反复出血。如果无有效的预防和治疗，患者一般在青春期或者之前即会因反复的关节腔出血、机化导致慢性血友病性关节病，甚至关节畸形，丧失劳动能力。所以，周期性关节内出血是重型血友病 A 的一项重要特征。此类型即使在无外伤的情况下也会频繁地发生严重的自发性出血现象，如鼻衄、牙龈出血、皮肤黏膜瘀斑、便血、关节反复出血，甚至脑出血等，出血形式和严重程度各不相同。部分患者由于反复输注血液来源的 FⅧ制剂导致抗体产生，形成无效输注，所以这部分患者也最容易形成抗 FⅧ抗体。

（4）血友病 A 患者的临床出血方式

1）皮肤黏膜出血：皮肤黏膜出血是最常见的。常见部位为全身各部位皮肤、鼻腔、口腔黏膜等。特点是片状瘀斑而不是出血点；鼻衄多由于局部黏膜损伤引起；齿龈、舌及其他口腔部位黏膜出血也较常见。据统计本病患者消化道出血发生率比正常人高 5 倍左右。

2）血肿：无论是外伤还是自发性出血，血液都可以进入皮下结缔组织、肌肉或肌间隙从而形成血肿。血肿对周围邻近的器官、血管、神经等造成局部性压迫症状。例如，咽部及咽后壁血肿有时会导致阻塞气道，严重时可以导致呼吸不畅甚至窒息；由于筋膜和肌肉出血导致的骨筋膜室综合征，可导致局部肌肉、神经坏死，需要及时补充 FⅧ，在积极替代治疗的基础上，手术切开减压。

3）假瘤：假瘤又称血囊肿，发生率约为 2%。其本质是发生于肌肉或骨骼上的囊性血肿，是血友病 A 患者中极其少见却又是致命性的并发症[3]。假瘤形成的常见部位是下半身如大腿、骨盆、髂腰肌，也可见于臀部、足、小腿，以及手和前臂。假瘤一旦形成，治疗目标是手术彻底清除并尽可能地重建周围解剖结构[4]。

4）神经系统并发症：颅内出血是血友病 A 患者最为严重的中枢神经系统症状之一[5]，严重时可危及生命。当血友病 A 患者出现逐渐加重的头疼，以及恶心、呕吐或肢体活动障碍，甚至昏迷，应考虑是否发生颅内出血，并即刻给予 FⅧ治疗。

5）牙科及外科手术出血：拔牙是血友病 A 患者经常遇到的问题，临床经常发现许多血友病 A 患者在拔牙后出血不止。尤其是之前没有明确诊断的患者，拔牙前没有进行预防性的 FⅧ输注，拔牙后因出血不止才明确诊断。外科急诊或择期手术，血友病 A 患者在术前、术中及术后都需要定期监测并及时补充血浆 FⅧ。

6）关节出血：反复关节出血是血友病 A 典型的出血表现之一，约 2/3 的血友病 A 患者都出现过不同程度的关节出血，常见于中、重型患者。经常发生在负重行走、剧烈运动、创伤后。以膝关节最为常见，其他受累的关节依次为肘关节、踝关节、肩关节和髋关节等。出血早期症状不典型，表现为关节局部酸胀，逐渐出现关节剧烈疼痛，关节周围皮肤发红、淤青、肿胀。关节腔反复出血，刺激滑膜引起滑膜炎，最终导致慢性出血性关节炎症，甚至机化后导致运动功能丧失。

2. 化验检查

（1）筛选试验

血小板计数及功能检测、活化部分凝血活酶时间（acivated partial thromboplastin time，APTT）、凝血酶原时间（prothrombin time，PT）、凝血酶时间（thrombin time，TT）的检测，血友病 A 除了内源性凝血途径的检测指标 APTT 不同程度延长以外，其他检测指标均正常。但是血友病 A 的诊断不能单纯依靠 APTT 检测，需要进一步做凝血活酶生成试验和纠正试验，血友病 A 患者的 APTT 延长可以被正常人的血浆纠正。

（2）诊断试验

检测 FⅧ活性（FⅧ：C）和 FⅧ抗原可以确诊血友病 A，同时根据 FⅧ的活性水平来确定血友病 A 的临床分型，同时应进行血管性血友病因子抗原检测，可以与血管性血友病鉴别。对于反复输注血液来源的 FⅧ制剂的重型血友病 A 的患者，需要进行抗体筛查试验，来判定是否有凝血因子抑制物的存在。

（3）基因诊断试验

目前为止已发现导致血友病 A 的基因突变特殊位点达 2000 多种，建议对血友病 A 进行基因检测明确致病基因，为血友病 A 诊断和产前诊断提供依据。产前诊断可以分别在妊娠 8～10 周进行绒毛膜活检确定胎儿性别及通过对胎儿 DNA 检测致病基因，在妊娠 15 周时可以进行羊水穿刺以行基因检测，若上述方法都失败，在妊娠 20 周左右，取脐带血进行 FⅧ水平检测可明确诊断。

（二）诊断

血友病 A 需要通过详细询问出血特点、病史和家族史，以及完善的实验室检查来明确诊断，其中对 FⅧ的检测尤为重要。血友病 A 的诊断标准参考第九版《内科学》中中国血友病专家组制定的标准。

1）临床表现：①男性患者，有或无家族史，有家族史符合 X 连锁隐性遗传；②关节、肌肉、深部组织出血，可呈自发性，或发生于轻度损伤、小型手术后，易引起血肿及关节畸形。

2）实验室检查：①出血时间、血小板计数及 PT 正常；②APTT 延长；③FⅧ：C 水平明显低下；④血管性血友病因子抗原正常。

（三）西医治疗

治疗原则是以替代治疗为主的综合治疗，在血液专科医师的指导下进行三级预防治疗。急性出血的患者就近到附近的专业医疗机构进行按需治疗或者在专科医师的密切监管下自行注射治疗。早期及时有效的治疗可以减轻疼痛，减少功能障碍和降低远期致残率，具体治疗方法如下：

1. 替代疗法

替代疗法是血友病 A 治疗中最主要的措施之一，主要制剂有新鲜冰冻血浆、冷沉淀、凝血酶原复合物、血液来源 FⅧ浓缩物、基因重组纯化的 FⅧ。FⅧ的半衰期为 8～12 小时，所以补充 FⅧ需要每 8 小时静脉滴注或至少每 12 小时 1 次。

临床上多用百分数来表示凝血因子的水平，100%相当于 1U/ml，每千克体重输注 1U 的 FⅧ能够使体内 FⅧ水平提高 2%，血友病 A 替代治疗的 FⅧ使用剂量如下：所需 FⅧ总量=（欲要达到的血浆止血水平%−现测得的血浆水平%）×0.5×体重（kg），或按输入 1U/kg 的 FⅧ制品可提高 2% FⅧ：C（0.02U/ml）来计算，见表 4-1。

（1）新鲜血浆或新鲜冰冻全血

二者均含不同数量的 FⅧ，曾被作为治疗血友病 A 的主要措施之一，输注新鲜或者新鲜冰冻血浆常用于轻度患者，或者在没有其他浓缩凝血因子 FⅧ制剂的情况下使用。因为血浆中 FⅧ水平低，这对于严重出血或者需要大手术的患者来说是远远不够的，如果大量输注会加重患者的心脏负担，严重时可导致心力衰竭。

（2）血浆冷沉淀

从冰冻新鲜血浆中分离出的多种凝血因子的复合物，含 FⅧ和 FⅩⅢ、纤维蛋白原、一定量的血管性血友病因子及其他沉淀物。所含 FⅧ是正常血浆中的 5～10 倍，适用于轻、中型血友病 A 的患者及血管性血友病的治疗。主要优点是价格便宜、使用方便。不足之处是其中含有少量血细胞及其他血细胞碎片，长期反复输注引起的抗原-抗体反应可导致患者体内产生血型抗体从而引起受血者的溶血反应。

（3）FⅧ浓缩物及基因重组的 FⅧ制剂

近年来，国内外临床上已广泛应用基因重组 DNA 技术制得了 FⅧ制剂，不涉及动物和人蛋白的 FⅧ具有高纯度、高活性、高安全性、无病毒污染、无普通血液来源制品的不良反应等优点。所以这些用新技术提取并经灭毒处理的高纯度 FⅧ目前已完全可以取代传统的血液来源的制剂，成为治疗血友病 A 的首选。不同来源的 FⅧ在各种情况下的用量及使用方法可以参见表 4-1。

表 4-1　FⅧ剂量及使用方法

出血程度	FⅧ
早期轻度出血	10～15U/kg，q12h；共 1～3 次
中度出血（明显关节出血轻度创伤）	20U/kg，q12h，连用 2 日后可隔日应用，直至血止
重度出血（颅内出血、严重出血、严重创伤，大手术等）	首日每次 50U/kg，q12h，然后维持 FⅧ：C＞50%，5～7 日，必要时再维持 FⅧ：C＞30%，5～7 日

（4）凝血酶原复合物

凝血酶原复合物中主要含有 FⅡ、FⅦ、FⅨ、FⅩ。主要用来治疗血友病 B 患者，也可以用作血友病 A 患者出现抗体产生时的替代治疗。首次剂量是 40～50U/kg，以后 10～20U/kg，每 12～24 小时使用 1 次维持，或者根据病情调整用量。

（5）重组人活化的 FⅦa

作用机制是在大剂量重组人活化的 FⅦa 存在的条件下，可以在不存在 FⅧ和 FⅨ的情况下，在血小板表面形成更多的凝血酶，从而达到止血作用。已被批准用于有抑制物的血友病 A 的治疗，也可以用于获得性血友病的治疗。

2. 药物治疗

（1）1-去氨基-8-*D*-精氨酸加压素

该药为半合成的抗利尿激素，可使轻、中型血友病患者体内的 FⅧ水平暂时性升高，具体机制目前尚不清楚。常用于治疗轻、中型血友病 A，对重型血友病 A 的患者无效。每次使用剂量为 0.3μg/kg（用 50ml 生理盐水稀释，静脉滴注时间大于 30 分钟），每 12 小时 1 次，1～3 日为 1 个疗程，随应用次数的增加，疗效逐渐变差。

（2）抗纤溶药物

该药通过保护已经形成的纤维蛋白凝块不被溶解而发挥止血作用。抗纤溶药物对皮肤、口腔、舌等浅表部位的出血或者拔牙引起的出血有效，对关节腔、深部肌肉、颅内出血等严重的出血效果差。若患者存在血尿时，不宜用抗纤溶药物，以防阻止血凝块的溶解而引起输尿管的阻塞。常见药物是氨甲环酸和氨基己酸等，氨基己酸可先给予负荷剂量 4～5g，随后改为 1g/h 静脉滴注，氨甲环酸常规成人口服剂量是每次 1g，4 次/日。

（3）肾上腺糖皮质激素

该药机制是通过降低血管通透性，减轻关节、肌肉及其他部位出血导致的炎症反应，加速血肿的吸收。适应证是肾脏、关节、腹腔颅内及拔牙引起的出血。一般 40～60mg/d，连用 3～5 日，随后逐渐减量，疗程视病情而定，一般不超过 2 周。

3. 家庭治疗

主要方法和目的是通过对患者及其家属进行关于疾病护理、治疗及预防等方面的知识教育，使其掌握常规性的预防措施，对血友病患者进行院外治疗。除了部分病情不稳定、存在大量凝血因子抑制物、年龄小于 3 岁的患者以外，大部分血友病 A 患者都可以进行家庭治疗。国外研究结果显示，经家庭治疗血友病患者严重出血导致的关节畸形甚至死亡率都明显降低，且患者生活质量也大大提升[6-7]。

4. 围手术期的治疗

血友病 A 患者需要进行外科手术或拔牙等临床操作时，需要根据患者的具体情况进行有序的准备。术前须在血液专科医师的指导下进行，准备充足的 FⅧ制剂，根据手术的严重程度提前把 FⅧ水平提高到相应的水平，如进行大手术时，术前 1 小时应保持凝血因子水平在 50%～80%，并且术后也应密切监测 FⅧ：C 水平，维持在 30%～50%的水平且持续 1 周左右。

5. 血友病合并抑制物的治疗

血友病 A 患者，尤其重型血友病 A 患者，由于长期、频繁输注血液来源的 FⅧ，可以导致体内产生 FⅧ抑制物，发生率是 3.6%～27%。文献报道，在白种人群中 FⅧ抑制物的发生率是 13%，在黑种人和西班牙人群中发生率分别是 27%和 25%[8]。治疗分两部分：控制出血和清除抑制物。

（1）大剂量 FⅧ的替代治疗

分为对高反应性和低反应性患者的治疗，所谓高反应性是指体内抑制物滴度最低值大于 5BU 或者初始滴度小于 5BU，但是注射 FⅧ后滴度上升超过 5BU 的患者，而低反应者是指即使受到 FⅧ刺激，抑制物滴度依然小于 5BU 的患者。

1）高反应者：对于出血不严重的高反应者，可选用 FⅧ抑制物旁路制剂，如重组 FⅦ，每 2～3 小时 90～120μg/kg 或更高剂量。对于高反应者伴严重出血时，可以用大剂量 FⅧ浓缩制剂进行治疗。可以使用 10 000～15 000U 的负荷剂量，其后根据 FⅧ的水平，最高时 1000U/h 进行维持治疗。初始抑制物滴度大于 5BU 的高反应者对高剂量 FⅧ通常没有反应者，应用基因重组 FⅦ或者其他 FⅧ抑制物旁路制剂治疗[9]。

2）低反应者：对于低反应者，若出现严重出血表现，足够剂量的浓缩 FⅧ制剂可以有效中和抑制物，同时能达到治疗出血的效果。推荐剂量重组 FⅧ 20U/（kg · BU）抑制物，再加 40U/kg，静脉滴注，首次剂量后一般在 10～15 分钟可测出 FⅧ：C 水平，如无效，可再重复一次。对于轻微出血表现，则建议使用重组 FⅦa 或其他 FⅧ抑制物旁路制剂治疗，每隔 2～3 小时给予 90～120μg/kg 或更高剂量，对低反应者有效，原因是有些低反应者，如果在不必要时给予大量 FⅧ刺激可能转变为高反应者。

（2）旁路治疗

此法主要针对大剂量使用 FⅧ替代治疗无效，或者止血效果不佳的患者。使用的制剂主要包括重组 FⅦa、凝血酶原复合物，重组 FⅦ 90～100μg/kg，每 2～4 小时一次，静脉注射[10-13]。凝血酶原复合物 50～70μg/kg，每 12～24 小时一次。

（3）免疫抑制剂治疗

常用糖皮质激素，可同时与细胞毒性药物合用，如环磷酰胺 1～2mg/（kg · d）或 50～100mg/d，口服。大剂量免疫球蛋白可短期内有效清除体内 FⅧ抗体，可以使体内的抗体滴度迅速减少，但是疗效不持久。其他药物还包括环孢素、利妥昔单抗等[14]。

（4）血浆置换和免疫吸附

血友病 A 患者体内抗体滴度高伴严重出血的患者可以应用血浆置换和免疫吸附，每次置换 4～6L 血浆可使体内抗体滴度减少 60%～80%，这种方法即时有效，但是不持久。

（5）诱导免疫耐受治疗

该疗法是目前最有希望根除获得性凝血因子抑制物的方法。方法是 FⅧ每日 1 次或 2 次，直到检测不到抑制物滴度，以及替代治疗后血浆中凝血因子升高和循环半衰期恢复正常为止。免疫耐受治疗若坚持超过 6～12 个月，则 70%～80%及以上的患者能清除患者体内的抑制物。为了达到治疗效果，免疫耐受治疗可以同时和免疫抑制治疗、血浆置换等方法同时使用。

（四）中医辨证论治

中医学认为本病为胎禀有异，血渗脉外所致。《灵枢 · 天年》云：“以母为基，以父为楯，失神者死，得神者生也。”说明了父母的素质遗传给后代，使其具有各个体质特点。本病多为热毒遗于胎儿，一则热蕴血分，日久不解；二则灼伤血络，迫血妄行。故初起多表现为血热妄行或兼夹阴血不足证。当疾病发展到一定阶段，由于药物等作用，邪热渐清，而反复出血，使阴血更虚，虚火内生。此时实热转化为阴虚，以阴虚火旺为主。由于虚火内炽，伤络迫血，血液妄行，离经外溢，从而产生出血症状。也有部分患者因出血不止，血液亡失，阳气随之外泄，气血日虚，表现气虚血少证；甚则阳气衰微，出现虚阳外越，气随血脱证。血的运行有赖于气的推动、统摄，阳气不足不能统血摄血，血不循经，渗行脉外，又可使出血症状加重。由此可见，阴血虚与气虚两者之间互为因果，相互影响，最终导致疾病迁延，反复不愈。

（1）血热妄行

1）证候：鼻衄，齿衄，肌衄，舌衄，肢体血肿，灼热疼痛，关节红热痛，或便血，尿血，甚或头痛如裂，呕吐，神昏，肢体瘫痪，舌红，苔黄，脉数。

2）辨证：以出血为主要表现。因胎热内蕴，伏于血分，灼伤血络，阳络伤则血外溢，血外溢者衄血，渗于关节则肿大疼痛，阴络伤则血内溢，血内溢则便血、尿血。邪热内蕴，炼津成痰，痰热互阻，上扰元神之府，蒙蔽清窍，出现头痛、呕吐、神昏、瘫痪等颅内出血症状。

关节红肿热痛，舌红，苔黄，脉数为邪热内炽之佐证。

3）治法：病情多急重，常因内脏出血、颅内出血及严重血肿压迫重要器官而发生危重证。治疗常标本兼顾，采取中西医结合措施，中医以清热凉血止血为大法。

4）方药：清营汤加减。常用药：水牛角、生地黄、玄参、麦冬、焦栀子、地骨皮、青黛、大青叶、紫草、银柴胡、生石膏、大蓟、甘草。头痛呕吐，神昏瘫痪者，加紫雪散；关节肿痛者，酌加乳香、没药。待出血症状减轻后，酌加活血止血之品，如茜草、蒲黄、三七等，以免血止瘀停，血不归经，又复出血。

（2）阴虚火旺

1）证候：齿衄、鼻衄、肌衄，口干燥，心烦哭吵，入夜尤显，五心烦热，大便结，舌红，苔少，脉细数，指纹深红。

2）辨证：多见于疾病日久不愈者，多因血热妄行，阴血虚损而成，也有初起即见阴虚火旺者。临床除见出血症状外，兼见五心烦热、舌红、苔少等阴虚火旺之证。本证经积极治疗后，虚火渐清，而阴血不足症状较为显著，故随后阶段多见血虚气弱之面色苍白、心悸心慌、气短神疲等症。

3）治法：本证以虚火为患，按“壮水之主，以制阳光”的原则，以滋阴清热、凉血止血为大法。

4）方药：滋阴清热饮。常用药：鲜藕、生梨、生甘蔗、鲜生地黄、阿胶、龟板胶。衄血者，选用三七粉、白及粉、马勃粉、焦栀子粉局部外用。

（3）气血两虚

1）证候：鼻衄、齿衄、皮肤黏膜破损出血不止，甚或尿血、便血，形瘦神疲，气短乏力，面色不华，舌淡，苔薄，脉细弱，指纹淡红。

2）辨证：见于出血长期不愈者。以出血为主要表现，同时兼气血不足证。气虚血失所统，则见各种出血。出血不止，阴血益虚。因此在疾病过程中，气血不足证较为明显，可见形瘦神疲，面色不华，舌淡，脉细弱等，乃气虚不能统血。

3）治法：重在补气摄血生血，而非一般止血剂所能胜任，所谓有形之血赖无形之气统摄也。

4）方药：当归补血汤加味。常用药：炙黄芪、当归、党参、炙甘草、熟地黄、阿胶、旱莲草、仙鹤草、藕节炭、鹿角胶。

三、养生指导与康复

1）生花生米（连衣）20g，每日3次嚼食。花生具有和胃、止血、润肺的功能。药理研究，其具有调整凝血因子缺陷的作用。生花生米凉血止血，用于血热型。

2）藕节汤：由藕节30g、柿饼30g、荠菜花15g及蜂蜜10ml组成。具有凉血止血的功效，主要用于血热炽盛型。其用法是将前3味药加水800ml，煮沸20分钟，取汁，加蜂蜜，每日1剂，顿服。

3）五汁饮：由鲜藕汁100g、梨汁500g、生荸荠500g、鲜生地黄250g、生甘草500g组成。具有滋阴清热、凉血止血功效，适用于阴虚血热型。其用法是诸药榨汁后，储存于净瓶备用。

4）鱼鳞胶羹：由鲤鱼或鲫鱼等鱼甲组成。具有补气养血止血功效，适用于气血亏虚型。

其用法是将上药用文火熬成鱼鳞胶服用。

物理治疗与康复是血友病 A 患者不可缺少的环节，可以预防、减少、减轻患者肌肉关节的功能障碍，提升日常活动能力和生活质量。患者应减少剧烈运动，避免外伤。严重出血者，应注意卧床休息，消除其恐惧心理。密切注意出血部位、量、色，以及心率、血压、脉象等变化。已经形成慢性血友病关节病的患者，康复治疗师通过对患者全身体能和社会参与能力的全面评估后，通过应用物理因子、物理治疗等方法，促进肌肉血肿和关节出血的吸收，减轻和消除滑膜炎症，维持和增强肌肉力量、关节活动的范围。鼓励血友病 A 的患者在非出血期适当做有氧运动，配合适当负荷的抗阻运动和拉伸训练，以减少导致出血的机会。对头痛呕吐、抽搐、瘫痪及呼吸困难者，应当及时给予适当干预，以防诱发出血。忌行肌内注射，必要时用细针头，注射后局部指压至少 5 分钟，直至无出血为止。禁用阿司匹林、双嘧达莫（潘生丁）、吲哚美辛（消炎痛）及右旋糖酐等影响凝血功能的药物。饮食宜软稀、富有营养，慎食含骨头、鱼刺之品，忌食辛辣、油炙、干硬之物。保持室内空气新鲜，流通。

参考文献

[1] 中华医学会血液学分会血栓与止血学组，中国血友病协作组. 血友病治疗中国指南（2020 年版）[J]. 中华血液学杂志，2020，41（4）：265-271.

[2] Tuddenham E G，Cooper D N，Gitschier J，et al. Haemophilia a：database of nucleotide substitutions，deletions，insertions and rearrangements of the factor VIII gene [J]. Nucleic Acids Research，1991，19（18）：4821-4833.

[3] Xue F，Sun C，Sui T，et al. Hemophilic pseudotumor in chinese patients：a retrospective single-centered analysis of 14 cases [J]. Clinical and Applied Thrombosis/Hemostasis，2011，17（3）：279-282.

[4] Manco-Johnson M J，Riske B，Kasper C K. Advances in care of children with hemophilia [J]. Seminars in Thrombosis and Hemostasis，2003，29（6）：585-594.

[5] Zanon E，Iorio A，Rocino A，et al. Intracranial haemorrhage in the Italian population of haemophilia patients with and without inhibitors [J]. Haemophilia：the Official Journal of the World Federation of Hemophilia，2012，18（1）：39-45.

[6] 中华医学会血液学分会血栓与止血学组，中国血友病协作组. 血友病诊断与治疗中国专家共识（2017 年版）[J]. 中华血液学杂志，2017，38（5）：364- 370.

[7] Teitel J M，Barnard D，Israels S，et al. Home management of haemophilia [J]. Haemophilia，2004，10（2）：118-133.

[8] Christine A，Erik E，W. Keith Hoots. Textbook of hemophilia [M]. 3rd edition. Hobken：John Wiley & Sons Ltd，2014：53-58.

[9] Hoffman M，Dargaud Y. Mechanisms and monitoring of bypassing agent therapy [J]. Journal of Thrombosis and Haemostasis，2012，10（8）：1478-1485.

[10] Ljung R C R. How I manage patients with inherited haemophilia A and B and factor inhibitors [J]. British Journal of Haematology，2018，180（4）：501-510.

[11] Young G. How I treat children with haemophilia and inhibitors [J]. British Journal of Haematology，2019，186（3）：400-408.

[12] Ljung R，Auerswald G，Benson G，et al. Inhibitors in haemophilia A and B：management of bleeds，inhibitor eradication and strategies for difficult- to- treat patients [J]. European Journal of Haematology，2019，

102（2）：111-122.

[13] López-Fernández M F，Altisent Roca C，Álvarez-Román M T，et al. Spanish consensus guidelines on prophylaxis with bypassing agents in patients with haemophilia and inhibitors［J］. Thrombosis and Haemostasis：Journal of the International Society on Thrombosis and Haemostasis，2016，115（5）：872-895.

[14] Kempton C L，Meeks S L. Toward optimal therapy for inhibitors in hemophilia［J］. Blood：The Journal of the American Society of Hematology，2014，124（23）：3365-3372.

（薛艳明　胥景峰）

第二节　Castleman 病

一、疾 病 概 述

Castleman 病（Castleman disease，CD）是由美国病理学家 Castleman 首次报道的一种临床少见的病因未明的淋巴组织增生性疾病[1]，又称巨大淋巴结增生症。据统计，发病率约为 1/60 000，美国全年新发病例为 4300～5200 例[2]。根据组织病理学特征，CD 可分为透明血管型（hyaline vascular，HV）、浆细胞型（plasma cell，PC）和混合型（mixed variant type MIX）。临床上依据受累淋巴结的数量和影像学表现可将 CD 分为单中心型 CD（unicentric CD，UCD）和多中心型 CD（multicentric CD，MCD）。2014 年 Fajgenbaum 等根据是否感染人类疱疹病毒-8（human herpesvirus-8，HHV-8）将 MCD 进一步分为 HHV-8 阳性和 HHV-8 阴性[3]，HHV-8 阳性可进一步分为人类免疫缺陷病毒（human immunodeficiency virus，HIV）阳性和阴性两种亚型，HIV 和 HHV-8 均呈阴性的 MCD 患者，称为特发性多中心型 CD（idiopathic multicentric CD，iMCD）。

CD 的病因至今仍未完全明确。UCD 更有可能是克隆性肿瘤过程[4]，起源细胞可能是基质细胞，用二代测序技术检测在大约 20%的 UCD 病例中发现了血小板衍生生长因子受体（platelet-derived growth factor receptor，PDGFR）的体细胞突变，所以目前认为很可能是由肿瘤间质细胞克隆性增殖和获得性体细胞突变引起的。除此之外，血管内皮生长因子（vascular endothelial growth factor，VEGF）等其他的细胞因子及其通路也可能与 MCD 的病因及发病机制相关。

二、诊断与治疗

（一）临床表现与化验检查

1. 临床表现

大部分 UCD 患者因为偶然发现无痛性进行性肿大的包块，或因包块导致的压迫症状而就诊。UCD 仅表现为单发淋巴结肿大，直径 5～10cm，最大可达 25cm，超过 70%的 UCD 病灶在胸部，最常见病变部位为纵隔[5]。随着淋巴组织逐渐肿大，出现以局部压迫为主的症状，如纵隔淋巴结肿大可以压迫气管、食管导致呼吸和吞咽困难；腹腔淋巴结肿大压迫胆管可导致黄疸，压迫输尿管可导致肾盂积水甚至肾功能异常、尿毒症等。虽然UCD一般不会出现发热、乏力、盗汗、体重减轻等全身系统性的临床表现，但如果有发热、乏力、皮疹、呼吸困难、周围神经病变等，需要进行进一步检查以排除副肿瘤、天疱疮、闭塞性细支气管炎和POEMS综合征、多发性神经病、自身免疫性溶血性贫血等疾病。UCD的病理类型多以透明血管型为主，大约占到所有病例的90%[6]。30%～40%的患者可出现自身免疫性溶血性贫血，甚至部分患者还可以出现以噬血细胞性淋巴组织增生综合征的症状作为初始或复发的临床表现[7-8]。

iMCD是MCD的一种特殊亚型。临床表现总是以多系统症状为突出特点，如发热、盗汗、淋巴结肿大、腹水、肝脾肿大、C反应蛋白（C-reactive protein，CRP）升高、低蛋白血症和贫血等。皮肤表现、肾脏疾病和狼疮样症状在iMCD中比HHV-8相关的MCD更常见，甚至一些患者经历了血小板减少症、发热、骨髓网蛋白纤维化和器质性肥大，即iMCD的侵袭性亚型表现，或者具有POEMS综合征的临床表现。一些患者会出现轻微的流感样症状，而另一些患者可能会出现严重的败血症、多器官功能衰竭，甚至死亡，临床预后较差。

2. 化验检查

CD的化验检查应该全面而有针对性，其目的主要在于明确组织病理学类型、区分UCD和MCD，同时为了与POEMS综合征、淋巴瘤、自身免疫性疾病如系统性红斑狼疮等相鉴别。一旦活检符合典型的CD组织病理学时，则需要其他实验室检查来进一步确定。

CD患者血常规可以出现贫血及血小板减少，iMCD的患者更多见。血生化检测可出现肝功能异常：转氨酶及胆红素升高；如伴有肾病综合征时则会出现大量尿蛋白，血清肌酐升高；蛋白电泳有单克隆免疫球蛋白条带出现，有类似POEMS综合征的表现；其他炎性指标如血清铁蛋白、纤维蛋白原、CRP、血沉，以及血清细胞因子如白细胞介素-6（interleukin-6，IL-6）等可以明显升高；风湿免疫指标如抗核抗体谱、抗双链DNA抗体、类风湿因子等可呈阳性；病毒血清学检测发现EB病毒、HHV-8等病毒抗体阳性。

影像学检查对CD的诊断也至关重要，彩超可以发现浅表及腹腔、盆腔淋巴结肿大，形态结构比较完整清晰，为病理活检提供可靠的选择依据。胸腹部出现明显症状时，如腹胀、胸闷时，X线检查可以发现是否有肿大淋巴结压迫导致肠梗阻或者气管闭塞等情况发生。CT检查可见全身单发或者多部位肿大淋巴结，对肿大淋巴结的判断比彩超和X线更准确，而PET-CT检查可以反映肿大淋巴结的代谢情况，CD活检部位PET-CT的中位最大标准摄取值为3～8，大于这个范围淋巴瘤可能性更大，对淋巴结活检时的选择有帮助意义。

（二）诊断

UCD的诊断标准：仅单一部位淋巴结肿大；特征性增生性淋巴组织病理学改变并除外可能的原发病；除浆细胞型外多无全身症状如贫血、发热、乏力等；免疫球蛋白增高、CRP升高、低蛋白血症等实验室检查存在异常；肿大淋巴结切除后长期存活或者治愈。

MCD诊断标准（1988年Frizzera提出的标准）：特征性增生性淋巴组织病理学改变；两个以上部位淋巴结肿大；有全身多系统受累的临床表现；除外可能的原发病（POEMS综合征、淋巴瘤、自身免疫性疾病等）。

（三）西医治疗

1. UCD 的治疗

对于 UCD，无论是哪一种病理类型，手术均能完全切除病灶，建议尽早手术切除。术后患者的临床症状和实验室异常指标基本都可以恢复正常，甚至是有获得治愈的可能[9]，复发的病例是不常见的。无法完全切除的病灶，尽可能地切除肿大的淋巴结对患者的治疗仍有显著的帮助。Talat 等[10]在一项回顾性文献研究中，对 278 例 UCD 病例进行了完全切除手术，观察得出 10 年的总体生存率大于 90%。

不能手术切除的 UCD，诊断时没有全身症状或者仅有轻度压迫症状时，治疗原则是继续观察，一般推荐每 12 个月进行 CT 检查及每年定期进行全面的体格检查和实验室检查。如果随淋巴结进行性肿大，出现有明显压迫性症状，可以给予利妥昔单抗联合糖皮质激素进行治疗，待治疗后淋巴结明显缩小至能完全切除时尽早手术。而不能完全切除同时有炎症表现的患者，可以应用抗 IL-6 单克隆抗体治疗，若淋巴结明显缩小可以切除，则行手术完全切除肿大淋巴结，若炎性表现或者压迫性症状持续存在，可以进行放射治疗，推荐剂量约为 4000cGY。几个早期的研究报告认为放射治疗对 UCD 的患者是有效的[11-12]。

2. MCD 的治疗

虽然 MCD 导致患者多系统受累，但是并不是所有诊断 MCD 的患者都需要立刻治疗，这是由 MCD 的疾病特征决定的。部分 MCD 的患者仅表现为缓慢进展的淋巴结肿大，而无任何全身症状。还有部分患者即使不进行积极的干预，患者的症状也基本保持稳定。

所以对早期 MCD 可以进行疾病进展的评估，疾病活动水平的评估主要包括 3 个方面：疾病相关症状严重程度评估，针对发热、乏力、水肿、皮疹、体质下降等多方面临床症状进行，评估可借鉴美国国立癌症中心制定的 MCD 相关症状评分表[13]；对 MCD 患者进行定期全面体格检查和影像学评估；通过对 CRP、白蛋白、细胞因子 IL-6、VEGF、PDGFR、免疫球蛋白、血沉等反映病情活动的实验室指标进行定期检查来评估病情进展。由于患者个体之间差异较大，临床医师需要制订个体化的治疗方案，而治疗的方法主要有以下几个方面。

（1）抗病毒及生物治疗

基于 HHV-8、HIV 在 MCD 发病机制中的作用，而且 MCD 的临床症状与 HHV-8 和 HIV 的病毒载荷有一定相关性，以及部分伴细胞因子炎症风暴相关症状的 MCD 患者，给予抗 HIV 和抗 HHV-8 病毒治疗[14]和针对 IL-6 通路的司妥昔单抗（siltuximab，IL-6 抗体）与妥西珠单抗（tocilizumab，IL-6 受体抗体）治疗。推荐在其他治疗的基础上加用更昔洛韦抗病毒治疗，妥西珠单抗已经在日本获批用于 MCD 的治疗。2014 年美国 FDA 通过优先审查程序批准了西妥昔单抗作为孤儿药治疗 HIV/HHV-8 均为阴性的 MCD。

（2）肾上腺糖皮质激素

研究显示糖皮质激素单药应用有效率为 60%～70%，但完全缓解率低（20%）。所以，一般糖皮质激素多与 IL-6 抗体或者 IL-6 受体抗体合用，或者与化疗药物一起使用。

（3）化疗

对于 MCD 多发淋巴结肿大有压迫症状或者一般状态差、多器官功能受损的患者，经抗 IL-6 抗体和糖皮质激素等治疗后疗效不佳且病情继续进展，一般建议进行化疗。常用方案是

R-CHOP（利妥昔单抗、环磷酰胺、长春新碱、多柔比星、泼尼松）、CVAD（环磷酰胺、长春新碱、多柔比星、地塞米松）、CVP（环磷酰胺、长春新碱、泼尼松）等。虽然没有严格的评估标准来证实利妥昔单抗在 iMCD 治疗中的确切疗效，但是专家仍确定了利妥昔单抗在非重型 iMCD 的一线治疗地位[15]，因为给予患者用利妥昔单抗进行有限的疗程治疗总比用抗 IL-6 抗体进行无限期的治疗要好。

无论是 UCD 还是 MCD，对于治疗效果不佳或者反复复发的病例，可以进行骨髓移植。虽然没有系统性回顾性分析，但是也有部分文献报道通过骨髓移植取得好的治疗效果。

（四）中医辨证论治

本病与中医学中的“石疽”、“恶核”、“痰核”、“失荣”等疾病相关。隋代巢元方《诸病源候论》载“石疽”：“此由寒气客于经络，与血气相搏，血涩结而成疽也。其寒毒偏多，则气结聚而皮厚，状如痤疖，坚如石，故谓之石疽也。”又云：“恶核者，是风热毒气，与血气相搏结成核生颈边，又遇风寒所折，遂不消不溃，名为恶核也。”清代吴谦《医宗金鉴》载“上石疽”：“石疽生于颈项旁，坚硬如石，色照常，肝郁凝结于经络，溃后法依瘰疬疮。”又云：“此生于颈项两旁，形如桃李，皮色不变，坚硬如石，臖痛不热，一由肝经郁结，以致气血凝滞而成。”其所载之石疽类似于淋巴瘤。清代许克昌《外科证治全书》云：“石疽初起如恶核，坚硬不痛，渐大如峰……如迟至大如升斗者，亦石硬不痛。”这些描述与西医学颈部恶性淋巴瘤的症状很相似。“失荣”描述的症状类似于恶性淋巴瘤晚期患者的恶病质状态，《素问·疏过五论》称为“脱荣”。清代吴谦《医宗金鉴·外科心法要诀》云：“失荣耳旁及项肩，起如痰核不动坚，皮色如常日渐大，忧思怒郁火凝然。日久气衰形消瘦，愈溃愈硬现紫斑，腐烂浸淫流血水，疮口翻花治总难。”这里不但指出了几种相似病证的共同点，也提出了异同点。以上古代文献记述的“失荣”证，类似于晚期恶性淋巴瘤，并对其预后有较清晰的认识，指出“古今虽有治法，终属败证……然亦不过苟延岁月而已”。

1. 病机

本病病位在经络，与肝、脾、肾等脏腑有密切关系。“痰”是主要病理因素，所谓“无痰不成核”。痰之起因有二：一为寒湿凝结成痰；二为火热煎熬津液成痰。

1）七情郁结：情志不舒而致肝气郁结，痰气积聚，郁久化热，灼津为痰，若与邪毒胶结则为恶核；情志不遂，或怒伤肝气，气机阻滞，使血行不畅，脉络瘀阻，气滞血瘀，日积月累，凝聚成块则为肿核。

2）饮食所伤：饮食不节，伤及脾胃，致使脾胃虚弱，水湿运化失职，湿郁于内，久成湿毒，湿毒不化，日久凝结为痰，痰毒互结，遂成肿核。

3）正气亏虚：素体脾肾阳虚，寒湿内生，寒痰凝结成核；或素体阴虚，虚火内动，灼津为痰，痰火凝结为肿核。

总之，本病根本在于痰，诱发因素在于郁，痰郁互结，气血凝滞，耗伤气血，损及阴阳，可导致气血阴阳虚损。

2. 辨证论治

（1）痰气郁结

1）症状：颈项、耳下或腋下、腹股沟部有多个肿核，不痛不痒，皮色不变，头晕耳鸣，烦躁易怒，胸腹闷胀，或有胸胁疼痛，大便不畅。舌淡红，苔白或腻，脉弦。

2）治法：理气解郁，化痰散结。

3）方药：消串丹加减。以柴胡、白芍理气平肝解郁，陈皮理气化痰，天花粉化痰润燥，白术、茯苓、甘草健脾土以绝生痰之源，蒲公英、紫背天葵以消痰块，附子领群药直捣中坚。诸药合用具有疏肝健脾、理气化痰功效。若气阴两虚，加入益气养阴之品，如黄芪、党参、生地黄、玄参等；痰结较重者，可加入半夏、贝母、牡蛎等；肝气郁结，郁热症状较重者，可加入枳壳、香附、郁金等；肝郁脾虚，食欲不振者，可加入砂仁、焦三仙等；若痰瘀互结、癥积肿块者，可加入桃仁、三棱、莪术等。

（2）阴虚痰火

1）症状：形体消瘦，脘腹胀痛，纳呆食少，口渴咽干，失眠多梦，潮热盗汗，恶核累累，癥瘕积聚，大便干结。舌红少苔，或有瘀斑，脉细数。

2）治法：滋养肝肾，清火化痰。

3）方药：消瘰丸加天冬、生地黄、白芍、夏枯草。重用玄参大滋肾水，清上焦浮游之火，天冬、生地黄以助滋肾之力，肝为肾之子，肾水得养则肝阴自足；浙贝母、牡蛎化痰散结，白芍养血平肝、清降胆火，夏枯草清肝火、散郁结。全方共收滋养肝肾、清火化痰之功。若瘀血之象明显，加入活血化瘀药，如丹参、三棱、莪术、地龙、天花粉等。

（3）寒痰凝结

1）症状：颈项、耳下或腋下、腹股沟部有多个肿核，不痛不痒，皮色如常，坚硬如石，不伴发热，形寒肢冷，面色少华，神疲乏力，倦怠自汗。舌淡苔润，脉沉细弱。

2）治法：温化寒痰，补养气血。

3）方药：阳和汤加减。重用熟地黄以温补营血；鹿角胶性温，为血肉有情之品，生精补髓，养血助阳；炮姜、肉桂破阴和阳，温通经脉；麻黄、白芥子通阳散而消痰结，多药合用能使气血宣通，且又使熟地黄、鹿角胶补而不腻；甘草生用清热解毒、调和诸药。诸药合用，既有补养之用，又有温通之意。因而本方可温阳补血、宣通血脉、散寒祛痰、消除痰结。若气血虚弱可加益气养血之品，如黄芪、党参、当归、白芍、鸡血藤等；若脾气虚弱，食欲不振者，可加砂仁、白术、陈皮、茯苓等；寒痰凝结，痰瘀互阻者，可加半夏、川芎、红花、桃仁等；痰核坚硬如石者，可加木鳖子、鳖甲、丹参、浙贝母等。

（4）气血两虚

1）症状：颈项体表多处肿核不断增大，潮热盗汗，形体消瘦，疲倦乏力，气短，颜面发白，口干纳呆，或见胁下痞块。舌淡暗苔白，脉细弱。

2）治法：补气养血，化痰散结。

3）方药：香贝养营汤加减。以黄芪、人参补气，白术、茯苓、炙甘草健脾，当归、白芍、熟地黄养血，香附、贝母行气化痰散结。全方共奏补气养血、化痰散结之效。若脾阳虚弱，食欲不振者，加干姜、砂仁、焦三仙等；脾肾阳虚，完谷不化，腹痛腹泻者，可加干姜、补骨脂、肉豆蔻等。

三、养生指导与康复

针灸疗法对本病的治疗与康复亦有一定疗效。处方：取厥阴、少阳经穴为主穴，如天井、少海、章门、百劳、肘尖、支沟、三阴交。辨证配穴：寒凝加命门、丰隆温化寒痰；痰气郁结加肝俞、太冲、丰隆以行气化痰；痰热蕴结加曲池、丰隆以清热除痰散结；肝肾阴虚加肝俞、肾俞、照海以滋肝肾之阴；气血两虚加气海、足三里益气养血。随症配穴：高热加十宣、大椎点刺放血；皮肤瘙痒加血海、膈俞；胸胁胀痛加阳陵泉、膻中、内关；脘痞少纳加中脘、足三里；盗汗加阴郄、膏肓；潮热加大椎、劳宫。挑治法：至阳、灵台附近及第 6～9 胸椎夹脊处阳性反应点挑治，每周 1 次。

本病初起正气尚存，仅有颈项、耳下、腹股沟部多处肿核，其后由实转虚，或虚实夹杂；病至晚期，形体瘦削，肿块溃烂，渗流血水，或肿泛如莲，秽气熏恶，则属不治。

患者保持心情舒畅，忌情绪压抑及紧张焦虑。适当参加体育活动，以保持气血流通。饮食宜进食高热量、高维生素、高蛋白、补血之品，如牛乳、鸡蛋、瘦肉、红枣等。多食新鲜蔬果，忌辛辣、煎炸生痰、难消化食物，忌烟酒。

参 考 文 献

[1] Castleman B，Towne V W. Case records of the massachusetts general hospital：case 40011［J］. The New England Journal of Medicine，1954，250（1）：26-30.

[2] Munshi N，Mehra M，van de Velde H，et al. Use of a claims database to characterize and estimate the incidence rate for Castleman disease［J］. Leukemia & Lymphoma，2015，56（5）：1252-1260.

[3] Neipel F，Albrecht J C，Ensser A，et al. Human herpesvirus 8 encodes a homolog of interleukin-6［J］. Journal of Virology，1997，71：838-841.

[4] Fajgenbaum D C，Shilling D. Castleman disease pathogenesis［J］. Hematology Oncology Clinics of North America，2018，32（1）：11-21.

[5] Kligerman S J，Auerbach A，Franks T J，et al. Castleman disease of the thorax：clinical，radiologic，and pathologic correlation：from the radiologic pathology archives［J］. Radiographics，2016，36（5）：1309-1332.

[6] Cronin D M，Warnke R A. Castleman disease：an update on classification and the spectrum of associated lesions［J］. Advances in Anatomic Pathology，2009，16（4）：236-246.

[7] Dossier A，Meignin V，Fieschi C，et al. Human herpesvirus 8- related Castleman disease in the absence of HIV infection［J］. Clinical Infectious Diseases，2013，56（6）：833-842.

[8] Stebbing J，Ngan S，Ibrahim H，et al. The successful treatment of haemophagocytic syndrome in patients with human immunodeficiency virus-associated multicentric Castleman's disease［J］. Clinical and Experimental Immunology，2008，154（3）：399-405.

[9] Bowne W B，Lewis J J，Filippa D A，et al. The management of unicentric andmulticentric Castleman's disease：a report of 16 cases and a review of the literature［J］. Cancer，1999，85（3）：706-717.

[10] Talat N，Belgaumkar A P，Schulte K M. Surgery in Castleman's disease：a systematic review of 404 published cases［J］. Annals of Surgery，2012，255（4）：677-683.

[11] Weisenburger D D，DeGowin R L，Gibson P，et al. Remission of giant lymph node hyperplasia with anemia after radiotherapy［J］. Cancer，1979，44（2）：457-462.

[12] Sethi T，Joshi K，Sharma S C，et al. Radiation therapy in the management of giant lymph node hyperplasia［J］. The British Journal of Radiology，1990，63（752）：648-650.

[13] van Rhee F，Wong R S，Munshi N. Siltuximab for multicentric Castleman's disease：a randomised，double-blind，placebo-controlled trial［J］. Lancet Oncol，2014，15（9）：966-974.

[14] Casper C，Nichols W G，Huang M L，et al. Remission of HHV-8 and HIV- associated multicentric Castleman disease with ganciclovir treatment［J］. Blood，2004，103（5）：1632-1634.

[15] Ide M，Ogawa E，Kasagi K，et al. Successful treatment of multicentric castleman's disease with bilateral orbital tumour using rituximab［J］. British Journal of Haematology，2003，121（5）：818-819.

（薛艳明　胥景峰）

第五章

血管外科系统罕见病

第一节 马方综合征

一、疾病概述

（一）定义

马方综合征（Marfan syndrome，MFS）：又称蜘蛛指（趾）综合征，是一种累及多系统显性遗传、先天结缔组织疾病，病变主要累及心血管系统、肌肉、韧带、骨骼和结缔组织。疾病发病率和死亡率与心血管疾病密切相关，包括二尖瓣脱垂、主动脉根部扩张、主动脉夹层和破裂[1]。

（二）马方综合征流行病学

本病为法国儿科医生 Marfan 在 1896 年报道的一种先天性结缔组织疾病，为常染色体显性遗传[2]，多有家族史，个别少见病例并无家族病史。发病率约为 4∶100 000，我国马方综合征患者大约有 2.5 万人。男女比例为 1∶1，无种族差异。马方综合征为临床上罕见病，主要收治于血管外科、心外科和心内科，也涉及骨科、眼科、风湿科及中医科等。在临床中马方样外观的患者比较常见，但是真正确诊马方综合征的病例并不多。

（三）马方综合征发病机制

马方综合征是由 *FBN1* 基因突变引起的，*FBN1* 基因编码原纤维蛋白-1，位于 15 号染色体（15q21.1）。由原纤维蛋白-1 组成的微纤维，在全身起弹性支持作用[3]。在马方综合征中，异常的纤维蛋白-1 与正常形式纤维蛋白聚集在一起，产生有缺陷的微纤维，从而导致结缔组织功能失调[4]。

马方综合征是典型的常染色体显性遗传，但 1/4～1/3 的病例来自父亲或母亲的基因突变[4]。新生儿患者涉及 *FBN1* 基因外显子缺失，与典型的马方综合征症状相比，有些罕见而更严重的症状如二尖瓣反流和三尖瓣反流，通常需要手术治疗。

二、诊断与治疗

（一）临床表现与化验检查

1. 临床表现

马方综合征临床表现主要涉及心血管系统、肺部病变、骨骼肌肉系统、眼科系统[5]等。

（1）心血管系统

80%左右的马方综合征患者伴有先天性心血管畸形。主动脉中层囊样坏死引起的主动脉进行性扩张、主动脉瘤、夹层动脉瘤比较常见。心脏瓣膜性疾病主要为主动脉瓣关闭不全、二尖瓣关闭不全、二尖瓣脱垂。部分患者伴有房间隔缺损、室间隔缺损、动脉导管未闭等。部分患者合并心脏电传导性疾病，如心房颤动、心房扑动、房室传导阻滞等。

（2）肺部病变

一部分患者伴有肺大疱、肺气肿改变甚至出现自发性气胸，而且气胸比较常见。部分患者出现上肺叶纤维化、支气管扩张及肺部感染等。胸部 X 线片无异常不能作为排除肺部病变的标准。

（3）骨骼肌肉系统

本病患者主要为身体高大细长，多伴有典型蜘蛛手指、足趾细长呈蜘蛛样脚、足部外翻。个别有锤状指畸形，四肢细长，以下肢及上肢最为明显，双臂伸展后的指间距离大于身体高度，双手自然下垂超过膝关节，下半身比上半身长。头部及面部呈细长样畸形、伴有腭弓突出、耳部轮廓宽大低位。胸背部、腹部及上臂皮下脂肪少伴有皱纹。四肢肌肉欠发达，肌张力明显降低，韧带和关节松弛、肌腱及关节囊过度伸长，关节过度伸展，呈无力型体质。部分患者伴有漏斗胸、鸡胸改变。还可出现脊柱后凸、脊柱侧凸、脊椎裂等畸形体征。

（4）眼科系统

常见的有晶状体异位、视网膜脱落、高度屈光不正、眼球凹陷、白内障、虹膜震颤、眼裂倾斜、继发性青光眼、色盲、角膜大小变异和混浊等。一般表现出性别差异，男性多于女性。

（5）其他系统

呼吸系统：咽喉、气管、支气管软骨支架发育障碍，上呼吸道感染后出现发音嘶哑，哮鸣，呈现“公鸭嗓”，部分患者肺叶发育不全、肺分叶异常。神经系统：智力发育迟缓，硬脊膜膨出、蛛网膜下腔囊肿、盆腔脊膜膨出。生殖系统：第二性征发育不良，睾丸下降不全甚至继发腹股沟疝，少数患者出现脐疝、横膈疝。泌尿系统出现游走肾、输尿管狭窄等畸形改变。

2. 化验检查

（1）心电图

一般情况下显示正常心电图，也可出现心房颤动、心房扑动、房室传导阻滞等心律失常，多达50%的儿童马方综合征患者出现心电图异常。心律失常往往被低估，包括心房颤动和可导致猝死的室性心律失常。

（2）心脏超声

心脏超声用于探查主动脉进行性扩张、主动脉瘤、夹层动脉瘤、主动脉瓣关闭不全、二尖

瓣关闭不全、二尖瓣脱垂等疾病。

（3）眼部检查

排除诊断眼部合并疾病，如晶状体异位、视网膜脱落、高度屈光不正、眼球凹陷、白内障、虹膜震颤、眼裂倾斜、继发性青光眼、色盲、角膜大小变异和混浊等。

（4）X 线检查

骨 X 线片可用于气胸、漏斗胸、隆凸、四肢长管状骨、脊柱侧凸、手部及足部畸形和骨质疏松诊断。可发现升主动脉、主动脉弓、降主动脉是否扩张增粗，显示心影是否对称、心脏是否扩大及外观是否有异常。

（5）CT、MRI 和心血管造影

当经胸超声心动图检查不充分时，CT 扫描可用于评估主动脉根部是否扩张。CT 也可用于评估髋臼前突和检测腰骶部硬脑膜扩张；其他可以评估的包括心尖小泡、气胸和二尖瓣脱垂。CT 扫描有助于评估急性情况下的解剖情况，冠状动脉 CT 血管造影可用于评估患者局部解剖结构对冠状动脉的影响。MRI 对于评估慢性剥离最好，MRI 成像可显示二尖瓣脱垂，并且可用于主动脉瓣或二尖瓣反流的量化。

（6）基因检测

发现 *FBN1* 及 *TGFBR1/2* 基因是否突变，用于疾病基因层面的诊断[3]。基因检测可以帮助早期诊断本病，用于家系筛查具有重要意义，对于患者手术指征个体化评估、制订手术方案及预后评估也有重要参考作用。

（二）诊断与鉴别诊断

1. 诊断

现行马方综合征诊断标准是 2010 年发表于国际知名的 *J Med Genet* 杂志“修订版 Ghent 标准”[6]。此标准是目前国际上关于马方综合征的最新版诊断标准，其主要内容如下：

（1）无家族史的患者

满足以下任一情况，可诊断马方综合征。

1）主动脉根部 Z 评分≥2，晶状体异位，并排除 Sphrintzene-Goldberg 综合征、Loeyse-Dietz 综合征和血管型 Ehlerse-Danlos 综合征等类似疾病。

2）主动脉根部 Z 评分≥2，并且检测到致病性 *FBN1* 基因突变。

3）主动脉根部 Z 评分≥2，系统评分≥7，并排除 Sphrintzene-Goldberg 综合征、Loeyse-Dietz 综合征和血管型 Ehlerse-Danlos 综合征等类似疾病。

4）晶状体异位，并且检测到与主动脉病变相关的 *FBN1* 基因突变。

（2）有家族史的患者

满足以下任一情况，可诊断马方综合征。

1）晶状体异位，并且有马方综合征家族史。

2）系统评分≥7，有马方综合征家族史，并排除 Sphrintzene-Goldberg 综合征、Loeyse-Dietz 综合征和血管型 Ehlerse-Danlos 综合征等类似疾病。

3）主动脉根部 Z 评分≥2（20 岁以上）或≥3（20 岁以下），有马方综合征家族史，并排除 Sphrintzene-Goldberg 综合征、Loeyse-Dietz 综合征和血管型 Ehlerse-Danlos 综合征等类似疾病。

（3）注释

1）“主动脉根部 Z 评分”是一种评价主动脉根部扩张程度的方式，评分值越高，主动脉根部扩张越严重。

2）“系统评分”是全面评价全身各器官、系统所表现出的马方综合征特征性症状的方式，总分 20 分。达到 7 分认为有诊断参考价值，评分点包括：同时出现指征和腕征得 3 分（只占其一得 1 分），出现鸡胸得 2 分，漏斗胸得 1 分，足跟畸形得 2 分（平足得 1 分），有气胸史得 2 分，硬脊膜膨出得 2 分，髋臼突出得 2 分，上部量/下部量减小、臂长/身高增加且无脊柱侧凸得 1 分，脊柱侧凸或后凸得 1 分，面征得 1 分，异常皮纹得 1 分，近视大于 300 度得 1 分，二尖瓣脱垂得 1 分。

2. 鉴别诊断

（1）埃勒斯-当洛综合征

埃勒斯-当洛综合征又称弹力过度性皮肤、Ehlers-Danlos 综合征。皮肤弹力过度伸展及血管脆性增加，所以易碰伤出现局部淤青、肿胀改变，因患处皮肤过度伸展，触摸皮肤柔软似触摸天鹅绒感。多见于早产儿、婴儿，伴有家族遗传倾向。早产儿及婴儿患者常表现为肌张力降低、关节脱臼，心血管、胃肠道、膀胱可膨大呈管壁瘤、胃肠憩室、膀胱憩室或破裂穿孔等。

（2）弹性假黄瘤病

多数病例以皮损为首发临床表现，皮损为丘疹或斑丘疹，边界清楚，反复发生消化道出血的消化道病变，多发在小儿期。有特征性视网膜血管样色素纹理，但无关节过伸，马方综合征有典型的四肢骨细长及蜘蛛指临床表现。

（3）同型半胱氨酸尿症

本病为一种先天性甲硫氨酸代谢异常疾病，好发于婴儿，亦称假性马方综合征。可有头发稀疏、晶状体脱位、四肢强直、胸和脊柱异常。但血清同型半胱氨酸堆积和同型半胱氨酸在尿液中排出的增加、全身性骨质疏松、心血管系统异常甚至形成血栓及智力发育障碍等，在马方综合征患者中不出现。

（三）西医治疗与预后

1. 西医治疗

（1）治疗原则

因马方综合征现无特效疗法，预防并发症的出现与推延并发症的出现时间成为目前临床研究的主要方向。通过避免剧烈运动、防治感染、补足大量维生素 C 等方法防治心血管并发症，出现并发症时首先推荐内科对症支持治疗，满足外科手术指征时宜选择外科干预治疗[7]。

（2）一般治疗

马方综合征的治疗涉及多学科，治疗复杂效果差，目前尚无特效治疗药物。有部分专家建议应用男性激素及维生素如同化雄激素，以促进蛋白合成，防止结缔组织进一步损害。可选择美雄酮，5mg/次，1次/日，长期使用，促进胶原的形成和生长。对先天性心血管病变建议早期手术治疗，心律失常伴心功能不全的患者建议首选内科治疗，无心力衰竭者选用β受体阻滞剂，用来降低升主动脉压力、控制Q-T 间期和恢复室性心律。例如，普萘洛尔，10mg/次，3 次/日；美托洛尔，12.5～50mg/次，2～3 次/日。确诊马方综合征合并主动脉瘤及心脏瓣膜关闭不全者，因内科药物治疗不能治愈本病，患者无手术禁忌证建议手术治疗。根据研究总结，为了减少主动脉根部扩张发病率及进展速度，多中心临床研究对比得出，氯沙坦可能比标准治疗药物β受体阻滞剂更加有效。

（3）手术治疗

马方综合征的手术治疗是救命，却不能根治疾病，而心脏大血管的病变是对马方综合征患者危害最大的一类系统性疾病。手术治疗的指征：①合并中重度主动脉瓣关闭不全及二尖瓣关闭不全。②主动脉夹层及主动脉瘤破裂出血、假性动脉瘤、进行性扩张的主动脉瘤。③其他系统病变如眼部病变，可根据对患者生活的影响程度给予矫正或选择早期手术。④合并其他先天性畸形。

2. 预后

马方综合征的患者疾病与并发症的发展及程度差异较大，没有有效的治疗方法也预示着此类患者预后不良。据 Mardoch 等调查，有 30%以上马方综合征患者去世时年龄小于 32 岁，60%以上年龄小于 50 岁。1995 年 Sileverman 研究报道，马方综合征患者平均寿命为 40 岁。心血管系统并发症是造成马方综合征患者死亡的主要原因。

（四）中医辨证论治

在中医，无明确的病证与之对应。但本病的症状和体征提示，本病为先天禀赋不足，导致肝、肾、心等精气虚弱，骨、筋、目及脉管等不得濡养，进而出现蜘蛛指/趾、近视、晶状体半脱位、升主动脉扩张等症状。

《素问·痿论》有“肾主身之骨髓”，《素问·六节藏象论》有“肾其充在骨”，若肾精不足，骨髓生化无源，不能营养骨骼，则会造成骨骼异常。《素问·痿论》称“肝主身之筋膜”，全身的筋膜有赖于肝血的滋养。若肝血亏虚，筋膜则失于濡养，筋的运动功能就会减退，则有筋力不健、动作迟缓、抽搐拘挛、屈伸不利等。《灵枢·脉度》所说“肝气通于目，肝和则目能辨五色矣”，肝血不足，则两目干涩、视物不清，若肝风内动，则两目斜视、目睛上吊等。《素问·痿论》有“心主身之血脉”，《素问·六节藏象论》有“心者……其充在血脉”，指心气推动和调节心脏的搏动和脉管的舒缩，使脉道通利，血液通畅，若脉管失于濡养，则出现血管变异等。

（1）肝肾虚证

1）证候：手指细长如蜘蛛指/趾，杵状指，指蹼，手足不温，指甲不荣，头发无泽，或脱发，四肢无力。

2）辨证：肾精不足，不能营养骨骼，手指细长；肾精虚衰，毛发枯槁、脱落；肝血不足，爪甲软薄等。舌红少苔，或舌质淡苔薄，脉细数或虚弱。

3）治法：温补阳气，滋补阴血。

4）方药：肾气丸合龟鹿二仙胶合方加减。常用药：泽泻、茯苓、山药、牡丹皮、人参、枸杞子等。若畏寒肢冷较甚，可用肉桂；若痰饮咳喘，加生姜、半夏；若夜尿多，加巴戟天、益智仁、芡实。

（2）心脉瘀阻，气血不足

1）证候：心悸怔忡，胸闷，动则加重，胸痛，面色晦暗，指甲凹陷等。

2）辨证：心气血不足，心脉瘀阻，则有心悸、胸闷、胸痛等症。舌质暗淡瘀紫，苔薄，脉涩或虚弱。

3）治法：温通心脉，补益气血。

4）方药：桂枝茯苓丸合失笑散加减。常用药：桂枝、茯苓、当归、牡丹皮、桃仁、芍药等。若疼痛剧烈者，加蒲黄、五灵脂、乳香、没药；若阳虚明显者，加附子、肉桂；若肾虚明显者，加枸杞子、川续断、桑寄生。

（3）肝血亏虚

1）证候：视物模糊，屈光不正，震颤性虹膜内障，面色萎黄等。

2）辨证：筋脉、爪甲、两目等缺血濡养而见肢体麻木，关节拘急不利，手足震颤，爪甲干枯脆薄，视物模糊、眼花、视力减退，甚至雀盲，眩晕耳鸣；面、舌色淡，苔白，脉细。

3）治法：补益肝血，平息内风。

4）方药：四物汤合大定风珠加减。常用药：当归、川芎、白芍、熟地黄等。若兼气虚者，加人参、黄芪，以补气生血；以血滞为主者，加桃仁、红花，白芍易为赤芍，以加强活血祛瘀之力；若血虚有寒者，加肉桂、炮姜、吴茱萸，以温通血脉；若血虚有热者，加黄芩、牡丹皮，熟地黄易为生地黄，以清热凉血。

三、养生指导与康复

本病多为遗传性疾病，需做好产前检查，避免近亲结婚，注意避免妄投药物等，保证胎儿的健康。妊娠期做好胎儿监测等，发现问题及时处理。若出生后发现儿童有本病的特征，及时到医院就诊，且定期复查随诊。中医调理时以滋补肝、肾、心为主，可以多食用枸杞子、大枣、山药、黑芝麻等。枸杞子，性平，味甘，归肝经及肾经，有滋补肝肾、益精明目的作用；大枣，有健脾益气、补气养血安神的作用；山药，直接入中焦，补脾胃，可以生津养肺，还可以补肾涩精；黑芝麻，补肝肾，益精血，润肠燥。多食富含维生素 C 的食物，维生素 C 有助于脯氨酸和赖氨酸的羟化，有助于缓解症状。多食含钙丰富的食物，如牛肉、牛奶、鸡蛋、虾皮等，有助于缓解骨骼病变相关症状。配合针灸疗法，针刺取肾俞、肝俞、关元等穴。有痿证、偏枯者，配悬钟、足三里等穴；有近视者，配睛明、承泣等穴。平日里也可自己按摩穴位，按摩气血汇聚之穴“合谷”可改善头痛发热、护肝明目；按摩足三里可补中益气；按摩鱼际穴可增强体质，增强心肺功能。平日里应避免剧烈运动，如俯卧撑及举重，还有篮球、足球等竞技类运动，以免心跳加速和血压升高，防止主动脉根部扩张。可适度进行散步或快走，骑自行车等有氧活动，增加心肺功能。患者应减少头部活动，避免大声谈笑，勿揉眼睛，勿过度低头；嘱患者咳嗽时深吸气后舌尖顶住上腭，慢慢咳嗽，以减轻头部的震动。患者应合理用眼，注意用眼卫生，避免洗脸、洗发时污水入眼；定期观察有无角膜水肿、结膜充血等，若出现头痛，眼部胀痛、瘙痒及视力下降明显的情况时，应及时就诊。戒烟限酒，降低诱发和增加心血管疾病发生的风险。

参 考 文 献

［1］Yuan S M，Jing H. Marfan’s syndrome：an overview［J］. São Paulo Medical Journal，2010，128（6）：360-366.

［2］Sakai L Y，Keene D R，Renard M，et al. FBN1：The disease-causing gene for Marfan syndrome and other genetic disorders［J］. Gene：An International Journal Focusing on Gene Cloning and Gene Structure and Function，

2016，591（1）：279-291.

[3] Stuart A G，Williams A. Marfan's syndrome and the heart［J］. Archives of Disease in Childhood，2007，92（4）：351-356.

[4] Kumar A，Agarwal S. Marfan syndrome：an eyesight of syndrome［J］. Meta Gene，2014，2：96-105.

[5] Bitterman A D，Sponseller P D. Marfan syndrome：a clinical update［J］. The Journal of the American Academy of Orthopaedic Surgeons，2017，25（9）：603-609.

[6] Loeys B L，Dietz H C，Braverman A C，et al. The revised Ghent nosology for the Marfan syndrome［J］. Journal of Medical Genetics，2010，47（7）：476-485.

[7] Dean J C. Marfan syndrome：clinical diagnosis and management［J］. European Journal of Human Genetics，2007，15（7）：724-733.

（迟德财　方文龙）

第二节　特发性肺动脉高压

一、疾 病 概 述

（一）定义

特发性肺动脉高压（idiopathic pulmonary arterial hypertension，IPAH），又称原发性肺动脉高压（primary pulmonary hypertension，PPH），是指病因尚不明确的肺血管阻力增加，进而引起持续性肺动脉压力升高，与肺血管自身病变共同作用增加右心后负荷，导致右心—肺循环的阻力增高的肺循环病证[1]。

经研究证实，成年人静息状态下肺动脉平均压（mean pulmonary artery pressure，mPAP）正常值为（14±3.3）mmHg，正常人群考虑年龄、性别、种族等因素，mPAP 正常情况不会大于 20mmHg。如正常静息状态下 mPAP≥25mmHg，或在运动时≥30mmHg 可诊断为肺动脉高压。血容量、心排血量等均可影响肺动脉压，长期以来将 mPAP≥25mmHg 定义为肺动脉高压的标准参考指标，这一指标减少了患者的诊断数量，但却可以避免临床中对部分患者的过度诊断和治疗。作为临床专业医生必须了解：随着近年研究的不断更新和总结发现，患者 20mmHg≤mPAP≤25mmHg 同样处于异常状态且疾病加重的概率显著增加。部分专家认为 20mmHg≤mPAP≤25mmHg 意味着患者处于肺血管病变的早期阶段。

（二）IPAH 流行病学

IPAH 是一种罕见病，估计在普通人群中发病率为百万分之一到百万分之二。IPAH 最常见于 20～40 岁的成年人，而且研究发现在发病率上没有种族差异[2]。儿童患者中，肺动脉高压与性别无关；然而，在青春期之后女性更为常见[男女发病率之比为 1∶（2～3）][3]。在许多情况下，IPAH 发病可能与其他疾病有关，如 HIV 感染（0.5%的患者感染）[4]、肝硬化（2%～

4%）和门静脉高压症。此外，10%～20%的系统性硬皮病患者可能发生 IPAH[5]。2002 年 10 月至 2003 年 10 月，一项前瞻性研究，对 674 名患者［平均年龄（50±15）岁，女性 65.3%］进行了调查，结果显示 52.6%的患者表现为：原发性、家族性或厌食相关肺动脉高压。大多数患者在诊断时患有严重疾病［纽约心脏病协会（NYHA）分级：Ⅳ级 12%；Ⅲ级 63%；Ⅰ～Ⅱ级，分别为 25%］[6]。

据预测，厌食药右芬氟拉明的广泛使用将使 IPAH 的发病率增加 20～50 倍，即每 16 000 名使用者增加 1 例[7]。现在建议所有有接触这些药物史的个人（特别是那些接触超过 3 个月的人）进行彻底评估，重点是肺动脉高压和瓣膜功能不全的体征和症状。那些有异常表现的患者应进行超声心动图检查进一步评估。

（三）肺动脉高压发病机制

组织病理学和临床研究表明，IPAH 是一种遗传易感性疾病，各种触发因素引发了特征性的血管病变。相关研究表明，*PPH1* 基因中一种骨形态发生蛋白受体 2 基因（*BMPR2*），可能与本病的发病机制有关[8]。肺动脉高压的主要发病机制是血管收缩和血管重塑。其他研究表明，肿瘤坏死因子超家族成员 14 水平升高，其介导的内皮细胞血栓前效应，可能有助于肺动脉高压[9]的疾病进展。IPAH 的触发因素包括低气压缺氧（高原）、自身免疫性疾病、药物、毒素、肺血流量增加、肺压力增加、肺损伤、交感神经张力增加及儿茶酚胺诱导的损伤。无论何种触发因素均可导致病理改变的发生，如内皮损伤、凝血异常、血小板聚集、平滑肌细胞迁移和原位血栓形成等。

二、诊断与治疗

（一）临床表现与化验检查

1. 临床表现

（1）呼吸困难

呼吸困难最早出现，常表现为劳累后胸闷气短。美国一项关于 IPAH 的前瞻性研究显示，约60%患者以活动后胸闷气短为首发症状。随着疾病进一步进展，所有患者都会出现不同程度的呼吸困难，部分患者伴有疲劳和活动耐量下降等，严重患者出现静息状态下进行性呼吸困难。当呼吸困难症状无法用其他疾病解释时，我们一定要考虑到肺血管性疾病。

（2）胸痛和晕厥

研究显示大约 40%的肺动脉高压患者有心绞痛、晕厥的病史。而 IPAH 患者一旦出现心绞痛、晕厥则提示心排血量已显著减少。右心室后负荷压力长时间增高导致代偿性右心室心肌肥厚，加之肺动脉内血液不能充分氧合，出现冠状动脉供血不足、心肌缺血而导致心绞痛。肺动脉高压最终可引起心排血量下降，而心排血量下降与肺动脉高压共同作用导致脑供血不足性晕厥。

（3）咯血

咯血为罕见症状，主要由肺动脉毛细血管前微小血管破裂所致。需要与左心功能不全性肺静脉高压破裂出血进行鉴别。

（4）其他症状

当右心功能不全甚至心力衰竭时会出现下肢水肿，由于右心功能不全部分患者会出现消化道系统症状，如恶心，呕吐、门静脉高压、腹部饱胀感甚至消化道出血。约10%患者（几乎均为女性）出现雷诺现象，提示预后较差。肺动脉扩张压迫左侧喉返神经，会出现声音嘶哑，临床称为 Ortner's 综合征，较少见，经手术解压可以治愈。该类患者较常人更易出现呼吸道感染，如发热、肺炎等，而肺炎又可以进一步加重肺动脉高压，使呼吸系统感染反复出现，较难治愈。

2. 化验检查

排除其他继发性肺动脉高压疾病是确诊 IPAH 的前提。实验室检查包括血细胞分析、电解质、肾功能和肝功能检查等。

1）在适当的临床环境中，应检查 HIV，以筛查 HIV 感染相关肺动脉高压。

2）应检查抗核抗体以评估是否为由结缔组织病引起的肺动脉高压。

3）在发病率高的地区，应考虑筛查镰状细胞贫血等溶血性贫血和血吸虫病。

4）脑利钠肽及其前体 N 末端脑利钠肽原是心肌细胞拉伸时释放的肽，在右心衰竭和左心衰竭中都升高。已知肺动脉高压患者中相关值升高则预后较差。

5）肝功能及肝炎系列筛选，以明确病毒感染史。

6）甲状腺功能检查，因自身免疫性甲状腺炎是肺动脉高压病因之一，所以临床中应进行筛查。

7）轻中度肺动脉高压时，血气分析通常在正常范围内，病情较重时出现低氧血症和低碳酸血症，提示预后较差。

8）凝血酶原时间，少数患者出现血液高凝状态。

9）血细胞分析、肾功能检查等评估全血细胞计数、是否贫血，以及电解质情况等。

3. 辅助检查

（1）心电图

对于疑诊 IPAH 的患者应进行心电图检查，可以对心脏解剖和心律失常等一系列问题进行筛选，但心电图诊断肺动脉高压的敏感性较低。

（2）多普勒超声心动图

多普勒超声心动图是肺动脉高压的首选无创检查，可测量左、右心室收缩压，肺动脉收缩压，并评估左、右心室的收缩、舒张功能，心脏房室是否增大及程度。筛查心脏瓣膜疾病，如心内分流和心包积液。但该检查在部分患者中的精确度不如右心导管检查。

（3）胸部 X 线

肺动脉高压常导致中央肺动脉（主肺动脉、肺门血管和右肺降动脉）增大，周围血管逐渐缩小，进而导致周围肺野透亮度低。其他发现包括右心室增大（侧位显示胸骨后间隙消失）、右心房扩张（右心边界突出）。胸部 X 线片有时也有助于提供任何可能导致肺动脉硬化症的潜在疾病的线索，如慢性阻塞性肺疾病、肺间质疾病和充血性心力衰竭。

（4）通气/灌注扫描（V/Q 扫描）

正常的 V/Q 扫描几乎可以排除慢性血栓栓塞疾病，其是 IPAH 的病因。如果 V/Q 扫描提示存在慢性血栓栓塞疾病，应进行血管造影或 CT 血管造影以确认诊断。

（5）CT 扫描/MRI

肺部 CT 扫描有助于评估和确定 IPAH 的病因，如慢性阻塞性肺疾病、肺间质疾病和慢性血栓栓塞性肺动脉高压。心脏 MRI 在评价右心室结构和功能方面优于经胸超声心动图。

（6）右心导管术

右心导管术被认为是确诊肺动脉高压和评估疾病严重程度的最佳诊断试验。肺动脉高压是指 mPAP≥25mmHg，且无左心疾病迹象，表现为左心室舒张末期压力正常（小于 15mmHg）。所有腔室的尺寸和压力都可以直接测量。

（7）肺毛细血管楔压（pulmonary capillary wedge pressure，PCWP）

仅测量 PCWP 不足以区分单独的肺动脉高压还是左心疾病引起的肺动脉高压，因为 PCWP 在所有肺动脉高压病例中可能由于主肺动脉扩张而升高，这妨碍了 PCWP 的准确测量。

（8）血管反应性试验

一小部分患有 IPAH、遗传性肺动脉高压和药物诱导的肺动脉高压患者使用钙通道阻滞剂可显著改善血流动力学和症状。血管反应性测试包括在右心导管术中使用短效血管扩张剂（如吸入一氧化氮，或输注腺苷、依前列醇），然后测量 mPAP 的反应。血管反应性试验阳性的患者（mPAP 降低 10～40mmHg，心排血量增加或不变，全身血压无明显变化）应给予钙通道阻滞剂治疗。

（9）肺功能测试

肺功能测试用于评估潜在的肺疾病，如间质性肺病和慢性阻塞性肺疾病，其是肺动脉高压的潜在原因。

（10）睡眠研究（多导睡眠图）

阻塞性睡眠呼吸暂停是 IPAH 的潜在病因，当高度怀疑 IPAH 时，用于确定诊断。

（11）运动测试

在评估肺动脉高压期间或确定肺动脉高压诊断后进行运动测试（最常见的是 6 分钟步行测试）。运动测试有助于建立一个临床基线，以指导治疗和评价治疗效果。

（二）诊断与鉴别诊断

1. 诊断

确诊 IPAH 后不仅仅需要评估疾病的严重程度并预测预后，还要对 IPAH 进行功能分级和运动耐力测试，由于 IPAH 患者早期无特异性临床症状，增加了诊断的困难。诊断 IPAH 的重要原则是排除其他继发性肺动脉高压疾病。右心导管术，目前是确诊的标准试验，也是最常用的手段。

2. 鉴别诊断

许多疾病可表现为劳累性呼吸困难和疲劳。这包括但不限于肺部疾病，如慢性阻塞性肺疾病、间质性肺病、冠状动脉疾病、瓣膜性心脏病、先天性心脏病、慢性贫血、血液病、神经肌肉疾病等。这些疾病无肺动脉高压的病史或体检结果。

（三）西医治疗

美国胸科医师学会共识声明[10]建议 IPAH 患者应由经验丰富的专家团队管理：“由于 IPAH 是一种罕见的疾病，其复杂性对医生提出了巨大的挑战，因此建议将患者转入到一个有治疗本病经验的中心。然而，转诊医师必须在这些患者的日间护理中发挥主要作用。”

一旦诊断成立，应侧重于心理咨询，以适应不断变化的生活方式和减轻疾病对患者和家人产生的心理压力。妊娠期血流动力学和激素变化是有害的，必须采取措施避免受孕。然而，应该避免口服避孕药和雌激素补充剂，因为雌激素可能促进或触发疾病，增加肺动脉血栓形成的风险。在选择治疗方案时，医生应考虑心肺血流动力学、6 分钟步行试验的结果、右心衰竭的体征和症状、副作用、药物-药物相互作用以及每个选定患者的经济情况[11]。

1. 基本治疗

医学治疗包括非特异性治疗（治疗右心衰竭）、特异性治疗（旨在降低肺动脉压力）。非特异性治疗包括改善心功能，减少呼吸困难、疲劳和周围水肿，建议使用洋地黄增加心脏收缩力。超过 75%的 IPAH 患者超重或肥胖，不能运动，因此限制热量以减少体重是至关重要的。饮食应低饱和脂肪和低盐（钠摄入量 2g/d），并调整热量，以减少到理想的体重。肥胖使得 IPAH 的进展加速，增加了心脏的负担。虽然过度的运动是疾病加重的因素，但定期适当的运动可以改善患者的整体状态、提高生活质量。

（1）利尿剂

利尿剂是治疗水肿的有效方法，但使用时要谨慎。血管内容积严重减少会导致左心室充盈不足，进而导致严重的低血压和猝死。螺内酯对肝淤血和腹水特别有效，可与袢利尿剂联合使用。推荐使用华法林抗凝，非随机观察数据表明，抗凝剂对预后可产生有益的影响[12]。这些药物用于 IPAH 的治疗证据水平为 C 级，没有随机试验证明治疗的有效性。然而，强烈建议使用利尿剂时，特别是对于液体超载的患者，推荐抗凝剂、洋地黄和氧疗联合应用。

（2）钙通道阻滞剂

有肺血管扩张剂储备证据的患者（mPAP 至少降低 20%），口服钙通道阻滞剂硝苯地平、地尔硫䓬可能减少症状，延长寿命。美国胸科医师学会共识声明强烈建议进行有监测的试验性治疗，而不是经验性地使用[13]。

（3）前列腺素

静脉注射依前列醇可显著改善患者的生活质量，改变 IPAH 的自然病程。依前列醇是一种天然存在的血管扩张剂列醇环素（PGI_2）的短效类似物，半衰期为 3～5 分钟。在一项为期 3 个月的试验中，与传统疗法相比，依前列醇改善了Ⅲ级和Ⅳ级患者的症状和提高了短期生存率[14]。

（4）磷酸二酯酶抑制剂

西地那非是一种有效而特异的磷酸二酯酶Ⅴ型抑制剂，以前曾用于勃起功能障碍。西地那非降低了 mPAP，提高了 NYHA 的功能等级，并在 1 年内用 6 分钟步行试验距离显示运动耐力增加。只有每日 3 次，每次 80mg 应用西地那非的数据，而食品和药物管理局批准的 IPAH 治疗剂量为 20mg，每日 3 次。

2. 手术治疗

（1）经皮球囊房间隔造瘘术（arterial septostomy，AS）

通过降低右心室压力达到减压的效果，增加心脏指数，从而改善 IPAH 的血流动力学指标，减轻临床症状。在经过标准的内科治疗无效的 NYHA 分级Ⅲ或Ⅳ级，有反复发作性晕厥和难治的严重右心衰竭的 IPAH 患者，选择此手术治疗。AS 也可作为心肺移植术前的过渡治疗。

一定要把握手术指征并严格执行，因为与此手术相关的死亡率高达 16%。

（2）肺或心肺移植

在少数对治疗反应不佳的患者中，唯一的选择是肺或心肺移植。这是一个强有力的建议，但证据水平较低，因为没有随机试验证明。

3. 预后

接受治疗的患者应至少每 3 个月就诊一次，未接受治疗的患者也应至少每 3～6 个月进行一次随访，以便重新评估[15]。IPAH 是一种慢性、进行性和经常致命的疾病，平均中位生存时间是 2.8 年。疾病进展和死亡率的过程是高度可变的，取决于诊断时的 IPAH 类型和疾病严重程度，3 年存活率为 48%。在先天性心脏病、结缔组织病、HIV 感染和门静脉高压相关的肺动脉高压患者中，3 年生存率分别为 77%、37%、21%和 64%。近 10 年来，随着 IPAH 药物治疗的研究进展，尤其是前列醇类等药物的应用，IPAH 的预后有了明显改善。

（四）中医辨证论治

中医学将 IPAH 归属于“喘证”、“肺胀”等证。“喘证”主要是呼吸急促，甚至张口抬肩、鼻翼煽动、不能平卧等病证；“肺胀”是以胸中胀闷、咳嗽咳痰、气短而喘为主要表现的疾病，主要是因多种慢性肺系疾病反复发作，迁延不愈所致。但本病无肺部感染时，无明显咳嗽咳痰、喘促等症状，故较难归入上述病证中。根据本病特点分析，大气下陷证为主要证型。“大气”一词首见于《黄帝内经》，《灵枢·五味》提出：“谷始入于胃，……，其大气之抟而不行者，积于胸中，命曰气海。”张锡纯《医学衷中参西录》称：“大气者，充满胸中，以司肺呼吸之气也。……此气一虚，呼吸即觉不利，而且肢体酸懒，精神昏愦。……下陷过甚者，呼吸顿停，昏然罔觉。”大气为病有虚有实，反映在肺动脉高压主要为因虚而致的心肺功能不全。在肺可见活动后则气喘，外内之气不相接续等症状；在心主要表现为血脉运行不畅，《灵枢·刺节真邪》云：“宗气不下，脉中之血，凝而留止，出现胸痛、心悸、发绀、失眠等症状。”

中医理论认为，本病以肺虚为主，且易因虚致实，产生瘀血、水饮等病理产物，形成本虚标实之证。肺失宣降，肺气上逆或气无所主，肾失摄纳而致喘。肺失宣降可导致痰浊壅肺，肺气郁阻，进而心脉失畅，则血郁为瘀，痰瘀并见，互结为患。肺属金，久病则肺气亏虚，金不生水，进而使肾受累，导致肺肾两虚。若外感风热或风寒之邪，未能及时驱散，邪蕴于肺，阻遏肺气，肺气不得宣降，进而加重。本病主要由肺虚所引发，复感外邪，邪气入里以致病情进行性加重。治疗方面，《素问·阴阳应象大论》云：“定其气血，各守其乡，血实宜决之，气虚宜掣引之。”

（1）大气下陷

1）证候：进行性气短，乏力明显，胸痛，有咯血，甚至晕厥，双下肢肿胀等。

2）辨证：多种原因导致大气虚弱而下陷，不能坚守膈上心肺两脏，短气不足，进而喘息，或怔忡，或小腹下坠疼痛，脉弱。

3）治法：补益大气。

4）方药：升陷汤加减。常用药：黄芪、柴胡、桔梗、升麻、知母等。若气分虚极者，可加人参；若少腹下坠，可加升麻。

（2）肺肾气虚

1）证候：咳喘短气，声音低怯，倦怠懒言，面色少华，形寒肢冷，易感冒，自汗，动辄尤甚。

2）辨证：肺气虚弱，肺失宣发，则咳喘、胸闷、呼吸不利等；肾主纳气功能减退，则呼吸表浅，动则气喘等。小便清长，舌色淡苔薄，脉虚弱。

3）治法：补肺纳肾，降气平喘。

4）方药：补虚汤合参蛤散加减。常用药：人参、茯苓、甘草、黄芪、厚朴、陈皮等。若喘甚，肾虚不纳气，加灵磁石、沉香、紫石英纳气归元；若肺虚有寒，怕冷，舌质淡者，加桂枝、细辛、钟乳石温阳散寒。

（3）痰瘀阻肺

1）证候：喘息气促，咳嗽痰多，色白或有泡沫，胸部膨满，憋闷如塞，唇甲紫绀等。

2）辨证：肺气郁滞，生痰瘀阻，气病及血，导致瘀血，故痰多，气喘，胸部膨满，憋闷刺痛。舌质暗，或暗紫，舌下瘀筋增粗，苔腻或浊腻，脉弦滑。

3）治法：化痰祛瘀，补气活血。

4）方药：葶苈大枣泻肺汤合桂枝茯苓丸加减。常用药：葶苈子、大枣、桂枝、茯苓、赤芍、牡丹皮等。若瘀阻明显，可加桃仁、川芎、水蛭；若怕冷，舌质淡，可加细辛；若有阴虚内热，可加麦冬、玉竹、知母。

三、养生指导与康复

本病主要是由肺虚引起，故平日可以补肺为主，白色入肺，日常生活中常见的白色食物有白萝卜、雪梨、山药、百合、银耳等。可以将上述食材煲汤食用，如杏仁猪肺汤、沙参百合润肺汤、雪耳鸭肾汤、雪梨银耳汤、苹果川贝鸡汤等。配以针灸疗法，针刺取肺俞、肾俞、定喘、气海、足三里等穴，有补益肺气的作用。也可以通过自行按摩穴位达到保健的作用，按摩天突穴可起到宣通肺气、通经活络、降气化痰的作用；按揉大椎穴可祛风解热；按揉膻中穴可以改善呼吸困难、咳嗽、胸部疼痛等症状；常按揉涌泉穴可增强肾气，从而提高机体免疫力。

日常饮食要注意，不要食用肥甘厚味、高盐高脂的食物，避免血压升高，适当的蛋白质摄入可为患者提供必要的营养。要定期监测血压、血脂、肺动脉压力等指标。要防寒保暖，避免感染，不要抽烟喝酒，以免增加呼吸道负担。平日可以适当锻炼，可以散步，练习太极拳、八段锦等。专业的呼吸功能锻炼，可以通过反复呼吸运动及运动耐力提高呼吸肌膈肌及肋间肌的功能，改善患者的肺通气功能。下肢耐力的训练可进一步加强心脏血液的回流，进一步刺激呼吸及增加肺部的血流量，减少肺动脉压力，从而减少心室的损伤。在患者可耐受范围内运动，可刺激大脑产生抗抑郁的物质，使患者身心愉悦。

参考文献

[1] Humbert M，Montani D，Evgenov O V，et al. Definition and classification of pulmonary hypertension［J］. Handb Exp Pharmacol，2013，218：3-29.

[2] Rubin L J. Primary pulmonary hypertension［J］. New England Journal of Medicine，1997，336（2）：111-117.

[3] Taichman D B，Mandel J. Epidemiology of pulmonary arterial hypertension［J］. Clin Chest Med，2013，

34（4）：619-637.

［4］Speich R，Jenni R，Opravil M，et al. Primary pulmonary hypertension in HIV infection［J］. Chest，1991，100（5）：1268-1271.

［5］Pan T L，Thumboo J，Boey M L. Primary and secondary pulmonary hypertension in systemic lupus erythematosus［J］. Lupus，2000，9（5）：338-342.

［6］Humbert M，Sitbon O，Chaouat A，et al. Pulmonary arterial hypertension in france：Registry from a national Registry［J］. American Journal of Respiratory and Critical Care Medicine，2006，173（9）：1023-1030.

［7］Speich R，Jenni R，Opravil M，et al. Primary pulmonary hypertension in HIV［J］. Infection Chest，1991，100：1268-1271.

［8］Connolly H M，Crary J L，McGoon M D，et al. Valvular heart disease associated with fenfluramine-phentermine［J］. New England Journal of Medicine，1997，337（24）：581-588.

［9］Otterdal K，Andreassen A K，Yndestad A，et al. Raised LIGHT levels in pulmonary arterial hypertension［J］. American Journal of Respiratory and Critical Care Medicine，2008，177（2）：202-207.

［10］Rubin L J. Primary pulmonary hypertension：ACCP consensus statement［J］. Chest，1993，104：236-250.

［11］Badesch D B，Abman S H，Simonneau G，et al. Medical therapy for pulmonary arterial hypertension：updated ACCP evidence-based clinical practice guidelines［J］. Chest，2007，131（6）：1917-1928.

［12］Fuster V，Steele P M，Edwards W D，et al. Primary pulmonary hypertension：natural history and the importance of thrombosis［J］. Circulation，1884，70（4）：580-587.

［13］Rich S，Kaufmann E，Levy P S. The effect of high doses of calcium channel blockers on survival in primary pulmonary hypertension［J］. New England Journal of Medicine，1992，327（2）：76-81.

［14］Barst R J，Rubin L J，Long W A，et al. A comparison of continuous intravenous epoprostenol（prostacyclin）with conventional therapy for primary pulmonary hypertension［J］. The New England Journal of Medicine，1996，334（5）：296-302.

［15］Oliaro E，Grosso Marra W，Orzan F. Primary pulmonary hypertension［J］. Minerva Cardioangiol，2000，48（11）：361-378.

（迟德财　方文龙）

第六章

罕见病相关危急重症诊治

第一节 ICU 中的罕见病——恶性高热

一、疾 病 概 述

恶性高热（malignant hypermia，MH）是一种常染色体显性遗传病，主要表现为由挥发性吸入麻醉药或去极化肌松药所触发的患者骨骼肌异常高代谢状态。在 MH 患者发病前，通常无法诊断，但患者一旦接触上述两种药物，病情进展十分迅速，可表现为全身肌肉痉挛、体温急剧持续升高、呼吸性和代谢性酸中毒等，在没有特异性治疗药物的情况下，极易危及生命[1-3]。

研究发现，西方国家接受麻醉患者 MH 的发生率为 1/500 000～1/5000，儿童略高于成人，男性多于女性。在患者不接触麻醉药品时，本病发病率仅为 1/62 000。据国外研究报道 20 世纪 60 年代 MH 的病死率高达 90%，随着对 MH 认识的不断深入、诊断治疗水平的不断提高及特异性治疗药物丹曲林钠的普及，目前发达国家已将 MH 病死率控制在 5%～10%及以下[4]。在我国，MH 的病死率约为 73.5%，且治疗本病的特效药物在我国尚未上市。

MH 的发病机制主要是由于机体代谢异常导致的高热状态，骨骼肌细胞的钙离子调节障碍导致细胞内钙离子水平升高，进而导致多器官的功能障碍。因为 MH 患者肌质网膜上的受体存在一定异常，在接触挥发性吸入麻醉药和琥珀酰胆碱的作用下，钙离子不能被有效重吸收而异常释放，导致肌质内钙离子浓度异常增高，骨骼肌细胞发生强直收缩，产热增加，导致大量的氧耗和 CO_2 生成，进而出现一系列高代谢症状。骨骼肌持续痉挛还会使血钾升高，高钾血症可导致患者心律失常甚至心搏骤停[1-3]。

MH 的遗传方式主要是常染色体显性遗传，具有遗传异质性。研究证实 *RYR1* 基因的异常是多数 MH 的分子生物学基础基因，*RYR1* 基因的突变通常发生在 19 号染色体长臂（19q13.1）。与 MH 相关的突变主要集中在该通道蛋白 N 端 35～614 位氨基酸（外显子 2～18）、C 端 3916～4973 位氨基酸（外显子 90～104）和中间区域 2163～2458 位氨基酸（外显子 39～46）。有研究表明，MH 患者中还有少见的 *CACNA1S* 基因突变。还有学者发现，在北美加利福尼亚州的原住民 MH 患者中有 *STAC3* 基因突变[5-6]。

二、诊断与治疗

MH 易感者在发病前，一般无特殊临床表现。氟烷类吸入麻醉药或去极化肌松药，如琥珀酰胆碱等会诱发 MH 发作。也有研究表明，利多卡因、盐酸甲哌卡因和盐酸布比卡因等酰胺类局部麻醉药或氯胺酮等也有可能引发 MH。此外，还有一些其他因素如运动过度、情绪问题、应激状态等，也都可能诱发 MH 样反应。

（一）临床表现与化验检查

1. 临床表现

MH 在患者的麻醉过程中及术后 24 小时内都是有可能发生的。MH 一般可以分为以下四型：爆发型、咬肌痉挛型、晚发作型、单一型横纹肌溶解。其中爆发型 MH 最为典型，其他类型虽然较少、病情较轻，但可能随时转变为爆发型 MH，所以也应当引起临床重视。

爆发型 MH 是临床通常所指的 MH，具有比较典型的临床表现。患者会突然发生以下急性表现：高碳酸血症、高钾血症、心动过速、严重缺氧、呼吸性/代谢性酸中毒等；还有特征性的体温迅速升高，最高可达 40℃以上，患者进入高热状态后出现面部潮红、嘴唇发绀；患者会出现骨骼肌剧烈收缩僵硬，紧接着在数小时内出现急性肾衰竭、充血性心力衰竭、肠缺血等重要器官功能障碍，甚至发生弥散性血管内凝血，导致患者死亡。在患者发病的 24～36 小时内，以上症状还可能会反复发作。典型的爆发型 MH 症状至少包括以上体征中的 3 种。咬肌痉挛型 MH 是指患者出现咬肌僵硬，一般在 MH 的早期发生，通常在使用琥珀酰胆碱之后，并且伴随有肌酸磷酸激酶的变化。晚发作型 MH 通常在术后 1 小时之内开始，也就是全麻结束后的很短时间内，是比较不常见的 MH 类型。单一型横纹肌溶解 MH 一般会在术后 24 小时内出现严重的肌肉坏死[7-8]。

2. 化验检查

除了常规的肌酸磷酸激酶、尿肌红蛋白、血气分析等检测项目外，离体骨骼肌收缩试验是目前临床上公认的诊断 MH 的最重要标准。这个试验实施的前提要求患者年龄为 8 岁以上，体重超过 20kg。试验方法如下：选取患者股四头肌或其他长肌近肌腱部位，取 2～3cm 肌纤维，在恒温 37℃环境中，将肌纤维标本固定在 Krebs 液体中，给予标本不同浓度的咖啡因——氟烷刺激，通过张力传感器和电刺激仪，测定肌张力的改变。目前还有一些实验性无创检查来评估诊断 MH 易感患者，如通过磁共振光谱判断 ATP 消耗。另外，基因检测可以作为 MH 诊断的补充方法。建议对可疑 MH 患者通过平行测序或下一代测序（next-generation sequencing，NGS）检测 *RYR1* 基因或 *CACNA1S* 基因。欧洲恶性高热研究协会推荐可以依据已经明确部分 *RYR1* 突变位点诊断 MH，而且研究表明 NGS 测序已鉴定出大量 *RYR1* 和 *CACNA1S* 基因突变。当患者确诊或疑似为 MH，建议给予家属 MH 基因热点区的检测，如果家属携带有与 MH 患者相同基因突变位点，可确诊为 MH，但是如果家属未检测到与患者相同的突变位点，亦不能排除 MH 诊断[1, 9-10]。

（二）诊断

因为在发病前，MH 患者并无明确临床表现，所以患者发病前通常难以诊断。MH 的诊断方法包括临床评分诊断、离体骨骼肌收缩试验确诊及基因检测诊断。以下为 2018 年中国防治恶性高热专家共识发表的恶性高热的临床评分标准以及评分结果与发生恶性高热的可能性（表 6-1、表 6-2）。

表 6-1　恶性高热的临床评分标准

项目	指标	分数
肌肉僵硬	全身肌肉僵硬（不包括由于体温降低和吸入麻醉苏醒期间及苏醒后所导致的寒战）	15
	静脉注射琥珀酰胆碱后咬肌痉挛	15
肌溶解	静脉注射琥珀酰胆碱后肌酸磷酸激酶＞20 000U	15
	未应用琥珀酰胆碱	15
	麻醉后肌酸磷酸激酶＞10 000U	10
	围手术期出现肌红蛋白尿，尿肌红蛋白＞60g/L	5
	血清肌红蛋白＞170μg/L	5
	全血/血清/血浆 K^+＞6mEq/L（不包括合并肾衰竭时）	3
呼吸性酸中毒	在适当的控制呼吸条件下，呼气末 CO_2 分压＞55mmHg	15
	在适当的控制呼吸条件下，动脉血 CO_2 分压＞60mmHg	15
	在自主呼吸条件下，呼气末 CO_2 分压＞60mmHg	15
	在自主呼吸条件下，动脉血 CO_2 分压＞65mmHg	15
	异常的高碳酸血症	15
	异常的呼吸过速	10
体温升高	围手术期体温异常快速地升高（需根据麻醉医师的判断）	15
	围手术期体温异常升高（＞38.8℃）（需根据麻醉医师的判断）	10
心律失常	异常的心动过速	3
	室性心动过速或心室颤动	3
家族史（筛选易感者）	直系亲属中有恶性高热家族史	15
	非直系亲属中有恶性高热家族史	10
其他	动脉血气分析显示碱剩余低于-8mEq/L	10
	动脉血气分析显示 pH＜7.25	10
	静脉注射丹曲林钠后呼吸性酸中毒及代谢性酸中毒很快纠正	5
	有恶性高热家族史伴有静息状态下肌酸磷酸激酶升高	10
	有恶性高热家族史伴有以上表现的任意一种	10

表 6-2　恶性高热临床评分结果与发生恶性高热的可能性

得分	级别	恶性高热可能
0	1	极不可能
3～9	2	不可能
10～19	3	接近于可能
20～34	4	较大的可能性
35～49	5	很可能
50+	6	几乎肯定

离体骨骼肌收缩试验作为 MH 的确诊试验，有欧洲和北美两个略有差异的判断标准。北美 MH 诊断标准要求氟烷及咖啡因试验中任一试验阳性即诊断 MH 易感者，均阴性可诊断为非 MH 易感者。而欧洲 MH 诊断标准要求氟烷及咖啡因试验均为阳性则诊断为 MH 易感者，均为阴性则诊断为非 MH 易感者，如果仅咖啡因试验阳性则诊断为咖啡因型可疑 MH；如果仅氟烷试验阳性则诊断为氟烷型可疑 MH[3, 7, 11]。

关于基因检测诊断 MH，由于 MH 基因学改变复杂，突变位点可能与人种相关，而中国人群 MH 患者的遗传学研究尚未见报道明确的突变位点，因此欧洲 MH 协会推荐的 MH 突变相关位点需在中国人群中进一步证实后方可用于诊断。此外，由于 MH 的致病基因较为复杂，具有遗传异质性，MH 基因检测只能用于补充诊断。

需注意 MH 还应与其他一些临床综合征进行鉴别诊断，包括抗精神病药恶性综合征（neuroleptic malignant syndrome，NMS）、肌营养不良、中央核肌病、横纹肌溶解和其他神经肌肉性疾病，以及手术中可能出现的肾上腺危象、甲状腺危象等。NMS 是一种与使用抗精神病药相关的危及生命的代谢紊乱综合征，与其相关的药物有氟哌啶醇和氟哌利多等，而且使用任何抗精神病药的患者均有风险。中央核肌病患者通常于新生儿起病，后期运动发育迟缓，伴有脊柱侧弯、先天性髋关节脱位等，肌张力低下，腱反射正常或减弱、消失，智力正常。多数病例进展缓慢，重症患儿不能站立，坐立不稳，重者可能因呼吸困难和肺部感染而死亡。导致横纹肌损害和溶解的因素很多，MH 易感者的横纹肌损害机制是骨骼肌细胞膜的先天缺陷；而其他非麻醉用药并发横纹肌溶解的可能机制多为药物（如他汀类降脂药）对骨肌细胞膜的直接损害。

（三）西医治疗

目前国际上治疗 MH 的特效药物为丹曲林钠。丹曲林钠通过抑制肌质网释放 Ca^{2+}而缓解肌肉收缩，控制 MH 的进展。若怀疑患者发生 MH，应立即给予丹曲林钠。欧洲恶性高热协会建议以 2.0～2.5ml/kg 的剂量注射丹曲林钠，每 10 分钟注射 1 次，直到 MH 患者体温恢复正常，超过推荐的最大剂量（10mg/kg）也是允许的。当患者呼气末 CO_2 分压＜6kPa、每分通气量恢复正常且核心体温逐步下降时，停止使用丹曲林钠。在没有丹曲林钠的情况下，MH 的处理原则为镇静止痉；迅速降温；纠正水、电解质失衡；对症支持治疗；严禁补钙，谨慎使用麻醉药品。MH 发作急性期应立即开始抢救治疗：核心体温＞39℃时立即降温（戴冰帽及酒精擦浴、静脉输注冷生理盐水、体腔内冰生理盐水灌洗，甚至体外循环降温等），体温降到 38℃时停止降温，防止体温过低；纠正酸中毒（过度通气，pH＜7.2 时静脉滴注碳酸氢钠）；纠正电解质紊乱并监测血糖；纠正心律失常；适当应用血管活性药，以稳定血流动力学；持续监测呼气末 CO_2 分压、每分通气量、电解质、血气分析、肌酸磷酸激酶、核心体温、尿量和颜色及凝血功能等，如果肌酸磷酸激酶和（或）钾离子短时间迅速升高或者尿量降至 0.5ml/（kg · h）以下，应用利尿药物以维持尿量＞1ml/（kg · h），并用碳酸氢钠碱化尿液，防止尿肌红蛋白而导致肾衰竭。MH 患者高热期症状缓解后，应在重症监护病房观察至少 24 小时，以防复发。如果患者没有低血钙及高血钾，应慎重补钙。治疗过程中应持续监测生命体征和各项生化指标，尤其是动脉血气分析及核心体温[12]（表 6-3、表 6-4）。

表 6-3　恶性高热的初步诊断（欧洲恶性高热协会指南 2010 年）

触发因素：所有挥发性（吸入）麻醉药、琥珀酰胆碱		
临床早期表现		
代谢系统	CO_2 蓄积，呼吸急促 增加氧气消耗 代谢和呼吸混合性酸中毒	大量流汗 皮肤花斑
循环系统	异常心动过速 心律失常（特别是异位心室搏动和心室双畸形）	动脉压不稳定
肌肉	琥珀胆碱使用后出现咬肌痉挛	全身肌肉强直
临床晚期表现		
	高钾血症 核心体温快速升高 血液肌酸磷酸激酶水平显著升高 严重升高的血肌红蛋白水平	由肌红蛋白尿导致尿色深红 严重心律失常和心搏骤停 弥散性血管内凝血
鉴别诊断	麻醉和（或）镇痛不足 感染或败血症 通风不足 麻醉机器故障 过敏反应 嗜铬细胞瘤 甲状腺危象	脑缺血 神经肌肉疾病 腹腔镜手术导致呼气末 CO_2 分压升高 摇头丸或其他危险的毒品 恶性抗精神病药综合征

表 6-4　恶性高热的处理流程（欧洲恶性高热协会指南 2010 年）

出现可疑 MH 立即开始治疗 MH 的临床表现各不相同，治疗方法也应相应调整		
MH 治疗		
立即措施	停止所有触发因素 高流量吸氧，过度通气	宣布抢救并请求协助 通知外科医生并要求终止/推迟手术
丹曲林钠	给丹曲林钠 2mg/kg，静脉注射 争取联络渠道获得 36～50 安瓿 20mg/安瓿丹曲林钠 应反复注射丹曲林钠，直到心脏和呼吸系统稳定下来。	
监测	继续常规麻醉监测（SaO_2、ECG、NIAP、ECO_2） 监测核心体温。 考虑插入动脉和中心静脉导管，以及导尿管 监测血 K^+，肌酸磷酸激酶，动脉血气，肌红蛋白，葡萄糖 检查肝功能、肾功能和凝血功能 持续监测至少 24 小时	
对症治疗		
治疗高热	2000～3000ml（4℃）生理盐水静脉滴注 体表降温：湿、冷床单，风扇，冰袋放置在腋窝和腹股沟 其他冷却设备 体温＜38.0℃停止降温	
治疗高钾	50%葡萄糖 50ml+50U 胰岛素（成人剂量） $CaCl_2$：0.1mmol/kg，静脉注射 必要时透析	
治疗酸中毒	过度通气 pH＜7.2 时给予碳酸氢钠	
治心律失常	胺碘酮：300mg（3mg/kg，静脉注射） β受体阻滞剂（如普萘洛尔/美托洛尔/艾司洛尔）	

注：SaO_2，动脉血氧饱和度；ECG，心电图；NIAP，无创血压；ECO_2，呼吸末 CO_2 分压。

（四）中医辨证论治

在中医，本病归属于“发热”范畴。吴有性在《温疫论》中提出：“阳气通行，温养百骸；阳气壅闭，郁而为热。不论脏腑经络，表里上下，血分气分，一有所阻，即便发热。是知百病发热，皆由壅郁。”

中医理论认为，高热指机体在内外病因的作用下，造成脏腑气机的紊乱，阳气亢盛而引发的以体温升高为主要症状的常见急症。《素问·调经论》云：“阳盛则外热。”阳气旺盛，脏腑功能则会亢进，进而引起发热、心率增快、呼吸急促、大汗等症状。若疾病继续发展，热度极重，耗损正气，各脏腑会进而衰竭，可由阳热证转为阴寒证，即所谓“重阳必阴”，故需及时退热。中医通过调整机体阴阳气血平衡的状态与治疗邪毒等手段，利用方剂、针灸、拔罐刮痧、中药擦浴等方法来达到退热的目的。《素问·至真要大论》有“热者寒之”、“治热以寒”等论述，通过清热泻火之法，以清除火热之邪。董德懋老先生治疗高热就注重透散以通调内外，曾提出“邪在表，寒而勿闭，凉而勿凝；邪在里，通而勿滞，泻而勿伐；实热宜清宜泻必以散；虚热宜补宜清兼以透”的治疗原则。

阳气亢盛

1）证候：壮热、气粗、面赤，甚至谵妄、神智昏迷等症状。

2）辨证：阳亢热盛，过极化火，引起发热，进而呼吸急促，热入心包而动风者，则见神昏谵语，舌謇肢厥；若进一步发展，则会出现多脏器的衰竭。舌红，苔黄，脉数。

3）治法：清热解毒，安神开窍。

4）方药：安宫牛黄丸、紫雪丹、至宝丹等。常用药：石膏、磁石、滑石、羚羊角、麝香、朱砂等。

三、养生指导与康复

急性发病时，在退热、维持生命体征等基础治疗之上，可以配合中药及针灸疗法。口服安宫牛黄丸、紫雪丹、至宝丹等药物，可以起到清热解毒、镇惊开窍等功效。同时可用大黄枳实水煎取汁保留灌肠，达到退热的作用，若煎取汁不易获得，可尝试一些中成药，如“清感合剂”等进行灌肠。《灵枢·刺节真邪》中云“泻其有余，补其不足，用针若此，疾于解惑”，用针灸法泻热以达到降温的功效，针刺取大椎、曲泽、曲池、委中、少商、外关、鱼际、陷谷等穴位配合降温，其中大椎是退热的要穴，属于阳经的合穴，少商、鱼际属手少阴肺经的穴位，具有疏风清热、凉血的作用。治疗时，大椎穴针向下斜刺1寸，曲池穴针刺2寸，施用提插捻转之泻法。若神昏者，加水沟穴；若烦躁者，加印堂、神门等穴。还可使用刮痧法，刮痧法是指用铜钱、瓷匙、水牛角等钝缘光滑的硬物器具蘸植物油、清水、酒、活血剂等反复刮动、摩擦患者某处皮肤。其机制是通过器械作用，刺激穴位、皮肤经络，将皮下乃至深层组织、内脏之邪气呈现于表，通达于外，从而达到祛除邪气、疏通经络、行气活血、增强脏腑功能、调动卫气的作用。可在两胁部、肩脊部、肘窝等处进行刮痧除热。

对于有家族遗传史者要进行基因检测，筛选出潜在的患者。患者平日应避免接触麻醉药或去极化肌松药，或能够引起过敏与发热的药物。饮食方面宜清淡饮食，避免辛辣刺激的食物，多食用滋阴、清淡之品，如薏米、百合、鸭肉、绿豆等食物。勿吸烟酗酒，适度活动，放松心态，避免情绪过度紧张，防止疾病发作。

参 考 文 献

[1] Hopkins P M，Riffer H，Snoeck M M，et al. European Malignant Hyperthermia Group guidelines for investigation of malignant hyperthermia susceptibility［J］. British Journal of Anaesthesia，2015，115（4）：531-539.

[2] Anesth J. JSA guideline for the management of malignant hyperthermia crisis 2016［J］. Journal of Anesthesia，2017，31（2）：307-317.

[3] 王颖林，郭向阳，罗爱伦. 恶性高热诊断和治疗的研究进展［J］. 中华麻醉学杂志，2006，26（1）：92-94.

[4] Halliday N J. Malignant hyperthermia［J］. J Craniofac Surg，2003，14（5）：800-802.

[5] Urwyler A，Halsall P J，Mueller C，et al. Ryanodine receptor gene（RYR1）mutations for diagnosing susceptibility to malignant　hyperthermia［J］. Acta Anaesthesiologica Scandinavica，2003，47（4）：492-493.

[6] Girard T，Treves S，Voronkov E，et al. Molecular genetic testing for malignant hyperthermia susceptibility［J］. Anesthesiology，2004，100（5）：1076-1080.

[7] Larach M G，Localio A R，Allen G C，et al. A clinical grading scale to predict malignant hyperthermia susceptibility［J］. Anesthesiology，1994，80（4）：771-779.

[8] Xu Z H，Luo A L，Guo X Y，et al. Malignant hyperthermia in China［J］. Anesthesia & Analgesia，2006，103（4）：983-985.

[9] 王颖林，郭向阳，罗爱伦，等. 恶性高热实验室诊断方法的初步建立［J］. 中华麻醉学杂志，2008，28（6）：526-529.

[10] 王颖林，郭向阳，罗爱伦，等. 中国人恶性高热家系蓝尼定受体-1 基因的筛查［J］. 中华麻醉学杂志，2008，28（11）：1001-1003.

[11] 王颖林，王军. 中国防治恶性高热专家共识［J］. 中华医学杂志，2018，98（38）：3052-3059.

[12] Glahn K P E，Bendixen D，Girard T，et al. Availability of dantrolene for the management of malignant hyperthermia crises：European Malignant Hyperthermia Group guidelines［J］. British Journal of Anaesthesia，2020，125（2）：133-140.

（刘　超　方文龙）

第二节　ICU 中的罕见病——线粒体病

一、疾 病 概 述

线粒体病是由线粒体基因（mitochondrial DNA，*mtDNA*）或细胞核基因（nuclear DNA，*nDNA*）发生突变导致遗传缺陷引起的线粒体三磷腺苷（adenosine triphosphate，ATP）合成障碍而导致的复杂的异质性疾病，主要累及能量代谢系统，以脑和肌肉受累为主要临床表现，并可导致多系统受累[1]。1988 年 Wallace 首次报道线粒体 DNA 突变可以引起线粒体病，目前已经发现了300多种与线粒体病相关的*mtDNA*的点突变。2016年Glahn等的一项关于英格兰东北部线粒体脑肌病的队列研究指出本病的患病率为2.9/100 000（*nDNA*）、9.6/100 000（*mtDNA*）。儿童起病（<16岁）的患病率为5/100 000～15/100 000[2]。

线粒体拥有自己的遗传物质，即线粒体DNA（mtDNA），每个细胞可具有数千个mtDNA。线粒体DNA的传递是通过母系遗传方式遗传的，父系渗漏极为少见。每个细胞中可能有上千个mtDNA分子，在大多数情况下，它们的序列都是一致的，我们称为mtDNA同质性。但是当细胞发生mtDNA变异时，细胞中野生型mtDNA和变异型mtDNA以某种比例共存称为mtDNA异质性[2, 3]。mtDNA突变可能导致电子呼吸链异常，活性氧生成增多；由于能量代谢异常，糖酵解增多，乳酸生成增加，甚至导致乳酸酸中毒；还可能影响钙离子的稳态、细胞的凋亡等。

二、诊断与治疗

线粒体病患者的临床表型复杂多变，它既可同时累及多个组织器官，也可仅以单一器官为主。比如累及多器官的线粒体脑肌病伴高乳酸血症和脑卒中样发作（mitochondrial encephalopathy，lactic acidosis，and stroke-like episodes，MELAS）、肌阵挛癫痫伴破碎红纤维综合征（myoclonic epilepsy with ragged red fibres，MERRF）、Leigh综合征（Leigh syndrome，LS）等，也有常见病如糖尿病、心肌病或脑卒中等（表6-5）。另外，线粒体病发病年龄广泛，可以发生于新生儿期、儿童期和成年期。与线粒体病相关的基因非常多，不同基因导致的线粒体病临床表现也不尽相同。所以，线粒体病的诊断多根据临床表型结合实验室检查和影像学资料，可以依据不同评分标准及诊断标准，并且要排除其他疾病[4]。

（一）临床表现与化验检查

线粒体病根据其临床表型可分为线粒体肌病（mitochondrial myopathy）、线粒体脑病（mitochondrial encephalo-paty）和线粒体脑肌病（mitochondrial encephalomyopathy）。线粒体肌病临床特征为活动后疲乏感，常伴肌肉酸痛及压痛，骨骼肌不能耐受疲劳，但是肌萎缩少见。线粒体脑病侵犯中枢神经系统。线粒体脑病同时侵犯骨骼肌和中枢神经系统，主要包括MELAS、MERRF和卡恩斯-塞尔综合征等。

线粒体病的临床表现可归纳为下列几个方面：①神经系统：非血管分布的脑卒中样损伤、对称性基底节病变、反复发生脑病与丙戊酸钠相关的脑病或肝病、部分癫痫持续状态、肌阵挛、共济失调、MRI检查符合Leigh综合征等；②肌肉疾病：肌无力、肌病、肌张力低下等；③眼部疾病：视网膜色素变性和夜盲、色觉缺失、视敏度下降、色素性视网膜病、眼睑下垂和眼肌麻痹等；④心血管系统损害：肥大性心肌病和心脏传导异常、儿童原因不明的心脏传导阻滞、心肌病和乳酸酸中毒、沃-帕-怀综合征[5, 6]；⑤其他胃肠道症状等。引起疾病的严重程度可能与*mtDNA*变异比例、发病年龄和表型相关，变异比例越高发病年龄越早，病情越严重。

临床中如患者出现两个以上以下症状时应当考虑是否为线粒体病：①发育异常：发育停滞、身材矮小、宫内发育迟缓、小头、心率快（体位性或者阵发性）；②胃肠道症状：慢性或周期性呕吐、慢性不明原因的便秘或腹泻、皮肤对称性多发性脂肪瘤[7]；③内分泌系统疾病：糖尿病、甲状腺功能减低、甲状旁腺功能减低、特发性生长激素缺乏[8]；④神经系统异常：低张力、婴儿痉挛、难治性癫痫、原因不明的运动障碍、听力下降（感音神经性）、轴索性神经病、因某些药物出现耳毒性；⑤肾脏疾病：肾小管功能异常［包括肾小管酸中毒和（或）氨基酸尿］、肾病综合征；⑥影像学改变：不能解释的基底节病变、不能解释的中枢神经系统萎缩（小脑或大脑）、不能解释的脑白质营养不良等。

表 6-5　常见的线粒体脑肌病综合征［《罕见病诊疗指南》(2019 年版)］

综合征	临床表现	基因缺陷
MELAS	慢性进行性脑病，癫痫，头痛，卒中样发作，肌病，可出现听力下降，糖尿病，心肌病变或心律失常，身材矮小，毛发增多；高乳酸血症；头颅 MRI 可见皮质和皮质下病变，颞枕叶多见，不符合血管分布，可以反复出现和消退。发作期 MRS 可见乳酸峰	80%m.3243A＞G，多为 *mtDNA* 点突变
MERRF	肌阵挛，肌病，小脑性共济失调，可出现心肌病，耳聋，痴呆。肌活检可见破碎红纤维	常见突变为 m.8344A＞G
Leigh 综合征	多数 2 岁前发病，运动发育迟滞，脑干和（或）基底节受累的症状与体征，容易出现呼吸衰竭。也可晚发，可出现小脑性共济失调，痴呆，听力下降，视力下降，心肌病。MRI 显示双侧基底节和（或）脑干异常信号，可出现小脑萎缩	多个基因，最常见编码复合物Ⅰ或Ⅳ相关蛋白的基因、丙酮酸脱氢酶的基因。母系遗传、常染色体阴性遗传、X 连锁遗传
慢性进行性眼外肌麻痹	慢性进行性眼睑下垂和眼外肌麻痹，一般不出现复视。少数患者可出现延髓性麻痹和四肢无力	*mtDNA* 大片段缺失或点突变，核基因突变，如 *POLG1*、*ANT1*、*Twinkle* 等
线粒体神经胃肠脑肌病	上睑下垂和（或）眼肌麻痹，胃肠道动力异常，周围神经病，听力下降，肌活检可见破碎红纤维，头 MRI 可见白质异常信号	22 号染色体上 *TYMP* 基因突变
卡恩斯-塞尔综合征	通常 20 岁前起病，进行性眼外肌麻痹；色素性视网膜病；以下一项或多项：心脏传导异常，脑脊液蛋白＞100mg/dl，小脑功能异常	*mtDNA* 大片段缺失
Pearson 综合征	顽固性铁粒幼细胞性贫血，或者全血细胞减少，骨髓前体细胞空泡化，胰腺外分泌功能异常，可伴发糖尿病、肝病、肾小管病	*mtDNA* 大片段缺失
神经源性肌无力、共济失调、视网膜色素变性	肌病、周围神经病、色素性视网膜炎、共济失调、癫痫、痴呆。也可出现偏头痛和精神发育迟滞	最常见的突变是 m.8993T＞G 点突变
Alpershuttlenloche 综合征	难治性癫痫、精神运动发育倒退和肝病三联症，脑萎缩，可出现认知功能减退甚至痴呆、意识障碍、皮质盲、视网膜病变、听力下降等	常见 *POLG1* 突变

线粒体病的相关辅助检查有很多，包括实验室检查，如血液、脑脊液中丙酮酸、氨基酸分析，尿有机酸分析等。多数线粒体病患者静脉血静态乳酸水平增高，研究表明，在患有原发性线粒体病的患者中，乳酸水平升高的敏感度在 34%～62%，特异度在 83%～100%。神经影像学、神经生理学、听力测定、心脏检查和眼科学检查等多系统评价，对临床表型的诊断也极为重要。另外，肌肉病理活检对帮助诊断线粒体病的价值也很大：大部分线粒体脑肌病的肌肉活检，改良 Gomori 三色染色可见破碎红纤维或琥珀酸脱氢酶染色可见破碎蓝纤维，细胞色素 C 氧化酶染色可见细胞色素氧化酶缺失纤维，MELAS 患者还可见血管琥珀酸脱氢酶反应增强。从新鲜肌肉分离线粒体或培养皮肤的成纤维细胞，测定呼吸链酶复合体活性，对线粒体病的诊断也有重要价值。组织活检可以做病理检查、生化检测及基因测定。

线粒体病患者的基因测定通常通过静脉血进行，尿液基因检测和肌肉等组织基因检测也非常有诊断价值。线粒体病患者的基因检测包括线粒体基因组和细胞核基因，并且建议二代测序。线粒体基因组的变异主要分为点突变和单的大片段缺失。目前已发现 674 种点突变，最常见的是与 MELAS 综合征相关的 m3243A>G 突变。不同组织间野生型和突变型 mtDNA 的比例差别较大，其中外周血虽然无创易获得，但是其中突变 *mtDNA* 比例较少，而肌肉、脑等组织中突变 *mtDNA* 比例较高，尿沉淀标本可检测出一些特殊的 *mtDNA* 突变点。目前认为骨骼肌是检测 *mtDNA* 分子诊断的最好标本。

（二）诊断

线粒体病相关突变基因多，累及器官多，临床表现更是多种多样，诊断起来较为困难，目前可采用的诊断标准主要有以下两种（表 6-6、表 6-7）：

表 6-6 Bernier 线粒体病诊断标准（Neurology 2002）

主要诊断标准	①临床完全的线粒体病综合征，或符合以下所有 3 项条件：无法解释的多系统受累（3 个或 3 个以上，包括神经系统）；进行性临床病程伴发作性加重或母系遗传的家族史；检查排除其他可能的代谢或非代谢疾病。②肌肉活检发现典型破碎红纤维（大于 2%）。③肌活检发现细胞色素氧化酶缺失纤维（50 岁以下患者>2%，50 岁以上患者>5%）。④一种组织中任何呼吸链复合物的活性<20%。⑤一种细胞系中任何呼吸链复合物的活性<30%。⑥两种以上组织中同一呼吸链复合物的活性<30%。⑦成纤维细胞 ATP 合成率比降低 3SD 以上。⑧发现一种致病性无争议的核基因或 *mtDNA* 突变
次要诊断标准	①非血管分布的卒中样发作、肌阵挛癫痫、共济失调伴发小脑萎缩或癫痫或基底节异常、肌病、对称性基底节病变、癫痫持续状态、肝病和脑病并存、慢性假性肠梗阻、糖尿病、近端肾小管病、激素抵抗性肾小球病、心肌病伴发肌病、心脏传导阻滞、早发感音神经性耳聋、视神经萎缩、眼睑下垂、视网膜病变、认知功能倒退等，新生儿死亡或运动障碍或肌张力低下或肌张力升高，上述症状的一种或以上，同时除外其他疾病；②30～50 岁肌活检 1%～2%RRF<30 岁肌活检发现任何 RRF，<16 岁，活检发现的肌膜下线粒体聚集比例>2%；③肌活检发现肌膜下线粒体聚集比例>2%；④任何组织发现广泛电子显微镜下异常；⑤一种组织任何呼吸链复合物活性为 20%～30%；⑥一种细胞系任何呼吸链复合物活性为 30%～40%；⑦两种以上组织同一复合物活性为 30%～40%；⑧成纤维细胞 ATP 合成率均值以下 2～3SD；⑨当培养基的葡萄糖由半乳糖代替后成纤维细胞不能生长；⑩发现一种具有很可能致病性的核基因或 *mtDNA* 基因突变

确定诊断：两个主要诊断标准或者一个主要诊断标准加上两个次要诊断标准。

可疑诊断：一个主要诊断标准和一个次要诊断标准，或至少三个次要诊断标准。

表 6-7 Morava 线粒体病的评分系统（Neurology 2006）

临床症状与体征（最多 4 分）	A.肌肉症状（最多 2 分）：①眼肌麻痹#；②面肌受累；③运动不耐受；④四肢无力；⑤横纹肌溶解；⑥肌电图异常 B.中枢神经系统异常（最多 2 分）：①发育迟滞；②获得性技能减退；③偏头痛；④癫痫；⑤卒中样发作；⑥肌阵挛；⑦锥体束征；⑧锥体外系体征；⑨皮质盲；⑩脑干受累 C.多系统受累（最多 3 分）：①血液系统；②胃肠道；③内分泌/生长发育；④心；⑤肾；⑥视力；⑦听力；⑧周围神经；⑨反复发作/家族性
代谢与影像学（最多 4 分）	①乳酸升高#；②乳酸/丙酮酸升高；③丙氨酸升高#；④脑脊液乳酸升高#；⑤脑脊液蛋白升高；⑥脑脊液丙氨酸升高#；⑦尿三羧酸代谢产物增多#；⑧乙基丙二酸尿症；⑨MRI 见卒中样病灶；⑩MRI 见 Leigh 表现#；⑪磁共振波谱见乳酸峰
形态学（最多 4 分）	①破碎红纤维##；②细胞色素氧化酶阴性纤维##；③细胞色素氧化酶染色减低##；④琥珀酸脱氢酶染色减低；⑤琥珀酸脱氢酶阳性血管#；⑥电镜下见异常线粒体#

确定诊断：8～12 分；可疑诊断：5～7 分。标注#评价 2 分，标注##评价 4 分。

线粒体病还需与内分泌疾病、维生素缺乏、其他遗传代谢病等许多累及多器官的疾病进行鉴别。以脑病症状为主的需要与自身免疫性脑炎、病毒性脑炎、多发性硬化、脑肿瘤、脑血管病等鉴别。以肌病为主的需要与肌营养不良、脂质沉积病、离子通道病、糖原贮积病、纤维肌痛症、周期性瘫痪等进行鉴别。

（三）西医治疗

1. 对症治疗

应当预防和积极治疗所有可能增加能量消耗的疾病，比如感染等。避免使用导致线粒体或能量代谢异常的药物，如丙戊酸钠等。积极治疗原发疾病，如抗癫痫治疗、控制良好的血糖、积极的胃肠道症状处理、心脏损害症状处置等对症治疗，对患者病情控制均十分重要。

2. 药物治疗

线粒体病最根本的缺陷在于 ATP 产生不足，所以有改善能量代谢作用的维生素、辅助因子、ATP 和抗氧化治疗都有助于症状的缓解。目前临床应用较多的有维生素、辅助因子和抗氧化剂等药物。可给予辅酶 Q10、维生素 E、硫辛酸、维生素 C、硒等。降低乳酸的药物可使用碳酸氢钠、二氯乙酸等。另外由于能量减少，可给予患者一水肌酸、三磷腺苷等能量替代物。当患者出现脑卒中样发作时，可使用短期左旋精氨酸静脉滴注和短期依达拉奉静脉滴注。

3. 基因治疗

目前基因治疗也在快速研究发展中。但是由于线粒体基因组有很高的拷贝数、其突变的异质性及拥有独立的密码子，所以线粒体病的基因治疗非常困难。重组腺相关病毒 ND4 治疗 Leber 视神经萎缩，这种方法在动物模型和人临床试验中都获得很好的效果，目前已进入Ⅲ期临床试验。另外降低 *mtDNA* 的突变率、纠正 *mtDNA* 的突变等基因治疗方法也在不停摸索中。

（四）中医辨证论治

根据本病的症状及体征等，多将本病归属于中医学“痿证”范畴。痿证是指因先天禀赋不足和后天失养，脏腑内伤，肢体筋脉失养，致机体筋脉弛缓，软弱无力，甚至肌肉萎缩等。主要的病机有脾肾亏虚、气血两虚、痰瘀阻滞。

中医理论认为，肾藏精，主骨生髓，通脑。先天肾精亏损，气血不足，气虚血亏，各脏腑经络等组织器官活力衰弱，进而生长受限，疲乏无力等；气为血之帅，气虚则无力推动血液正常运行，导致血液瘀滞脉络，或痰瘀互结，阻于脑络则见卒中样发作，上荣髓海不足，智力减退；若瘀阻胃络，胃气上逆，则会引起反复呕吐等症状。《素问·灵兰秘典论》称“脾胃者，仓廪之官，五味出焉”，脾胃为水谷气血之海、后天气血生化之源，五脏六腑都赖其濡养。“脾主肌肉、四肢”、“脾气健运则血气充足，肌肉丰富”，只有足阳明胃经气血充足，十二经筋才能由此发挥作用，肌肉丰厚，肢体才能运动灵活、自如。脾气虚则运化失常，气血生化之源匮乏，阳明精气血虚少，难以营运精微物质至经脉之中，则可致五脏失养，肌肉失充。肝在体合筋，开窍于目，血不养筋，筋弱无力，肢体远端无力；若肝血不足，则两目干涩、视物不清。

1. 脾肾亏虚

1）证候：精力不足，发育停滞，肌肉疲倦，四肢无力，腹胀，少言寡语，身体消瘦，大便黏稠，面色暗淡，浮肿，怕冷等。

2）辨证：先天肾精亏损，生长受限，疲乏无力；脾虚则运化失常，腹胀，大便黏稠，浮肿等，舌淡，脉沉弱。

3）治法：补肾健脾。

4）方药：固精补肾丸加减，常用药：熟地黄、山药、肉苁蓉、山茱萸、茯苓、枸杞子、小茴香、金樱子、牛膝、石菖蒲、远志、甘草等。

2. 气血两虚

1）证候：智力减退，肌肉疲倦，筋脉弛缓，四肢无力，气短，面色苍白，视物不清等。

2）辨证：气血不足，不能上濡于脑，则智力减退；肢体缺乏营养，则四肢倦怠；肝气无法通于目，则眼干、视物不清，舌红少津，舌苔薄腻，脉细数无力。

3）治法：益气养血。

4）方药：圣愈汤加减，常用药：熟地黄、川芎、白芍、人参、当归等。若瘀血明显，加桃仁、红花、丹参；若饮食不佳，加神曲、砂仁、白术。

3. 痰瘀阻滞

1）证候：头痛，卒中发生，胸闷刺痛，反复发作性呕吐，发育迟缓等。

2）辨证：气虚血亏，痰瘀互结，血液瘀滞脉络，相应脏器血供减少，则出现卒中、胸痹等症，舌淡紫或见瘀斑，脉沉涩。

3）治法：化痰祛瘀活血。

4）方药：四逆散加减，常用药：柴胡、芍药、枳实、甘草等。如腹中寒痛，加附子；若小便不利，加茯苓；若心悸阳虚，加桂枝；若腹胀甚，合平胃散。

三、养生指导与康复

本病属于先天性疾病，暂无根治的方法，需长期用药维持，并定期随访监测心肌酶、肝肾功能等相关指标。本病因先天禀赋不足引起，故平日里可重点补益脾肾，益气养血。中医理论中，肾喜黑，黑色的食物一般含有丰富的维生素等，如黑米、黑芝麻、黑豆等。黑米，含有丰富的蛋白质，氨基酸，以及钙、铁、锰、锌等多种微量元素，有开胃益中、滑涩补精、健脾暖肝、舒筋活血等功效；黑芝麻，含有多种维生素，有补肝肾、润五脏的作用；黑豆，蛋白质含量较高，形状像肾型，具有补肾强身、利水解毒等功效。脾喜黄，黄色食物入脾，如黄豆、南瓜等。黄豆，具有健脾益气的功效，可增进食物的消化、促进水谷精微的吸收；南瓜，含有丰富的维生素和果胶等，具有补中益气、解毒等作用。

可以通过针灸疗法改善"痿证"，经络辨证主要属督脉虚损。针刺取穴以督脉穴为主，配以任脉、脾经、肾经、心经、心包经等穴。督脉功能正常，则气血调和，四肢筋脉得以濡养，肌肉丰满强健，活动灵活。此外，督脉络肾，"领肾之精气上行至脑"，又与足阳明之脉交会，可将先天之肾气与后天水谷之气合二为一，有着调节先后天的双重功效。还可针刺取百会、足三里、神门等穴，百会穴有醒脑提神之功效，配水沟穴、京骨穴可治疗癫痫大发作；足三里配中脘、内关，有和胃降逆、宽中理气的作用，主治胃脘痛、呕吐等。

生活上作息要规律，应避免节食、熬夜、过度劳累等，以免过度消耗导致能量缺乏。饮食上要补充新鲜的水果、蔬菜，优质蛋白质，如瘦肉、蛋、奶制品等，保证每日能量的摄入。要加强四肢的功能锻炼，促进血液循环，缓解肌肉疼痛不适，防止肌肉萎缩，必要时可行经皮神经电刺激治疗等。要保证一定量的有氧运动，如床上空踏自行车、步行、慢跑、爬楼梯、俯卧撑等，它能够改善肌肉的氧化能力，增强肌肉运动耐受及再生能力，同时可以提高骨骼肌线粒体酶活性，这些均可帮助患者改善病情。

参考文献

[1] Glahn K P E，Ellis F R，Halsall P J，et al. Recognizing and managing a malignant hyperthermia crisis：guidelines from the European Malignant Hyperthermia Group[J]. British Journal of Anaesthesia，2019，105（4）：417-420.

[2] Parikh S，Goldstein A，Koenig M K，et al. Diagnosis and management of mitochondrial disease：a consensus statement from the Mitochondrial Medicine Society［J］. Genetics in Medicine，2015，17（9）：689-701.

[3] Parikh S，Goldstein A，Karaa A，et al. Patient care standards for primary mitochondrial disease：A consensus statement from the Mitochondrial Medicine Society［J］. Genetics in Medicine，2017，19（12）：107.

[4] Karim W，Wulfran B，Anthony B，et al. Long-term cardiac prognosis and risk stratification in 260 adults presenting with mitochondrial diseases［J］. European Heart Journal：The Journal of the European Society of Cardiology，2015，36（42）：2886-2893.

[5] Bates M G，Bourke J P，Giordano C，et al. Cardiac involvement in mitochondrial DNA disease：clinical spectrum，diagnosis，and management［J］. European Heart Journal：The Journal of the European Society of Cardiology，2012，33（24）：3023-3033.

[6] Primiano G，Servidei S. Intestinal pseudo-obstruction in mitochondrial diseases［J］. Ann Neurol，2017，81（1）：158-159.

[7] Karaa A，Goldstein A. The spectrum of clinical presentation，diagnosis，and management of mitochondrial forms of diabetes［J］. Pediatr Diabetes，2014，16（1）：1-9.

[8] Walker M A，Slate N，Alejos A，et al. Predisposition to infection and SIRS in mitochondrial disorders：8 years' experience in an academic center［J］. The Journal of Allergy and Clinical Immunology In Practice，2014，2（4）：465-468.

（刘　超　方文龙）

第三节　罕见病引起的急性心力衰竭

急性心力衰竭（acute heart failure，AHF）是一种复杂的临床症状群，是各种心脏疾病的终末阶段，除了引起一系列的心脏衰竭症状外，还有明显的呼吸衰竭、低氧血症。心脏衰竭和呼吸衰竭互相影响，形成恶性循环，是导致患者死亡的主要原因[1]。急性心力衰竭发病后，心肌收缩力明显减弱，心脏负荷增加，心排血量急速下降，肺动脉压明显升高，循环阻力加大，肺循环充血，引起急性肺水肿及肺淤血，可伴随组织灌注不足、心源性休克等。急性心力衰竭具有发病突然且进展速度快的特点，若未得到及时的干预，将引发心源性休克、呼吸衰竭等，死亡率高，对患者的生命安全造成严重威胁。

一、几种引发急性心力衰竭的罕见病

心力衰竭的诱因于整个病程中是十分重要的，心力衰竭的急性发病往往在基础病因上由诱发因素起病。找出诱发急性心力衰竭的主要病因，给予针对性的治疗，以快速缓解症状，纠正心功能。

（一）心脏肿瘤

心脏肿瘤是一种非常罕见的疾病，在尸体解剖中发现率为 0.001%～0.030%。心脏肿瘤分为原发性和继发性肿瘤，原发性肿瘤按组织学分类，其中约 75%为良性肿瘤，25%为恶性肿瘤。良性肿瘤中最常见的是黏液瘤，其次为脂肪瘤、血管瘤、纤维瘤、错构瘤和畸胎瘤等。在原发性心脏恶性肿瘤中，约 95%为肉瘤，可起源于心脏的任何部位，无性别差异，包括血管肉瘤、未分化肉瘤、恶性纤维组织细胞瘤、平滑肌肉瘤，其余 5%为淋巴瘤。继发性心脏肿瘤均为恶性，常见于身体其他部位恶性肿瘤转移至心肌组织，其发病率远较原发性心脏肿瘤高，为原发性心脏肿瘤的 30～40 倍，它的恶性程度是原发性恶性肿瘤的 20～40 倍。人体常见的恶性转移瘤，发生心脏转移率的为 1%～20%，最常见的是黑色素瘤，其余是白血病、淋巴瘤。

（二）限制型心肌病

限制型心肌病（restrictive cardiomyopathy，RCM）以单侧或双侧心室充盈受限和舒张容量下降为特征，但收缩功能和室壁厚度正常或接近正常。以心脏间质纤维化增生为其主要病理变化，即心内膜及心内膜下有数毫米的纤维性增厚，心室内硬化，扩张明显受限。大多数限制型心肌病继发于系统性疾病如淀粉样变性、结节病、硬皮病、血色病、伴或不伴有嗜酸性粒细胞增多症的心内膜心肌疾病或由于放射治疗所致。可分为左心室型、右心室型和混合型，以左心室型最常见。

右心室型及混合型则以右心功能不全为主，如颈静脉怒张、吸气时颈静脉压增高（Kussmaul 征）、肝大、腹水、下肢或全身浮肿。由心房颤动或心室心律失常而引起的心悸也很常见；由窦房结疾病或房室传导阻滞而引起的晕厥和眩晕也可能发生。当二尖瓣或三尖瓣受累时，可出现相应部位的收缩期反流性杂音。肺动脉高压的体征很常见。此外，血压常偏低，脉压小。除有心力衰竭和栓塞表现外，可发生猝死。

（三）类癌性心脏病

类癌性心脏病（carcinoid heart disease，CHD）是指类癌综合征累及心脏，引起的以右侧心脏瓣膜和心内膜病变为主的心脏病，多发生于类癌晚期出现肝脏转移的患者。由于生长抑素类似物的应用及针对转移性肿瘤的治疗，类癌患者存活时间延长，应该考虑瓣膜的外科治疗以减轻心脏症状。随着 CHD 的进展，最终出现右心衰竭的症状和体征，包括劳力性呼吸困难、踝部水肿和疲劳等。患者最典型的特点是轻、中度的二尖瓣反流，左心室功能常不受影响。患者就诊时可有右心衰竭而缺乏典型类癌综合征表现，也可没有三尖瓣或肺动脉瓣失调，以类癌综合征和缩窄性心包炎的右心衰竭就诊。

（四）三房心

三房心是由于胚胎发育障碍，左心房或右心房被纤维肌隔分成两部分的先天性心血管畸形，是一种少见的先天性心脏病，约占先天性心脏病的 0.1%。孔道狭小的严重症例，生后不久即可出现重度肺充血和呼吸急促，随之发生严重的肺炎及充血性心力衰竭。孔道较大的病例，症状出现较迟，在幼儿或儿童期发生。孔道大的病例类似房间隔缺损，临床上可无症状，生活正常，仅在活动后稍有气促。多数病例在心底部可闻及喷射性收缩期杂音和舒张期杂音，有时可听到连续性杂音。这是由于梗阻程度严重，孔道近远端有很高的压力阶差所致，肺动脉瓣区第二心音亢进，但也可无杂音。

（五）高原性心脏病

高原性心脏病以慢性低压低氧引起的肺动脉高压为基本特征，并有右心室肥厚或右心功能不全。急性或亚急性患病者，以显著肺动脉高压引起的右心室扩大和充血性右心衰竭为特征，而慢性患病者表现为以右心室后负荷过重所致的右心室肥厚为主的多脏器损害。若有呼吸道感染，体温升高，咳嗽剧增，最终发展为右心衰竭。成人患者发病缓慢，症状逐渐加重，早期仅有慢性高原反应及轻度肺动脉高压的表现，随着病情的进一步发展，出现心悸、胸闷、呼吸困难、颈静脉充盈、肝脏肿大、下肢水肿等右心功能不全的表现。

二、急性心力衰竭的诊断标准与评估

心力衰竭的诊断和评估包括确定是否存在心力衰竭；确定心力衰竭的病因（基础心脏病）和诱因；评估病情的严重程度及预后；判断是否存在并发症（影响患者的临床表现、病程、对治疗的反应及预后）。

（一）病史

详细的病史采集可提供心力衰竭的病因和诱因线索，应注意询问引起心力衰竭的基础疾病、各种合并症及心血管疾病危险因素，如糖尿病、心律失常、慢性肾脏病（chronic kidney disease，CKD）、贫血、慢性阻塞性肺疾病（chronic obstructive pulmonary disease，COPD）、高脂血症、肥胖、高尿酸血症、高龄、心理和精神障碍等。有心力衰竭典型症状和体征，且既往罹患心血管疾病（尤其是心肌梗死和缺血性心肌病）或某些特定疾病，患者发生心力衰竭的风险可显著增加。

（二）心力衰竭的主要症状

呼吸困难、运动耐量下降伴或不伴肺循环或体循环淤血。由于心力衰竭的代偿程度和受累心室不同，心力衰竭患者的症状和体征存在较大的个体差异，代偿良好的心力衰竭患者可以无症状和体征。心力衰竭最常见的症状是劳力性呼吸困难，一旦呼吸困难患者确诊为心力衰竭，需行纽约心脏病协会（New York heart association，NYHA）心功能分级，重点观察端坐呼吸、夜间阵发性呼吸困难的出现和伴随症状的变化，以明确心力衰竭的严重程度。

近年来提出一种心力衰竭患者的新症状，即俯身呼吸困难。患者描述在穿鞋时易出现呼吸困难，这与俯身时回心血量增加有关，与夜间阵发性呼吸困难端坐位缓解的发生机制相似，提示患者可能存在液体潴留。

（三）体格检查

除基础心脏病的体征外，可有心动过速、心律失常、心脏扩大、病理性第三心音、低血压、颈静脉充盈或怒张、肝颈静脉回流征阳性、肺部啰音、胸腔积液、肝大、腹水及水肿等。体格检查应评估患者的生命体征和判断液体潴留的严重程度，注意有无近期体重增加、颈静脉充盈、外周水肿、端坐呼吸等。颈静脉压升高、病理性第三心音、心尖冲动移位、心尖冲动弥散或抬举样搏动与心力衰竭的相关性较强。

（四）实验室检查和辅助检查

1. 心电图

所有心力衰竭及怀疑心力衰竭的患者均应行心电图检查。心电图部分异常可提示病因或治疗适应证（如心房颤动的抗凝治疗、运动不同步的再同步化治疗、心动过缓的起搏治疗等）。有心律失常或怀疑有无症状性心肌缺血时应行 24h 动态心电图检查。

2.胸部 X 线片

存在呼吸困难的患者均应行胸部 X 线片检查，可提示肺淤血、肺水肿、肺部基础病变及心脏增大等信息，但胸部 X 线片正常并不能除外心力衰竭。心力衰竭患者胸部 X 线片表现有肺门血管充血、上肺血管影增粗、胸腔积液。肺门“蝴蝶”征是典型的肺水肿征象。侧位片有助于判断心脏扩大。胸部 X 线片上心影正常提示可能是近期发生的收缩功能下降。明显的左心房扩大提示二尖瓣病变或心房弥漫性病变（如果存在双心房扩大）可能。单独右心室扩大征象提示肺动脉高压可能是右心衰竭的原因。胸部 X 线片还可以显示冠状动脉、心脏瓣膜、心包部位的钙化。

3. 生物学标志物

（1）血浆 B 型利钠肽（B-type natriuretic peptide，BNP）或 N 末端 B 型利钠肽原（N-terminal pro-B-type natriuretic peptide，NT-pro-BNP）测定

该检测是诊断和评估心力衰竭必不可少的部分，推荐用于心力衰竭筛查、诊断和鉴别诊断、病情严重程度和预后评估。BNP 或 NT-pro-BNP 的检测有助于诊断或排除心力衰竭，BNP＜100pg/ml、NT-pro-BNP＜300pg/ml 通常可排除急性心力衰竭。BNP＜35pg/ml、NT-pro-BNP＜125pg/ml 时通常可排除慢性心力衰竭，但其敏感度和特异度较急性心力衰竭低。诊断急性心力衰竭时，NT-pro-BNP 水平应根据年龄和肾功能不全进行分层：50 岁以下患者 NT-pro-BNP＞450pg/ml，50 岁及以上患者 NT-pro-BNP＞900pg/ml，75 岁及以上患者 NT-pro-BNP＞1800pg/ml，肾功能不全（肾小球滤过率＜60ml/min）时 NT-pro-BNP 应＞1200pg/ml。

在监测和指导心力衰竭治疗方面，经各项治疗后，利钠肽水平较基线值明显下降，即 NT-pro-BNP 较基线值降幅≥30%或绝对值＜4000pg/ml；BNP 较基线值降幅＞50%或绝对值＜350pg/ml，提示治疗有效。建议在综合判断临床病情基础上，至少监测包括基线（发作/住院时）和病情稳定（出院前）2 个时间点的 BNP/NT-pro-BNP 水平。需要注意的是，不应单纯依靠 BNP/NT-pro-BNP 水平进行心力衰竭诊疗，应结合患者整体临床情况判断。

（2）心脏肌钙蛋白

推荐心力衰竭患者入院时行心脏肌钙蛋白（cardiac troponin，cTn）检测，用于分析急性心力衰竭患者的病因［如急性心肌梗死（acute myocardial infarction，AMI）］和评估预后。严重心力衰竭患者 cTn 水平可能会升高，这是由于心肌供氧和需氧之间不平衡，心肌局部发生缺血损伤，cTn 水平升高的心力衰竭患者死亡风险增加。

4. 实验室检查

血常规、尿液分析、血生化，包括钠、钾、钙、血尿素氮、肌酐或估算的肾小球滤过率（estimated glomerular filtration rate，eGFR）、肝酶、胆红素、血清铁、铁蛋白、总铁结合力、空腹血糖、糖化血红蛋白、血脂、促甲状腺激素为心力衰竭患者初始常规检查。在病程发展中还需重复测定电解质、肾功能等。临床怀疑某些特殊病因导致的心力衰竭（如血色病、自身免疫性疾病、淀粉样变性、嗜铬细胞瘤等），应进行相应的筛查和诊断性检查。

5. 经胸超声心动图

经胸超声心动图是评估心脏结构和功能的首选方法，可提供房室容量、左/右心室收缩和舒张功能、室壁厚度、瓣膜功能及肺动脉高压的信息。超声心动图是目前临床上唯一可判断舒张功能不全的成像技术，但单一参数不足以准确评估，主要的心脏结构异常包括左心房扩大（左心房容积指数＞$34ml/m^2$）、左心室肥厚；主要的心脏舒张功能异常指标包括 E/e'≥13、e'平均值（室间隔和游离壁）＜9cm/s；其他间接指标包括纵向应变或三尖瓣反流速度。

6. 心脏磁共振

心脏磁共振（cardiac magnetic resonance，CMR）是测量左/右心室容量、质量及射血分数的“金标准”。当超声心动图检查未能诊断时，CMR 是最好的替代影像学检查。CMR 是复杂性先天性心脏病（先心病）的首选检查方法。对于扩张型心肌病患者，在临床和其他影像学检查不能明确诊断的情况下，应考虑采用延迟强化以鉴别缺血性与非缺血性心肌损害。对于疑似心肌炎、淀粉样变、结节病、美洲锥虫病、法布里病、致密化不全心肌病及血色病患者，推荐采用 CMR 以显示心肌组织的特征。

7. 经食管超声心动图

经食管超声心动图和负荷超声心动图（trans esophageal echocardiography，TEE）适用于经胸超声心动图不佳且 CMR 有禁忌证时；高度怀疑主动脉夹层、心内膜炎或先心病；评估心房内或左心耳内血栓。运动或药物负荷超声心动图可用于心肌缺血和（或）存活心肌、部分瓣膜性心脏病患者的评估。对于劳力性呼吸困难、静息舒张功能参数不能准确评估的患者，负荷超声心动图有一定辅助作用。

8. 心脏计算机断层扫描 CT

CT 能够有效评估冠状动脉病变，尤其是冠状动脉钙化情况，反映冠状动脉粥样硬化总负荷。对于低、中度可疑冠心病或非侵入性负荷试验未明确提示心肌缺血的心力衰竭患者，可考虑行心脏 CT 以排除冠状动脉狭窄。当需要时，CT 可用于其他肺部疾病的鉴别诊断，其中肺水肿在心力衰竭患者中的表现至关重要，通常表现为间隔增厚与磨玻璃征共存征象。

9. 冠状动脉造影

冠状动脉造影适用于：①经药物治疗后仍有心绞痛的患者；②合并症状性室性心律失常或有心脏停搏史的患者；③存在冠心病危险因素、无创性检查提示存在缺血的心力衰竭患者。

10. 核素心室造影及核素心肌灌注和（或）代谢显像

核素心肌灌注显像包括单光子发射计算机断层成像（single-photon emission computed tomography，SPECT）和正电子发射计算机断层成像（positron emission computed tomography，PET），可用于诊断心肌缺血。代谢显像可判断心肌存活情况。对于心力衰竭合并冠心病的患者，在决定行血运重建前，可考虑采用心脏影像学检查（CMR、负荷超声心动图、SPECT、PET）评估心肌缺血和心肌细胞存活情况。

11. 6 分钟步行试验

6 分钟步行试验用于评估患者的运动耐力。6 分钟步行距离＜150 米为重度心力衰竭，150～450 米为中度心力衰竭，＞450 米为轻度心力衰竭。

12. 心肺运动试验

心肺运动试验能量化运动能力，可用于心脏移植和（或）机械循环支持的临床评估，指导运动训练处方的优化、原因不明呼吸困难的鉴别诊断。

13. 基因检测

大多数临床确诊的心力衰竭，常规基因检测对明确诊断缺乏肯定价值。对于肥厚型心肌病、特发性扩张型心肌病及致心律失常性右室心肌病患者，推荐基因检测和遗传咨询。

14. 心肌活检

推荐用于经规范治疗后病情仍快速进展，临床怀疑心力衰竭是由可治疗的特殊病因所致且只能通过心肌活检明确诊断的患者。有助于区分心肌炎症性或浸润性病变，如心肌淀粉样变性、结节病、巨细胞性心肌炎。不推荐用于心力衰竭患者的常规评价。

15. 生活质量评估

生活质量（quality of life，QOL）评估采用心理学量表，对心理健康、躯体健康及社会功能等进行多维度量化评估。心力衰竭特异性 QOL 评估工具较常使用的有明尼苏达心力衰竭生活质量量表和堪萨斯城心肌病患者生活质量量表。

16. 有创性血流动力学检查

在慢性心力衰竭患者中，右心导管和肺动脉导管检查适用于：①考虑心脏移植或机械循环支持的重症心力衰竭患者的术前评估；②超声心动图提示肺动脉高压的患者，在瓣膜/结构性心脏病干预治疗前评估肺动脉高压及其可逆性；③对于规范治疗后仍存在严重症状，或血流动力学状态不清楚的患者，为调整治疗方案可考虑行此检查。

（五）诊断流程

首先根据病史、体格检查、心电图、胸部 X 线片来判断有无心力衰竭的可能性，再通过利钠肽检测和超声心动图检查进一步明确是否存在心力衰竭，然后进一步确定心力衰竭的病因和诱因。还需要评估病情的严重程度及预后，是否存在并发症及合并症。

三、急性心力衰竭的西医治疗

急性心力衰竭的处理原则有以下几个方面：

（一）加强供氧

用吸氧面罩间断正压呼吸给氧较好。如通常采用的鼻导管吸氧较差，肺水肿的患者可以让氧气通过含40%酒精的水瓶，以减轻水泡内的表面张力，从而改善呼吸困难症状。

（二）降低前后负荷

血管扩张剂可通过扩张周围血管，减轻前负荷（容量负荷）及后负荷（压力负荷），从而改善心脏功能。临床常用于治疗急性左心衰竭的血管扩张药有硝普钠、酚妥拉明、硝酸甘油、哌唑嗪、吗啡等。

（三）消除患者的紧张情绪

急性心力衰竭发作时，患者呼吸极度困难，情绪十分紧张，严重影响治疗，对衰竭的心脏亦十分不利。故必须立即设法让患者安静下来，可使用镇静剂，如吗啡10mg皮下或肌内注射，往往可收到明显效果。但老年人或神志模糊者慎用。

（四）加强心肌收缩力

洋地黄制剂是具有正性收缩作用的主要药物，其可加强心肌收缩力，克服加大的后负荷，增加心排血量，改善心脏功能；对冠心病、高血压性心脏病一类心血管疾病引起的心力衰竭，用毒毛旋花子苷K的效果较好；对风湿性心脏病合并心房颤动的心力衰竭患者，则用毛花苷丙或地高辛较好。

（五）利尿剂

在处理急性左心衰竭特别是肺水肿患者时，除上述各项措施外，选用速效利尿或依他尼酸钠也可以加强疗效。但并不是每例急性左心衰竭患者都适用强力利尿剂，如合并休克的急性心肌梗死患者，其发生休克的主要原因有时是低血容量，此时主要应纠正低血容量。

（六）对心力衰竭危险因素的控制与治疗

1. 高血压治疗

治疗高血压能够帮助预防或延缓心力衰竭的发生并延长患者生存时间。高血压是心力衰竭的首要危险因素，其机制可能是长期过高的压力负荷引起心室肥厚、心肌损害，继而激活神经内分泌系统导致心肌细胞增生、基质纤维化、心肌重构，从而导致心力衰竭的发生。对于大多数高血压患者而言，最重要的目标是“血压达标”，然而目前国际上对于高血压的降压目标值尚未完全统一，且不断被更正。

2. 血脂异常

根据目前血脂异常防治指南控制血脂异常，以降低心力衰竭发生风险，对于冠心病患者或冠心病高危人群，不论其是否出现心室收缩功能不全，均推荐使用他汀类药物预防或延缓心力衰竭的发生并延长患者寿命。

3. 糖代谢异常

糖代谢异常（包括糖尿病、糖耐量异常及胰岛素抵抗）对于心力衰竭发生、发展有促进作用。糖尿病是心力衰竭发生的独立危险因素，尤其是女性患者，发生心力衰竭的风险更高，应早期筛查、诊断及合理治疗糖尿病。

4. 其他危险因素

健康的生活方式有助于降低心力衰竭的发生率。戒烟和限酒也有助于预防和延缓心力衰竭的发生。肥胖可通过多种途径诱发和加重心力衰竭。临床诊断肥胖的指标为体质指数（body mass index，BMI），计算公式为 BMI＝体重/身高 ^{2}（kg/m^2）。根据我国的调查数据，BMI 超过 $28kg/m^2$ 应考虑为肥胖。对肥胖、糖代谢异常的控制也可能有助于预防心力衰竭发生。

5. 利钠肽水平升高

有研究证实 BNP 可预测新发心力衰竭的风险。心力衰竭高危人群（高血压、糖尿病、心血管疾病患者）经利钠肽筛查（BNP＞50pg/ml），然后接受专业团队的管理和干预，可预防心力衰竭发生。故建议对心力衰竭高危人群通过检测利钠肽水平进行筛查，控制危险因素并干预生活方式，有助于预防左心室功能障碍或新发心力衰竭。

6. 对无症状性左心室收缩功能障碍的干预

对心肌梗死后无症状性左心室收缩功能障碍，包括左心室射血分数（left ventricular ejection fractions，LVEF）降低和（或）局部室壁活动异常的患者，推荐使用血管紧张素转化酶抑制剂（angiotensin converting enzyme inhibitor，ACEI）和β受体阻滞剂以预防和延缓心力衰竭发生，延长患者寿命；对不能耐受 ACEI 的患者，推荐血管紧张素Ⅱ受体拮抗剂（angiotensin Ⅱ receptor blocker，ARB）。在急性 ST 段抬高型心肌梗死早期行冠状动脉介入治疗以缩小梗死面积。在 AMI 后尽早使用 ACEI/ARB、β受体阻滞剂及醛固酮受体拮抗剂，特别是存在左心室收缩功能障碍的患者，可降低心力衰竭住院率和病死率。稳定性冠心病患者可考虑使用 ACEI 预防或延缓心力衰竭发生。所有无症状的 LVEF 减低的患者，为预防或延缓心力衰竭发生，推荐使用 ACEI 和β受体阻滞剂。

7. 一般治疗

（1）治疗病因和诱因

初诊者应尽可能寻找致心力衰竭的病因，积极处理原发疾病。各种感染、肺梗死、心律失常（尤其伴快速心室率的心房颤动）、电解质紊乱和酸碱失衡、贫血、肾功能损害、过量摄盐、过度静脉补液及应用损害心肌或心功能的药物等均可引起心力衰竭恶化，应注意预防并及时纠正。对有睡眠呼吸暂停的患者，应根据病情于夜间给予连续气道正压通气治疗。

（2）限钠

限钠（＜3g/d）对控制 NYHA 心功能Ⅲ～Ⅳ级患者的淤血症状和体征有帮助。因氯化钠中有大约 40%的钠和 60%的氯，将盐的重量转化为等价的钠需乘以 0.393。对于使用袢利尿剂者，则应适当放宽。不主张严格限制钠摄入和将限钠扩大至轻度或稳定期心力衰竭，因限钠对血流动力学和神经内分泌系统有不利影响，并且可能与患者较差的预后相关。

（3）限水

严重低钠血症（血钠<130mmol/L）患者液体摄入量应<2L/d。严重心力衰竭患者液体摄入量限制在1.5～2.0L/d有助于减轻症状和充血。轻、中度症状患者常规限制液体并无益处。

（4）营养和饮食

宜低脂饮食，戒烟限酒。酒精性心肌病患者应戒酒，肥胖患者应减轻体重。严重心力衰竭伴明显消瘦（心脏恶病质）者应给予营养支持。

（5）休息和适度运动

失代偿期需卧床休息，多做被动运动以预防深静脉血栓形成。临床情况改善后，在不引起症状的情况下，应鼓励体力活动，以防止肌肉的“去适应状态”（失用性萎缩）。NYHA 心功能Ⅱ～Ⅲ级者，可在康复专业人员指导下进行运动训练，能改善症状、提高生活质量。

（6）监测体重

每日测量体重，早期发现液体潴留非常重要。如在3天内体重突然增加2kg以上，应考虑为隐性水肿，需要利尿或加大利尿剂的用量。

（7）心理和精神治疗

压抑、焦虑及孤独在心力衰竭恶化中发挥重要作用，也是影响心力衰竭患者死亡的因素。综合性情感干预包括心理疏导，可改善心功能状态，必要时酌情应用抗焦虑或抗抑郁药物。

综上，心力衰竭的防控以预防和控制冠心病和高血压为主，同时重视瓣膜病和心肌病。尽管心力衰竭病因已从瓣膜病转向以冠心病为主，但退行性瓣膜病也应给予重视；多病因心力衰竭更常见，提示在心力衰竭的救治中，要注意处理多病因之间的矛盾，进行个体化综合治疗。

（七）急性心力衰竭的治疗进展

1. 药物治疗

（1）新型正性肌力药物钙增敏及钾通道开放剂：左西孟旦

左西孟旦是一种新型钙增敏剂及钾通道开放剂，可用于急性心力衰竭，特别是伴肺水肿者；而且可改善顿抑心肌的功能，减轻缺血并纠正血流动力学紊乱[2-6]。

（2）新型血管扩张剂：B型利钠肽奈西利肽

B型利钠肽奈西利肽是一种新型血管扩张剂，实质是一种基因重组人脑钠肽。具有利钠、利水、扩张血管和冠状动脉、抑制神经内分泌的作用。目前多项研究结果显示奈西利肽可降低患者肺毛细血管楔压、肺动脉压力、右房压和系统血管阻力，轻度升高心脏指数，改善急性心力衰竭患者的临床症状及血流动力学[5-9]。

（3）血管加压素拮抗剂：托伐普坦

血管加压素拮抗剂托伐普坦是一类神经激素拮抗剂，能改善水钠潴留状态，保存肾功能[10-12]，能短期改善急性心力衰竭患者的临床症状，对长期病死率无影响。

2. 非药物治疗

（1）通气支持

通气包括无创性通气和气管插管机械通气，无创性通气支持有两种方法：持续气道正压通气或无创性正压机械通气。现一致认为，应在气管插管机械通气之前使用这两种方法中任何一种，持续气道正压通气能够提高心源性肺水肿患者的氧供，缓解急性心力衰竭的症状和体征，而且可减少气管插管的使用。有创性机械通气仅用于急性心力衰竭对扩管剂、给氧和（或）持续气道正压通气或无创性正压机械通气无反应时，另一种需要马上使用有创机械通气的情况是继发于ST段抬高型急性冠脉综合征所致的肺水肿[13，14]。

（2）机械辅助装置

近年来超级滤过装置被用于治疗急性心力衰竭伴有严重液体潴留而利尿剂治疗效果不佳的患者[15-18]。左心室辅助装置是以临时机械循环支持代替心室工作的一种机械泵，它能减轻心室的负荷，减轻心肌做功并泵血至动脉系统以增加外周和终端器官的血流灌注[19]，无创性正压机械通气能够较快缓解呼吸困难、心动过速等症状，快速纠正低氧血症，增加组织器官的氧气供应；在无创通气过程中，能够获得更好的躯体舒适性，减轻有创通气对机体的刺激性，降低应激反应发生率。

四、中医辨证论治

中医学多将本病归属于“心衰”、“心水”病证。《素问》中就有“心痹者，脉不通，烦则心下鼓，暴上气而喘，嗌干，善噫，厥气上则恐”的记载。王叔和在《脉经》中提出“心衰则伏，肝微则沉，故令脉浮而沉”。本病主因为“心病日久，阳气虚衰，运行无力，或气滞血瘀心脉不畅，血瘀水停，以喘息心悸，不能平卧”。

中医理论认为，本病病理性质总属本虚标实。本虚以心肾阳虚为主，标实无外乎痰、瘀、湿、滞。禀赋异常，气血阴阳虚衰，脏腑功能失调，心失所养。“心主血脉”、“气为血帅”、“气行则血行”，心衰患者心气虚衰，则“气虚血凝”，故患者出现心悸、气短、乏力、头晕、胸口堵塞感、胸闷等症状。瘀血可致水道阻遏，则“水气内停”，出现面部浮肿、咳吐粉红色泡沫样痰、下肢肿胀、不得平卧等症状。心阳不振，心阳虚不能温肾阳，肾阳虚衰，化气行水不利，亦会导致水液内停，乘心气亏虚而凌心射肺。如若有阴竭阳脱，则出现神昏谵语、冷汗淋漓、四肢厥逆、烦躁不安、尿少、面色苍白等症状和体征。治疗方面，因心衰以阳气亏虚为本，瘀血、水湿为标，治疗宜益气温阳、活血利水。其中益气温阳是治疗心衰的基本原则，应贯穿于治疗的全过程，而活血、利水仅为治标之法。

1. 气阴两虚

1）证候：心悸气短，体瘦乏力，面色无华，尿少肢肿，唇甲色淡等症。

2）辨证：气阴两虚，心失所养，则心悸、心烦；心气虚，则气短、乏力；心阴亏虚，津液不足，则口干咽燥；肾气亏虚，则尿少肢肿，舌质暗红，少苔，脉细数。

3）治法：益气养阴活血。

4）方药：生脉散加减，常用药：人参、麦冬、五味子、川芎、赤芍、黄芪等。若唇紫甚，加苏木、九节菖蒲；若五心烦热，喜凉饮甚，加知母、山药、炒枣仁；若食少，加山药、白术、炒枣仁。

2. 气虚血瘀

1）证候：心悸气短，神疲乏力，自汗，喘咳，面部浮肿，唇甲青紫等症。

2）辨证：心肺气虚，则气短、神疲乏力、喘咳；气虚血瘀，血滞于脉，则口唇青紫；水道阻遏，水气内停，则有浮肿、咳泡沫痰等，舌质紫暗，脉沉细或涩。

3）治法：益气活血化瘀。

4）方药：保元汤合桃红饮，常用药：人参、黄芪、桂枝、生姜、甘草、桃仁等。若肾阳亏损过甚，加附子、补骨脂、肉苁蓉；若水肿甚，加车前子、泽泻、猪苓。

3. 阳衰气脱

1）证候：喘促不得卧，坐位呼吸，动则尤甚，咳嗽咳血，汗出不止，下肢浮肿等症。

2）辨证：心阳衰亡，不能外固，则冷汗淋漓；不能温煦四肢，故手足逆冷；宗气外泄，不能助肺司呼吸，故呼吸微弱；阳气外脱，脉道失充，故面色苍白无华；阳衰气脱，血运不畅，瘀阻心脉，见胸痛，舌质紫暗，舌体肥大，苔少或无苔，脉多微细而数。

3）治法：回阳固脱，化瘀利水。

4）方药：急救回阳汤合五苓散加减，常用药：红参、附子、白术、炙甘草、桃仁、茯苓、泽泻等。

五、养生指导与康复

平日里，心力衰竭患者应积极治疗原发病，注意避免诱发急性心力衰竭发作的因素，如感染、劳累、情绪激动、钠盐水摄入过多、饱餐及便秘等。进食宜低脂清淡，忌饱餐和辛辣刺激性食物，多食新鲜果蔬，戒烟酒。注意保暖，尽量不外出到人多的地方。出现咳嗽、发热等感染症状时，应及时就诊。保证充足睡眠，保持生活规律，注意劳逸结合。患者变换体位时动作要慢，幅度要小，必要时借助外力或他人的帮助。在专业人员的指导下，要进行心脏康复运动，目的是提高心脏的功能水平，减少心力衰竭的再发生，提高生存率。运动方式主要为医疗步行、踏车、腹式呼吸、太极拳、八段锦、放松疗法等。在进行医疗康复运动时，强度要适中，动作要柔和，节律要适度，呼吸要匀畅。可配合针灸疗法，针刺取内关、神门、郄门等穴。有瘀阻症状者，可加膻中、膈俞等穴；水气凌心者，可加气海穴等。使用耳穴埋豆法，通过对耳部穴位的刺激，以畅行气血、疏通经络、调整阴阳。可用王不留行籽压耳穴：心、神门、肾、肾上腺、心脏点、胸等穴，以改善心功能。

在饮食疗法中，“红色补心”，可适当摄入红色食物，如红豆、番茄、胡萝卜、樱桃等。红豆，既能清心火，也能补心血，又富含铁质，能行气补血；番茄，富含维生素 C 和维生素 A，能增强体力，缓解疲劳，番茄红素对心血管具有保护作用；胡萝卜，富含胡萝卜素，能清除体内自由基，保护心脏；樱桃，含铁量很高，能促进血红蛋白生成，也能提高免疫力，含有钙、胡萝卜素、蛋白质等多种有益成分。中药人参、川芎、黄芪等有益气活血的作用，食物红参、大枣、山药等有活血化瘀、益气温阳的作用。另外，药膳也是不错的选择，气虚阴虚明显者，可食用山药枸杞粳米粥；痰瘀互结明显者，可食用萝卜桃仁木耳粥；阳虚水肿明显者，可食用薏米冬瓜茯苓粥。

参考文献

[1] Kivikko M，Lehtonen L. Levosimendan：a new inodilatory drug for the treatment of decompensated heart failure

［J］. Current Pharmaceutical Design，2005，11（4）：435-455.

［2］Braun J P，Jasulaitis D，Moshirzadeh M，et al. Levosimendan may improve survival in patients requiring mechanical assist devices for post-cardiotomy heart failure［J］. CritCare，2006，10（1）：R17.

［3］Mebazaa A，Nieminen M S，Packer M，et al. Levosimendan vs dobutamine for patients with acute decompensated heart failure：the SURVIVE Randomized Trial［J］. JAMA：The Journal of the American Medical Association，2007，297（17）：1883-1891.

［4］Witteles R M，Kao D，Christopherson D，et al. Impact of nesiritide on renal function in patients with acute decompensated heart failure and pre-existing renal dysfunction：a randomized，double blind，placebo-controlled clinical trial［J］. Journal of the American College of Cardiology，2007，50（19）：1835-1840.

［5］Yilmaz M B，Yalta K，Yontar C，et al. Levosimendan improves renal function in Patients with acute decompensated heart failure：comparison with dobutamine［J］. Cardiovasc Drugs Ther，2007，21（6）：431-435.

［6］Pollesello P，Papp Z. The cardioprotective effects of levosimendan：preclinical and clinical evidence［J］. Journal of Cardiovascular Pharmacology，2007，50（3）：257-263.

［7］Publication Committee for the VMAC Invesigators（Vasodilation in the Management of Acute CHF）. Intravenous nesiritide vs nitroglycerin for treatment of decompensated congestive heart failure：a randomized controlled trial［J］. JAMA，2002，287（12）：1531-1540.

［8］谢洪智，朱文玲．重组人脑利钠肽和硝酸甘油治疗急性失代偿性心力衰竭疗效和安全性的随机、开放、平行对照的多中心临床研究［J］. 中华心血管病杂志，2006，34（3）：222-226.

［9］Yancy C W，Singh A. Potential applications of outpatient nesiritide infusions in patients with advanced heart failure and concomitant renal insufficiency（from the Follow-Up Serial Infusions of Nesiritide trial）［J］. The American Journal of Cardiology，2006，98（2）：226-229.

［10］Mentzer R M Jr，Oz M C，Sladen R N，et al. Effects of perioperative nesiritide in patients with left ventricular dysfunction undergoing cardiac surgery：the NAPA Trial［J］. Journal of the American College of Cardiology，2007，49（6）：716-726.

［11］Armstrong P W，Rouleau J L. A Canadian context for the Acute Study of Clinical Effectiveness of Nesiritide and Decompensated Heart Failure（ASCEND-HF）trial［J］. The Canadian Journal of Cardiology，2008，24（B）：30B-32B.

［12］Gheorghiade M，Gattis W A，O′ Connor C M，et al. Effects of tolvaptan，a vasopressin antagonist in patients hospitalized with worsening heart failure：a randomized controlled trial［J］.JAMA：the Journal of the American Medical Association，2004，291（16）：1963-1971.

［13］Gheorghiade M，Konstam M A，Burnett J C Jr，et al. Short-term clinical effects of tolvaptan，an oral vasopressin antagonist in patients hospitalized for heart failure：the EVEREST Clinical Status Trials［J］. JAMA：The Journal of the American Medical Association，2007，297（12）：1332-1343.

［14］Gheorghiade M，Konstam M A，Burnett J C Jr，et al. Effects of oral tolvaptan in patients hospitalized for worsening heart failure：the EVEREST Outcome Trial［J］. JAMA：The Journal of the American Medical Association，2007，297（12）：1319-1331.

［15］Nieminen M S，Böhm M，Cowie M R，et al. Executive summary of the guidelines on the diagnosis and treatment of acute heart failure：The Task Force on Acute Heart Failure of the European Society of Cardiology［J］. European Heart Journal，2005，26（4）：384-416.

[16] Tallman T A，Peacock W F，Emerman C L，et al. Noninvasive ventilation outcomes in 2，430 acute decompensated heart failure patients：an ADHERE Registry Analysis［J］. Academic Emergency Medicine：Official Journal of the Society for Academic Emergency Medicine，2008，15（4）：355-362.

[17] Costanzo M R，Guglin M E，Saltzberg M T，et al. Ultrafiltration versus in travenous diuretics for patients hospitalized for acute decompensated heart failure［J］. Journal of the American College of Cardiology，2007，49（6）：675-683.

[18] Rogers H L，Marshall J，Bock J，et al. A randomized，controlled trial of the renal effects of ultrafiltration as compared to furosemide in patients with acute decompensated heart failure［J］. Journal of Cardiac Failure，2008，14（1）：1-5.

[19] Feldman D，Menachemi D M，Abraham W T，et al. Management strategies for Stage-D patients with acute heart failure［J］. Clin Cardio，2007，31（7）：297-301.

（魏　娜　方文龙）

第四节　进行性家族性肝内胆汁淤积症导致的急性肝衰竭

一、疾病概述

进行性家族性肝内胆汁淤积症（progressive familial intrahepatic cholestasis，PFIC）是一组常染色体隐性遗传病，自 20 世纪 50 年代起陆续出现文献报道。本病是由于基因突变导致胆汁排出和分泌障碍，肝内胆汁淤积，最终可发展为肝衰竭。根据其致病基因不同，本病可分为 3 型，分别为 PFIC-1 型、PFIC-2 型和 PFIC-3 型。PFIC-1 型由 *ATP8B1* 基因突变引起，*ATP8B1* 位于常染色体 18q21-22，该基因编码的 P 型 ATP 酶——家族性肝内胆汁淤积 1 蛋白（familial intrahepatic cholestasis 1，FIC1）缺陷。FIC1 蛋白位于肝细胞毛细胆管膜上，负责调节氨基磷脂转入细胞内，从而维持肝脏毛细胆管膜双分子层内膜高浓度的氨基磷脂，其功能异常可间接干扰胆管胆汁酸的分泌。PFIC-2 型由三磷酸腺苷结合盒 B 亚家族成员 11（ATP-binding cassette sub-family B member 11，*ABCB11*）基因突变引起，*ABCB11* 基因位于常染色体 2q24，该基因编码胆盐排泄泵蛋白（bile salt export pump，BSEP）。该蛋白是肝细胞毛细胆管膜上的胆盐转运蛋白，属 ABC 转运蛋白家族成员，BSEP 蛋白缺陷可引起胆盐分泌减低，胆汁减少，从而造成肝细胞内胆盐积聚，出现损伤。PFIC-3 型由 *ABCB4* 基因突变引起，该基因编码多药耐药糖蛋白（multidrug resistance associated protein 3，MDR3）。MDR3 糖蛋白主要在肝细胞毛细胆管膜上表达，其功能产物磷脂酰胆碱转出酶可以调节磷脂从双分子层向外移动，是一种磷脂转运器。其缺陷导致胆固醇结晶，增加了胆汁结石的形成，阻塞小胆道。有文献报道 10%～15% 的儿童胆汁淤积性疾病归因于 PFIC，10%～15%的儿童因 PFIC 而行肝移植[1]。

肝衰竭是临床常见的严重肝病状态，可危及生命且病死率极高。重症医学中常见的急性能衰竭（acute liver failure，ALF）是指原来肝病者肝脏受损后 2 周内发生的严重临床综合征。其不仅仅累及肝脏，还会引起多脏器功能损害，包括脑水肿、肾衰竭、脓毒症、消化道出血、呼吸衰竭等[2]。美国肝病研究学会（American Association for the Study of Liver Disease，AASLD）则将 ALF 进一步划分为超急性肝衰竭、急性肝衰竭和亚急性肝衰竭三个亚组。

在我国急性病毒性肝炎是引起 ALF 的主要病因，占所有病例的 72%，主要是乙型肝炎病毒。其次是药物（如对乙酰氨基酚、抗结核药、抗肿瘤药、部分中药）或肝毒性物质（如四氯化碳、乙醇）引起的急性损伤。此外，有酗酒史、长期营养不良、使用经细胞色素酶 P450 代谢药物的患者即使低剂量的对乙酰氨基酚也可能导致 ALF。除上述原因外，热射病、妊娠相关损伤（妊娠急性脂肪肝和 HELLP 综合征）、免疫功能障碍（自身免疫性肝炎）、遗传代谢病（肝豆状核变性、半乳糖血症）、缺血和缺氧（如肝血管闭塞、感染性休克）、特殊感染（钩端螺旋体、立克次体）和恶性病（如非霍奇金淋巴瘤、转移性肝癌）等也可以导致 ALF[3, 4]。虽然检测水平和医疗水平快速发展，但仍有约 5%的 ALF 患者无法确定病因。

二、诊断与治疗

（一）临床表现与化验检查

三种 PFIC 的临床表现各有其特点，水样腹泻是 PFIC-1 型常见的肝外表现，此外还有胰腺炎和听力减退等。PFIC-2 型初始表现更为严重，进展更快，发病 1 年内可迅速发展成肝衰竭，甚至肝癌。PFIC-3 型呈慢性和进行性，常在儿童晚期和青少年期发生肝硬化，极少出现新生儿胆汁淤积。

1. 临床表现

ALF 患者常出现腹胀、厌食、恶心、呕吐等消化系统症状，随后出现黄疸、肝臭、昏迷和出血等肝衰竭表现，但多以意识模糊、嗜睡等神经精神症状最为突出。大量肝细胞坏死可导致肝脏合成和代谢功能下降，出现低血糖、凝血功能障碍、高乳酸血症和血氨升高。大量细胞因子和炎症介质的释放可引起胰腺炎、免疫抑制、骨髓抑制、急性呼吸窘迫综合征和循环衰竭等。

1）肝性脑病：通常起病 10 天内出现精神神经症状，表现为进行性精神神经变化。早期多为性格改变如情绪激动、精神错乱、躁狂、嗜睡等，以后可有扑翼样震颤、阵发性抽搐、逐渐进入昏迷，晚期各种反射消失，肌张力降低。如果脑干功能受到抑制，可表现出呼吸和血管运动中枢衰竭。

2）黄疸：绝大多数患者会出现黄疸，一般呈进行性加深，但某些伴有脑病等精神神经症状者黄疸也可以不明显。部分患者只有较深的黄疸而无其他严重的肝功能障碍提示肝内胆汁淤积。

3）腹水：仅少数患者出现腹水，一般腹水量较少。但腹水的出现多提示门脉高压和低蛋白血症，低蛋白血症通常出现在发病 2 周后。

4）出血：常为 ALF 晚期最严重的症状，可危及生命。出血部位以皮肤、鼻黏膜、齿龈及胃黏膜等常见，也可出现颅内出血。出血的原因有：①肝内凝血因子合成减少。②血小板质与量异常。③弥散性血管内凝血伴局部纤维蛋白溶解，可以导致微循环阻塞，加重肝脏缺血及损害，使胃肠道产生缺血性坏死，是消化道出血的主要原因之一。

5）低血糖：ALF 患者低血糖的主要原因一方面是由于糖异生减少，另一方面是肝脏灭活的胰岛素减少，外周血胰岛素水平增加。

2. 化验检查

化验检查可分为实验室检查、影像学检查、病理学检查和基因检测。

1）实验室检查：PFIC 的三种类型均表现为血结合胆红素、碱性磷酸酶及胆酸等不同程度增高。PFIC-3 型有血谷氨酰转移酶增高，而 PFIC-1 型和 PFIC-2 型实验室检查血清谷氨酰转移酶活性和胆固醇值基本正常，胆汁酸明显升高。PFIC-2 型患者出现血转氨酶和血清中甲胎蛋白升高的比例较 PFIC-1 型高。

2）影像学检查：磁共振胰胆管水成像或腹部超声等可以观察肝内外胆管情况，PFIC 一般无肝内外胆管异常改变。

3）病理学检查：有助于 PFIC 的诊断和鉴别诊断。PFIC-1 型肝组织最特征的表现为电镜下可见促颗粒状胆汁，部分肝细胞可按照管状模式排列，形成腺泡样假玫瑰花结。PFIC-2 型肝组织病理特征性的表现为明显的肝巨细胞形成，电镜下胆汁呈细丝状、细颗粒状或无定形状，微绒毛缺失。PFIC-3 型肝组织的病理改变类似于肝外胆道闭锁，突出表现为胆管增生和纤维化。

4）基因检测：应用 DNA 测序检测 *ATP8B1*、*ABCB11*、*ABCB4* 基因外显子，必要时可采用 RT-PCR 和测序检测非编码序列和内含子的突变及剪接错误，或者进行全基因测序。

（二）诊断

PFIC 的诊断依靠临床表现、血生化、胆汁成分分析、肝组织病理学检查及基因检测等综合判断，并需要排除其他原因所致的胆汁淤积性肝病。主要需与以下几种疾病相鉴别：

1）良性复发性肝内胆汁淤积：与 PFIC 相似，病因与 *ATP8B1* 和 *ABCB11* 基因突变有关，但良性复发性肝内胆汁淤积的突变发生在相对非保守区段，仅可导致 FIC1 蛋白功能部分失活，故良性复发性肝内胆汁淤积多发生在成人期，临床表现为间断性胆汁淤积发作，预后良好。

2）妊娠肝内胆汁淤积症：病因与 *ATP8B1* 和 *ABCB11* 基因杂合子突变有关。在妊娠后半期发病，分娩后可完全缓解，口服避孕药后也可发生。

3）Alagille 综合征：致病基因 *JAG1* 位于染色体 20p12。临床表现为黄疸、生长迟滞和心血管症状等。可出现宽鼻梁、三角形脸和眼深凹等面部畸形，眼部后胚胎环。慢性胆汁淤积可伴有血清胆红素、谷氨酰转移酶和碱性磷酸酶升高。

4）其他：药物性胆汁淤积、新生儿一过性胆汁淤积、胆汁性肝硬化等。

发展为急性肝衰竭时需要与其他类型的肝衰竭相鉴别。我国学者依据肝衰竭病情发展速度和病理组织学特征，将肝衰竭分为四类：急性肝衰竭（ALF）、亚急性肝衰竭（subacute liver failure，SALF）、慢加急性（亚急性）肝衰竭［acute（subacute）-on-chronic liver failure，ACLF 或 SACLF］和慢性肝衰竭（chronic liver failure，CLF）。ALF 的特征是急性起病，无基础肝病史，发病 2 周内出现Ⅱ度以上肝性脑病，病理学检查可见肝细胞呈一次性坏死，可呈大块或亚大块坏死，或桥接坏死，伴有存活肝细胞的严重变性，肝窦网状支架塌陷或部分塌陷；SALF 起病较急，无基础肝病史，发病 2～26 周出现肝衰竭的临床表现，肝组织呈新旧不等的亚大块坏死或桥接坏死，较陈旧的坏死区网状纤维塌陷，或有胶原纤维沉积，残留肝细胞有程度不等的再生，并可见细、小胆管增生和胆汁淤积。ACLF 或 SACLF 是在慢性肝病基础上出现的急性（通常在 4 周内）肝功能失代偿的临床表现，病理表现是在慢性肝病病理损害的基础上，发生新的程度不等的肝细胞坏死。CLF 是在肝硬化基础上，肝功能进行性减退引起以腹水或肝性脑病等为主要表现的慢性肝功能失代偿的临床表现，病理学表现为弥漫性肝脏纤维化及异常增生结节形成，可伴有分布不均的肝细胞坏死[5]。

（三）西医治疗

PFIC 治疗包括对症治疗、药物治疗、外科手术治疗和肝移植。目的是缓解症状，改善营养状态，纠正维生素缺乏及预防腹水、食管静脉曲张破裂出血等并发症。

1. 对症治疗

饮食上提供中链三酰甘油，改善患儿营养状态。服用脂溶性维生素和水溶性维生素。保证充足的阳光照射和钙摄入。

2. 药物治疗

熊去氧胆酸对三种类型 PFIC 都有效，是所有类型患儿的初始治疗选择。剂量：10～30mg/（kg·d）。熊去氧胆酸可以竞争初级胆汁酸在小肠的重吸收，有效取代其肠肝循环，促进其排出，从而缓解胆汁淤积对肝细胞的损伤。对于 PFIC-2 型患者，其原发缺陷直接影响胆盐分泌，应用熊去氧胆酸疗效欠佳。熊去氧胆酸对 PFIC-3 型无 MDR3 表达的患者无效。考来烯胺可以用来缓解胆汁淤积性瘙痒。苯扎贝特和 S-腺苷蛋氨酸的疗效有待于验证。

3. 外科治疗

主要采用胆汁分流术，分为部分胆汁分流术和回肠旁路手术两大类，部分 PFIC-1 型和 PFIC-2 型患者可受益。

4. 肝移植

肝移植是三种类型 PFIC 患者最为有效、彻底，也是最后考虑的治疗方案。肝移植患者 5 年生存率已经达到 80%左右，但供肝缺乏是主要的限制因素，目前肝移植手术方式有多种。

（1）禁忌证

1）绝对禁忌证：①难以控制的全身性感染；②难以戒除的酗酒或吸毒；③难以控制的精神疾病；④肝外有难以根治的恶性肿瘤；⑤合并严重的心、脑、肺等重要脏器器质性病变。

2）相对禁忌证：①年龄＞65 岁；②严重全身性感染；③获得性人类免疫缺陷病毒感染；④肝恶性肿瘤伴门静脉主干癌栓或转移；⑤合并糖尿病、心肌病等预后不佳的疾病；⑥明显门静脉血栓形成等解剖结构异常。

（2）并发症

1）原发性移植物无功能：发生率达 5%～10%。

2）血管并发症。

3）术后出血。

4）胆道并发症。

5. 并发症的治疗

ALF 往往会导致患者出现其他多器官、多系统的并发症，临床诊疗过程中除原发病和肝衰竭的处理外，还需要对其并发症进行及时的处置。

（1）肝性脑病的治疗

肝性脑病是由于肝功能严重减退导致毒性代谢产物在血液循环内堆积引起意识障碍、智能改变和神经肌肉功能损害的一组临床综合征。总体的治疗原则是阻止肝性脑病的发生和进展，避免脑水肿和颅内高压的发生。具体治疗措施：①去除诱因，如严重感染、出血及电解质紊乱等；②限制蛋白质饮食；③应用乳果糖或拉克替醇口服或高位灌肠，可以酸化肠道，促进氨的排出，减少肠源性毒素吸收，但当患者出现较严重的腹泻时应慎用，肝移植前有明显腹胀者慎用，以免影响手术；④视患者的电解质和酸碱平衡情况选择精氨酸、鸟氨酸-门冬氨酸等降氨药物；⑤使用支链氨基酸或支链氨基酸、精氨酸混合制剂纠正氨基酸失衡；⑥肝性脑病Ⅲ度以上或血氨＞150μmol/L、急性肾衰竭、需要使用血管活性药物维持血压者推荐应用亚低温治疗，维持中心体温 34～35℃，并给予高渗生理盐水将血钠提高至 145～155mmol/L；⑦对Ⅲ度以上的肝性脑病患者建议建立人工气道，合并呼吸衰竭时进行机械通气；⑧抽搐患者可使用苯妥英或苯二氮䓬类镇静药物，但不推荐预防用药；⑨人工肝支持治疗。

（2）脑水肿

严重的肝性脑病和 75%～80%的 ALF 患者会出现脑水肿，严重者可进展为颅内高压和脑疝而危及生命，占 ALF 死亡患者的 20%～25%。临床表现为头痛、呕吐、嗜睡、视物模糊、血压升高、球结膜水肿，严重者可出现双侧瞳孔大小不等、对光反射消失、肌张力增高、去脑强直、心率减慢、呼吸节律改变甚至呼吸心跳骤停。对于颅内压增高的患者，可以将床头抬高 30°，给予高渗性脱水剂，如 20%甘露醇或甘油果糖，以及人工肝支持治疗。如果患者已行机械通气和镇静治疗，使用亚低温治疗可以有效降低颅内压，控制体温在 32～35℃。

（3）凝血功能障碍

凝血功能障碍是 ALF 的严重并发症之一，如患者无活动性出血，不推荐常规输注血小板或血浆纠正血小板减少和国际标准化比值（international normalized ratio，INR）异常，AASLD 推荐对于 ALF 患者可皮下注射维生素 K 治疗凝血功能障碍。虽然新鲜冰冻血浆和凝血因子复合物对恢复凝血功能异常有着一定的作用，但若患者无活动性出血并不推荐常规使用。如果患者出现活动性出血或需进行高出血风险的侵入性操作可以考虑首选输注血浆；INR 明显升高或需大量输注血浆时应输注重组活化因子Ⅶ；当血小板计数＜50×10^9/L 且有明显出血时需输注血小板，如需行侵入性操作且出血风险较低，血小板计数＜30×10^9/L 时需输注血小板，出血风险较高时，需保持血小板计数＞50×10^9/L 以避免出血。ALF 合并凝血功能障碍易导致消化道出血，应使用质子泵抑制剂或 H_2 受体阻滞剂预防应激性溃疡。

（4）肝-肾综合征

肝-肾综合征（hepato-renal syndrome，HRS）是在肝衰竭的基础上出现以肾功能损害、动脉循环和内源性血管活性系统的活性明显异常为特征的临床综合征。临床表现为氮质血症、少尿或无尿、低血钠、低尿钠、低渗尿，而肾组织学正常，尿镜检无异常发现，急性肾小管坏死时尿镜检可见大量颗粒管型和细胞管型。

肝肾综合征重在预防，药物治疗主要包括内脏血管收缩药和扩张肾动脉的药物，但扩张肾动脉的药物如多巴胺等效果不佳，已经不再推荐使用。内脏血管收缩药物主要包括三类：垂体后叶素类似物（鸟氨酸加压素、特利加压素），生长抑素类似物（奥曲肽），α肾上腺素受体激动剂（米多君、去甲肾上腺素）。目前应用最多的是特利加压素，其与白蛋白联合应用可明显改善肝肾综合征患者的肾小球滤过率，增加肌酐清除率。除药物治疗外，肾前性原因导致的肝-肾综合征患者需注意维持循环系统稳定，纠正低血容量，必要时使用血管收缩药物维持血压。还应该注意避免使用氨基糖苷类抗菌药物或非甾体类抗炎药等肾毒性药物。此外，还可以采用人工肝支持治疗、经颈静脉肝内门体分流术及肝移植。

（5）感染

常见的感染有菌血症、上呼吸道感染、肺炎、腹膜炎、脑膜炎、膈下脓肿等，致病菌多为革兰阴性杆菌的大肠埃希菌属及革兰阳性球菌，一些条件致病菌和真菌也可以致病，后两者与抗菌药物和糖皮质激素滥用有关。不推荐应用抗菌药物预防 ALF 可能出现的感染，但出现肝性脑病进展、机械通气、严重低血压、需使用血管活性药物和等待肝移植时可考虑应用。

（6）低血压

低血压常见于严重的肝性脑病患者，患者常表现为全身血管扩张、外周血管阻力与心排血量降低，同时心率减慢。需静脉注射生理盐水进行充分的液体复苏，如果容量充盈但仍存在持续性低血压（平均动脉压＜60mmHg）应使用血管加压素，首选去甲肾上腺素，如果血压仍难以维持可考虑加用特利加压素。经充分液体复苏和联合应用去甲肾上腺素和特利加压素后仍存在低血压时需考虑使用氢化可的松进行治疗。应该注意 ALF 患者使用血管加压素后，由于微循环的持续收缩，可能无法增加外周的氧供，从而造成器官功能的进一步衰竭、组织缺氧进一步加重和乳酸酸中毒，此时血管扩张剂如依前列醇可能有所帮助。此外，所有低血压患者应考虑进行血培养和尿培养。

（7）电解质与酸碱平衡紊乱

患者可以出现低钠血症、低钾血症、低氯血症、低镁血症、低钙血症、低磷血症。其中低钠血症最为常见，常见原因为水钠潴留导致的稀释性低钠血症。但是，患者也可以出现高钠血症，这可能与静脉注射含钠盐抗菌药物过多、大量输血和渗透性利尿有关。低钾血症常由于患者过度换气导致呼吸性碱中毒，导致肾脏的 H^+-K^+交换增加，K^+随尿液大量排出体外。上述离子紊乱很少会引起心律失常的发生。

ALF 患者可以发生各种类型的酸碱失衡。毒性产物会刺激呼吸中枢，导致过度换气，引起呼吸性碱中毒；低钾血症易引起代谢性酸中毒；患者各组织器官微循环障碍，细胞缺血缺氧，引起代谢性酸中毒；并发呼吸道感染；脑水肿或内毒素血症可抑制呼吸中枢，导致高碳酸血症，产生呼吸性酸中毒。

（8）顽固性腹水

对顽固性腹水患者：①推荐螺内酯联合呋塞米起始治疗，应答差者，可应用托伐普坦。托伐普坦作为精氨酸加压素 V2 受体阻滞剂，可通过选择性阻断集合管主细胞 V2 受体促进自由水的排泄，已成为治疗低钠血症及顽固性腹水的新措施[6]；②特利加压素一次 1～2mg，每 12h 一次[7]；③腹腔穿刺放腹水；④输注白蛋白，按照穿刺后放出腹水量 6～8g/L 补充白蛋白。

（9）内毒素血症

正常情况下，由肠道吸收入门静脉的内毒素可迅速被肝脏的库普弗细胞清除，但有研究表明造成肝脏损害的许多因素可能使肝脏降解内毒素的功能出现障碍，从而诱发内毒素血症。

63%～100%的 ALF 患者可发生内毒素血症，特别是严重肝性脑病患者[8]。

（10）其他

ALF 患者除上述并发症外，还可能出现急性胰腺炎、门脉高压、肝肺综合征、低血糖等。

6. 预后

肝衰竭预后评估应贯穿诊疗全程，尤其强调早期预后评估的重要性，以便对预后较差的患者尽早行肝移植治疗。目前预后评估模型有多因素评估模型和单因素指标两类，前者主要包括皇家医学院标准、终末期肝病模型、终末期肝病模型联合血清钠、序贯器官衰竭评估、慢性肝衰竭联盟-器官功能衰竭评分等；后者主要包括年龄、肝性脑病的发生、血清总胆红素、凝血酶原时间或 INR、血肌酐、前白蛋白、胆碱酯酶、甲胎蛋白、乳酸、血糖、血清钠、血小板等。

近年来，由于内科支持治疗的进步和肝移植的广泛开展，ALF 患者的生存率得到大幅度提高。研究表明合并严重肝性脑病的 ALF 患者经内科支持治疗后生存率由 17%提高到 48%；对乙酰氨基酚和肝炎病毒导致的 ALF 患者非移植治疗的生存率明显提高；而其他病因和病因不明的患者非移植治疗的生存率仍≤20%。同时，肝移植治疗后的生存率由 56%提高到 86%，即使病因不明的 ALF 患者经肝移植治疗后生存率也由 4%提高到 68%。相比较而言，对乙酰氨基酚导致的 ALF 患者经肝移植治疗和未经肝移植治疗的生存率并没有明显不同。对于肝功能难以恢复的患者，如病因不明和慢性肝衰竭，应尽早行肝移植治疗。而超急性肝衰竭和对乙酰氨基酚导致的 ALF 患者，因其肝功能有恢复的可能，应该仔细评估肝移植导致的风险[9]。

（四）中医辨证论治

中医学多将本病归属于“谷疸”、“胆黄”等病证。若疾病急速进展，病情危重累及多脏器时，可称为“急黄”、“疫黄”等证。清代《临证指南医案》谓：“阴黄之作，湿从寒化，脾阳不能化湿，胆液为湿所阻，渍于脾，浸淫肌肉，溢于皮肤，色如熏黄”，“阳黄之作，湿从热化，瘀热在里，胆热液泄”。隋代巢元方在《诸病源候论》中谓：“因为热毒所加，故卒然发黄，心满气喘，命在顷刻，故云急黄也。”

中医理论认为，先天禀赋不足，脾阳虚弱，寒从内生，蕴蓄脾胃，脾阳受困，以致气机不畅，肝失疏泄，胆汁外溢肌肤发黄；脾为后天之本，脾主运化水谷，脾虚则脾失健运，消化吸收功能失常，出现腹胀、便溏，以致倦怠、消瘦、营养不良等。《金匮要略编注·下血》称：“五脏六腑之血，全赖脾气统摄。”脾主统血，若脾气虚弱，运化无力，脾气固摄血液的功能减弱，则可使血液逸出脉外而有出血的情况。《素问·阴阳应象大论》说：“肝主目……在窍为目。”若肝血不足，则两目干涩、视物不清。急性肝衰竭时，湿热交蒸是重要的致病因素。《金匮要略》曰：“黄家所得从湿得之”，“湿热交蒸、民当病瘅”，黄疸病乃湿热之邪致病。基本病机可概括为湿、热、毒、瘀、虚。本病因感受湿热疫毒之邪，蕴结中焦，不得泄热。湿热毒邪熏蒸肝胆，胆汁不循常道而见身、目、尿黄染；湿热疫毒深入血分，煎灼营血，以致血瘀血热，气机失调，腑气不通；湿热毒邪不得外出，常有腹胀、腹痛、大便不爽或秘结等症。

1. 脾胃虚寒

1）证候：身黄，目黄，尿黄，皮肤瘙痒，纳少脘闷，腹胀便溏，生长缓慢等。

2）辨证：先天不足，脾胃虚寒，寒湿阻滞中焦，胆汁输送失常外溢，引起身黄、目黄及尿黄等；水谷运化失常，导致纳差、腹胀、便溏等，舌淡苔腻，脉濡缓。

3）治法：健脾和胃，温化寒湿。

4）方药：茵陈术附汤加减，常用药：附子、干姜、白术、炙甘草等。如腹胀甚，加厚朴；若腹痛甚，加延胡索；若肝脏肿大，加鳖甲、郁金；若大便稀溏，加吴茱萸、肉豆蔻；若下肢浮肿，加木通、薏苡仁。

2. 湿热蕴毒

1）证候：身目黄染，小便短黄，肢体困重，乏力明显，口苦泛恶，脘腹胀满，发热倦怠等。

2）辨证：湿热熏蒸肝胆，胆汁外溢肌肤而发黄；湿热蕴蒸下焦，见小便短少黄赤；湿热互阻中焦，脾失健运，则恶心欲呕，苔黄腻，脉弦滑或脉弦数。

3）治法：清热利湿退黄。

4）方药：甘露消毒丹、复方茵陈方或茵虎方加减，常用药：茵陈、栀子、大黄、茯苓、泽泻等。若咽肿甚，加山豆根、板蓝根；若恶心呕吐甚，加陈皮、姜半夏；若腹胀甚，加莱菔子、沉香；若腹泻甚，加益母草。

3. 血结瘀阻

1）证候：面色晦黄，甚则青黑，腹部胀大，腹满而痛，尿黄自利，皮肤瘙痒，青筋暴露。

2）辨证：气滞不行，瘀血内结，故面黄晦暗，且腹满而痛，舌质暗紫，见瘀斑瘀点，舌下脉络黑紫，脉弦涩。

3）治法：活血行气，祛瘀散结。

4）方药：可用活血逐瘀汤加减，常用药：川芎、桃仁、延胡索、甘草、红花等。

三、养生指导与康复

本病为遗传性疾病，有 PFIC 家族史者生育前需进行遗传咨询。如若已怀孕，孕妇在妊娠期间应尽量避免辐射，谨慎服用药物等。密切观察患者的皮肤及其他身体情况，有症状时立刻就医。饮食上需提供中链三酰甘油，改善患儿营养状态，补充脂溶性维生素 A、K、D 和水溶性维生素，剂量要高于正常儿童的每日推荐量，同时保证充足的阳光照射和食物中钙的摄入。

ALF 患者在医院救治出院之后要静养，而且要卧床休息，减少体力消耗。保持室内适宜的温度，适度通风，保持空气清新，避免感染。饮食上，以适量的高质量蛋白、高热量为原则，选用瘦肉、鸡蛋、鱼肉、禽肉以补充蛋白质；无法正常进食者，需要行静脉补充营养液，保证基本需求。中医理论中，绿色入肝，多食用绿色食品有强肝舒肝的作用，能起到调节脾胃的作用。常见的食物有蒲公英、芹菜、荠菜等。蒲公英，药食两用，可保肝、清肝毒，预防肝脏损伤，增加肝脏再生能力；芹菜，能清肝利水，排除体内的有毒物质；荠菜，含有大量的胡萝卜素、B 族维生素等，有凉肝明目、利尿除湿等功效。常食用粗纤维食物，可保证患者大便通畅，如若有便秘，及早给予以帮助排便。口服中药调理的同时，可配合针灸疗法，针刺取脾俞、胆俞、足三里、阳陵泉、太冲等穴。取脾俞，可泻湿热；取胆经之合穴阳陵泉、肝经之原穴太冲以疏泄肝胆，令胆汁得循常道。

参考文献

[1] 张抒扬.罕见病诊疗指南［M］.北京：人民卫生出版社，2019：621-627.

[2] 于凯江，杜斌. 重症医学［M］. 北京：人民卫生出版社，2015：145-146.

[3] 邓小明，李文志. 危重病医学［M］. 4 版. 北京：人民卫生出版社，2016：313-314.

[4] 管向东，陈德昌，严静. 中国重症医学专科资质培训教材［M］. 3 版. 北京：人民卫生出版社，2019：239-241.

[5] 中华医学会感染病学分会肝衰竭与人工肝学组，中华医学会肝病学分会重型肝病与人工肝学组. 肝衰竭诊治指南（2018 年版）［J］. 中华传染病杂志，2019，37（1）：38-44.

[6] Uojima H，Kinbara T，Hidaka H，et al. Close correlation between urinary sodium excretion and response to tolvaptan in liver cirrhosis patients with ascites［J］. Hepatology Research，2017，47（3）：E14-E21.

[7] Yan L，Xie F，Lu J，et al. The treatment of vasopressin V2-receptor antagonists in cirrhosis patients with ascites：a meta-analysis of randomized controlled trials［J］. BMC Gastroenterology，2015，15（1）：65.

[8] Wasmuth H E，Kunz D，Yagmur E，et al. Patients with acute on chronic liver failure display 'sepsis-like' immune paralysis［J］. Journal of Hepatology，2005，42（2）：195-201.

[9] Vollmar B，Menger M D. The hepatic microcirculation：mechanistic contribution and therapeutic targets in liver injury and repair［J］. Liver Int，2005，25（6）：1079-1090.

（戚智冬　方文龙）

第五节　罕见病引起的意识障碍

意识是一种对自我和环境的觉醒状态，意识清醒是指心理活动正常的清醒状态，任何意识状态的改变都是脑功能障碍高度敏感的指征。意识障碍（disorder of consciousness，DOC）是病理状态下意识的改变，是由能够干扰或终止清醒状态和意识能力的疾病造成的。

一、引起意识障碍的几种罕见病

（一）可逆性后部白质脑病综合征

可逆性后部白质脑病综合征（reversible posterior leukoencephalopathy syndrome，RPLS）通常表现为神经系统的异常。可分为急性或亚急性起病，患者主诉迅速进展的头痛、颅高压症状、癫痫发作、精神异常、意识障碍，严重时可导致昏迷。

RPLS 可由多种原因引起，最常见的病因为恶性高血压或高血压脑病；此外较常见的原因为免疫抑制药物及抗肿瘤药物的应用等。病变主要累及双侧大脑后部，影像学表现通常为双侧大脑半球后部白质的水肿，尤其是双侧顶、枕叶。病灶多为对称性。由于可逆性后部白质脑病综合征可逆性的特点，一经诊断，早期、对症、消除病因治疗通常预后良好。

（二）基底动脉尖综合征

基底动脉尖综合征（top of the basilar syndrome，TOBS）为缺血性脑卒中的一种。基底动脉尖综合征的临床表现通常伴有相应部位的缺血损害，如眩晕、恶心、呕吐、眼球震颤、复视、吞咽困难、构音障碍、共济失调，病情严重者可出现四肢瘫、昏迷、球麻痹、中枢性高热、应激性溃疡等严重症状，可导致死亡。

可导致严重意识障碍的基底动脉尖综合征，病因通常为栓子急性脱落，直接堵塞基底动脉主干，导致急性双侧中脑和（或）丘脑上行网状激活系统损伤。通常急性起病，由于患者很快进展至昏迷状态，急诊头部 CT 可无明显变化，诊断主要依靠病史及临床查体，也可进行急诊 MRI 扩散加权成像检查以明确病变部位，定位缺血动脉。治疗主要为时间窗内及时溶栓治疗，可降低死亡率、提高显效率，从而改善预后。

（三）急性一氧化碳中毒

中、重度一氧化碳中毒可导致不同程度的昏迷，一氧化碳中毒可导致低氧血症进而造成组织缺氧。一氧化碳浓度较高时还可与细胞色素氧化酶的铁结合，抑制细胞呼吸而中毒。

轻度一氧化碳中毒时血液一氧化碳血红蛋白（carbon monoxide hemoglobin，HbCO）含量为 10%～30%，临床表现通常为头晕、头痛、恶心、耳鸣等非特异性症状。中度中毒时 HbCO 含量为 30%～50%，典型症状为患者口唇黏膜呈特征性樱桃红色，患者可有不同程度的循环异常、精神症状、震颤、昏迷。重度中毒时，HbCO 含量＞50%，昏迷可持续较长时间，呼吸、循环紊乱，水、电解质及酸碱平衡失调，周身皮肤可出现烫伤样水疱和成片的红肿。治疗措施主要包括脱离缺氧环境，主张急性期尽早进行高压氧舱治疗，以及积极的对症治疗。

（四）神经阻滞剂恶性综合征

神经阻滞剂恶性综合征（neuroleptic malignant syndrome，NMS），又称 Malin 综合征，是抗精神病药物导致的一种罕见的、严重的不良反应，在服用抗精神病药物患者中的发病率为 0.01%～0.02%。NMS 有明显的家族聚集现象，这可能与遗传因素有关。

神经阻滞剂恶性综合征患者临床表现并不典型，最常见症状为发热，其次为意识障碍。患者可表现为持续高热、肌肉僵硬、吞咽困难及明显的自主神经症状，如心动过速、出汗、排尿困难和血压升高等。严重者出现意识障碍、大汗、虚脱、呼吸困难，甚至死亡。肌酸激酶升高为恶性综合征诊断实验室检查的主要标准之一。治疗包括确诊后迅速停用相关的抗精神病药物及对症支持治疗，必要时给予床旁持续血滤治疗。

（五）高山昏迷

长期生活在平原地区的人，若短时间内急进入高海拔（＞2800 米）地区，由于急性缺氧使脑组织广泛性水肿和脑组织点状出血、软化，可导致高山性脑水肿——昏迷。患者初始时可有头晕、头痛、恶心、呕吐、心慌气短等非特异性症状，也可进展至咳嗽、咳白色泡沫痰或粉红色泡沫状痰等高原肺水肿症状。此时听诊患者肺底或全肺有水泡音，影像学显示双肺门影模糊。也有部分患者发病后短期内迅速进入昏迷状态。高山昏迷多合并急性肺水肿及肺部感染，若未能及时治疗，预后差，死亡率高。治疗首要措施为脱离缺氧环境，同时采取吸氧或高压氧治疗，防治脑水肿，同时防治并发症。近期研究发现，蒙、藏医药对高山昏迷具有独特疗效，尤其对高原昏迷苏醒期的治疗效果显著。

二、临 床 表 现

意识障碍从重到轻大致可分为昏迷、植物状态（vegetative state，VS）/无反应觉醒综合征（unresponsive wakefulness syndrome，UWS）、微意识状态 （minimally conscious state，MCS）。

（一）昏迷

昏迷是一种以无法唤醒和意识丧失为特征的无意识状态。作为世界上最古老、持续时间最长的临床定义，其作为一种意识中断状态的临床诊断几乎没有争议。典型的临床特征是自发性觉醒或刺激性唤醒能力的完全丧失，无睁眼反应，脑电图测试无睡眠-觉醒周期。病变范围通常为广泛的大脑皮质、脑白质或脑干损伤。昏迷患者通常闭眼躺在床上，或者对痛性刺激产生睁眼反应。患者并没有对某个物体进行注视或者追踪，不能引起有目的的或相对独立的运动反应，不能够理解或自主地表达语言。所有的脑干反射可能完整存在，也可能不存在。昏迷最典型的特征是没有睡眠-觉醒周期。

昏迷患者保留了一部分大脑的功能，如呼吸中枢的敏感性仍然存在，控制部分面部神经的脑干反射仍然保留。在某些病例中，患者还表现出复杂的需要大脑皮质和皮质下中枢控制的复杂的大脑反射活动。昏迷患者的预后是复杂的，取决于损伤的严重程度和昏迷的病因。昏迷阶段存活下来的患者，在 2～4 周开始觉醒，并过渡到 VS/UWS 或 MCS。在无自发意识恢复的存活患者中，若未合并代谢、感染或毒性因素的情况下，昏迷状态很少能持续 1 个月以上。

（二）植物状态/无反应觉醒综合征

VS 被认为是一种无意识的、游离的觉醒状态。患者可自发地睁眼，脑电结果证实了睡眠-觉醒周期的存在。患者可能对外界刺激产生反应，但并无意识知觉或自主行为的迹象。有趣的是，这类患者可做出刻板的手势动作，如打哈欠、咀嚼、哭泣、微笑或是呻吟，但是这些反应都与外界环境无关。VS 患者间断清醒状态的存在说明脑干功能保存完好，但意识缺乏提示有潜在的皮质功能障碍。同样，功能神经成像显示，感觉刺激会激活主要的皮质区，但不会激活被认为是意识必需的高级皮质区。在恰当的医疗与护理下，VS 患者可以存活很多年。

从昏迷到 VS 的转变可以通过睡眠-觉醒周期的出现和自发睁眼来判定。VS 患者对视觉、听觉、触觉或有害刺激没有表现出有目的的运动反应，也没有表现出对语言的理解或表达有意义的语言。患者确实表现出与睡眠-觉醒周期同步的闭眼-睁眼反应，正常的下丘脑和脑干功能足以维持呼吸、循环系统的基本稳定。偶尔自发的哭喊、哭泣及微笑可能与外界刺激没有明显的关系。VS 若维持 1 个月以上可被认为是持续性的，在非创伤性脑损伤后持续 3 个月及创伤性脑损伤后持续 12 个月以上，可被认为是永久性的。

由于几十年来公众和临床医生对“植物人”和“植物状态”这两个词语的负面社会含义感到不适，欧洲意识障碍工作组建议将这个词改为 UWS。UWS 的诊断对临床医生来说非常具有挑战性。临床上与昏迷的鉴别要点在于是否存在反复的睡眠-觉醒周期和是否持续缺乏对刺激的反应。这要求检查者对患者一整天的互动过程了如指掌。对于非住院患者，特别是当患者去医生的诊室进行例行检查时，更是一个挑战。这要求医生要么花大量的时间与患者待在一起，要么培训患者的家庭护理人员注意并报告患者的变化。

（三）微意识状态

MCS 的特点是严重的意识损害，但有清醒和部分意识保留的证据。不同于 VS，MCS 存在可以区别于反射性行为的可识别的有目的性的自主行为。MCS 的特征是不一致的，但是可以复制并遵循指令。

与昏迷或 VS 患者不同，MCS 患者可表现出对环境或自我意识的有限但确切的行为。这些行为可能包括对情感话题的语言或视觉内容做出适当的微笑或哭泣，用语言或手势直接回应问题中的语言内容，以一种明确的方式去触及目标位置和触及方向之间的关系，以适应物体大小和形状的方式触摸或握住物体，或对突出的或移动的视觉刺激做出反应的持续视觉追踪。

近期 Bruno 等[1]基于观察到的行为反应的复杂性，提出了 MCS 的进一步分类，即 MCS+ 和 MCS-。MCS+的定义是患者可执行命令，可理解语言或可以通过手势或语言表达是或否的反应。MCS-患者则表现出极少的行为意识的证据，其特征是患者仅能表现出对有害刺激的定位，对突出或移动视觉刺激的视觉追踪、对情绪刺激的适当情感反应、运动反应的定位等。这种+/-的命名是首次尝试定义高级功能和低级功能的患者。

三、临床辅助诊断

对意识功能障碍的患者早期使用特异度、灵敏度较高的脑功能评估手段，对于较准确地评估患者预后具有重要的临床意义。临床辅助诊断可协助临床医师及患者监护人制定最佳诊疗方案，从而提高患者生存质量，节省医疗开支。常用的脑功能评估方法有很多，主要包括意识评分量表，以及影像学、脑电生理检查等。

（一）意识障碍的临床检查及评估量表

有针对性的临床检查是鉴别意识障碍的关键，具体来说，应该测试 7 个方面的功能，包括睡眠-觉醒周期、意识、运动、听觉、视觉功能、沟通和情感完整性。单独监测睡眠-觉醒周期，即通过观察间歇性睁眼-闭眼，可用来区分处于 VS 和昏迷状态的人。意识的存在时长将进一步区分处于 MCS 或 VS。

根据功能设定评判标准——意识、运动、运动独立性，学者们已制定了多种评估意识障碍的量表。在临床神经病学中，这种量表是建立在完整的神经病学检查的基础上的。影像学和电生理检查则可以提供神经功能的详细评估。量表要有说服力，必须具有较高的量表间可信度。因为量表不能测量每一个神经的功能，所以它们是针对特定研究的相关问题定制的。此外，如果为研究一种疾病而设计的量表后来应用于不同疾病的患者，可能会出现错误。

1. 昏迷恢复量表

昏迷恢复量表于 1991 年被首次提出，2004 年进行修订。多项研究证实了其在意识障碍患者的诊断和监测进展方面的敏感性、可靠性。昏迷恢复量表由 6 个分量表组成，共 23 个条目，条目按照从自主反射到认知反应的层次结构排列。分量表涉及视觉、听觉、运动、交流和觉醒类别。较严格的标准由沟通（是/否准确性）和运动分量表（功能对象使用）评估。由于本量表的敏感性和有效性，目前被推荐使用。执业医师的经验增加了评估者间及重复测量间的可靠性。

2. 感觉模式和康复技术

感觉模式和康复技术（sensory modality and rehabilitation techniques，SMART）是由英国伦敦皇家医院神经残疾职业治疗师开发的，作为 VS 或 MCS 患者的评估和治疗工具。正式部分由 SMART 评估者进行，包括 SMART 感官评估和 SMART 行为观察评估。非正式部分包括来自家庭和照顾者的关于观察到的行为、发病前的兴趣、喜好和厌恶的信息。

3. 西方神经感觉刺激概况

西方神经感觉刺激概况（western neurosensory stimulation profile，WNSSP）由 32 个项目组成，评估患者的唤醒/注意，表达交流，以及对听觉、视觉、触觉和嗅觉刺激的反应。进行一次 WNSSP 通常需要 20～40 分钟，并且已经显示了内部的一致性和标准化的评分和管理。此量表依赖于视觉理解和跟踪。

4. 韦塞克斯头部损伤矩阵

韦塞克斯头部损伤矩阵是一个有 62 个项目的量表，按等级排列，用以评估沟通能力、认知技能和社交互动能力。此项评估是通过日常生活中的观察和测试任务进行的，这一量表是为了跟踪相应患者从昏迷到创伤后失忆症的过程。

5. 感觉刺激评估量表

感觉刺激评估量表包括标准化刺激的呈现，包括视觉、听觉、触觉、嗅觉和味觉。它的依据是格拉斯哥昏迷分级反应中的睁眼、运动和发声。它的意义在于可长期随访意识障碍患者，并用于身体和神经系统检查。

6. 近昏迷量表

近昏迷量表包括 11 个项目的测试，包括听觉、视觉、嗅觉和触觉模式的特定与结构化的感觉刺激。发声和命令响应也被纳入了测试。测试共需要 15 分钟，测试者可通过复习表格背面的说明进行自我训练，具有良好的可信度。

7. 意识障碍量表

意识障碍量表（disorders of consciousness scale，DOCS）由听觉、视觉、触觉、嗅觉、本体感觉、前庭觉、味觉、吞咽功能 8 个分量表组成，共 23 个条目。临床医生一般不推荐使用此量表。

（二）意识障碍的影像学检查和电生理测量

意识障碍的误诊率高达 40%，需要通过神经影像学检查进行客观测量。神经影像结构需要通过 CT 和 MRI 进行初始评估，连续的神经影像学监测可能有助于监测脑血肿的病程或脑萎缩的进展。

1. 正电子发射断层扫描

对氟脱氧葡萄糖正电子发射断层扫描和单光子发射计算机断层扫描的研究可追溯到 20 世

纪 80 年代后期。与健康对照组相比，昏迷患者和 UWS 患者的脑血流减少、脑代谢下降。不久之后，$H_2{}^{15}O$ 标记的正电子发射断层扫描（positron emission computed tomography，PET）的发展可以更进一步地测量病变脑组织代谢的活跃程度。Laureys 和他的同事[2]证明，使用 PET 扫描的患者中，听觉刺激激活了被认为与 UWS 患者的意识有关的次级大脑区域，但是在对 VS 患者的刺激中，这一区域仍然是不活跃的。同样的，在 2008 年，Boly 和他的同事应用 PET 扫描观察微意识状态组、植物状态组和对照组患者大脑皮质与丘脑疼痛中枢的激活。研究的结论是 VS 组的神经元活动水平明显低于 MCS 组和对照组，两者本质上是相同的。

2. 功能性磁共振成像

功能性磁共振成像是另一种在没有金属植入物的情况下，对意识障碍的患者起到辅助诊断作用的临床设备，这种方式还有另外一个好处，就是患者不必暴露在辐射中。2010 年，Monti 和他的同事[3]利用功能性磁共振成像技术研究了意识障碍患者创造心理意象的意志能力。23 名临床已确诊 VS 的患者，其中 4 人能够执行意志成像任务，这让他们的临床诊断受到了质疑。其他使用功能性磁共振成像进行的不同测试范式的类似研究显示了相似的结果，尽管大多数研究样本量都比较小。对这一领域进行更多的研究，多是出于诊断和交流的目的。

3. 脑电图

脑电图（electroencephalogram，EEG）是一种比功能磁共振成像便宜的替代监测手段，并且仍然具有诊断意识障碍的功能。2011 年 Landsness 及其同事[4]的一项研究表明，MCS 患者存在与健康人群相似的睡眠-觉醒周期。这与植物状态的患者形成了鲜明对比。

4. 事件相关电位

事件相关电位（event-related potential，ERP）有助于理解与意识相关的微妙反应。顾名思义，这些电位与刺激显著相关，无论是运动、感觉、认知。脑电图一旦取平均值，将抵消整个大脑波形，只显示 ERP。认知 ERP 被认为与认知处理、唤醒和意识更直接相关。它们被认为在激发剩余认知功能，尤其是当产生与情感相关的刺激时非常有用。短潜伏期的 ERP 可作为一种预测意识障碍患者不良预后的参考因素，并且具有较低的假阴性率。

5. 脑电双谱指数/功率谱分析

脑电双谱指数和功率谱分析，这两种脑电导数也被研究用作诊断工具。脑电双谱指数是麻醉医生用来测量患者麻醉镇静深度的工具。Schnakers 等[5]在 2008 年提出了应用脑电双谱指数来区分 VS 和 MCS，研究指出，VS 组患者脑电双谱指数水平明显低于 MCS 组。Goldfine 等[6]观察 2 例 MCS 患者并记录了通过让患者想象不同的场景来获得意识的脑电图证据。虽然这项研究规模很小，但他们认为功率谱分析对意识障碍患者的诊断和交流具有潜在的作用。

如今，功能性磁共振成像、PET 和脑电图已经被广泛应用于意识障碍的患者的临床研究。这些研究的目标是识别自发大脑活动、大脑对刺激的特定反应和脑内不同部位连接的特定模式，用以区分 VS/UWS 和 MCS。

四、西 医 治 疗

意识障碍康复计划的主要目标是预防继发性并发症的发生，同时促进觉醒。虽然现阶段对意识障碍的患者尚无一致的治疗指南，但仍有几种药物和非药物治疗方式可供选择。

（一）药物治疗

1. 金刚烷胺

金刚烷胺作为多巴胺激动剂和 *N*-甲基-*D*-天冬氨酸受体拮抗剂已被用于意识障碍患者的唤醒。功能恢复率可通过残疾评定评分来衡量。患者可初始服用金刚烷胺 100mg，每日 2 次，并根据残疾评分评定阳性反应的证据，将每日剂量连续增加至 400mg。

2. 溴麦角环肽/溴隐亭

溴隐亭为多巴胺 2 受体直接激动剂，目前其在意识障碍患者中的应用的相关信息有限。一项小样本量的研究指出，植物状态的患者在应用溴隐亭后 1 个月，创伤性脑损伤表现出显著的临床改善。

3. 莫达非尼

莫达非尼的确切作用机制尚不清楚，但它被认为能够刺激肾上腺素能活性激活组胺释放、刺激谷氨酸能活性，从而降低大脑γ-氨基丁酸能的活动性。目前还没有明确的证据表明它在意识障碍患者中的应用疗效，仍需要更多的研究。

4. 哌甲酯

哌甲酯可通过阻断突触间隙多巴胺能和去甲肾上腺素的再摄取，而起到神经兴奋剂的作用。在一项回顾性队列研究中，8 名处于心搏骤停后昏睡状态的患者接受哌甲酯治疗后，出院生存率提高。最近的一项 PET 研究的结果指出，哌甲酯可能有助于加速脑损伤后大脑组织葡萄糖代谢和神经回路传导的正常化。

5. 唑吡坦

唑吡坦是一种镇静催眠药及γ-氨基丁酸能激动剂。既往有文献描述了唑吡坦给药后，出现了一种短暂的、反常的觉醒效应。也有研究表明唑吡坦对植物状态和微意识状态患者意识恢复无显著影响。目前仍需要进一步的研究来探索唑吡坦为何和如何具有如此选择性的活性。

6. 左旋多巴

左旋多巴是神经递质多巴胺、去甲肾上腺素和肾上腺素能的前体。有研究对 8 名植物状态患者进行了前瞻性研究，这些患者在外伤性意识障碍后大约 104 天给予左旋多巴。所有患者意识均有改善，8 例患者中 7 例意识完全恢复，且左旋多巴剂量的逐渐增加与运动反应的复杂性增加有关。另有研究证实，对合并帕金森病症状和其他多巴胺能通路受损的植物状态与微意识状态患者应用左旋多巴。

（二）意识障碍的非药物治疗

意识障碍的非药物治疗既可由经过特殊训练的医师进行康复治疗，也可通过进行非侵入性或侵入性的大脑刺激进行治疗。越早期的康复治疗和干预对意识障碍患者的预后越有益。无创性脑刺激和神经康复协同一起使用时，可以提高神经可塑性，效果优于单独应用组。

1. 神经康复

专业的康复治疗方案及较高的治疗依从性对于意识障碍患者预后的改善是非常重要的。2013 年，国家残疾和康复研究和创伤性脑损伤模型系统研究所评估了 5 年内住院康复患者和未听从医嘱患者的神经功能结果。研究表明，与康复治疗依从性差的患者相比，特别是在出院前就遵医嘱康复的患者（早期恢复组），住院康复患者中相当大的比例在 5 年内恢复了独立功能。

专业的多学科联合康复和及时的急症处理措施更有可能会改善意识障碍和提高身体机能。神经康复应该由专科医生或多学科团队制定统一标准，尤其是对意识障碍水平的测量。测量中应该将重点关注在意识障碍的恢复、有效交流能力、空间定位能力和自由活动能力。

团队的组成应包括内科医生、康复科医生、理疗科医生、心理科医生、精神科医生等。通过专科紧急治疗和早期康复，患者治疗效果理想并恢复意识的可能性会相对较高。近年来，随着康复医学的发展，康复越来越多地介入到疾病的早期阶段。有研究表明危急重症患者的康复干预收效明显，逐渐为更多重症科医生所接受。更多重症患者在生命体征稳定后即转到康复医学中心，许多单位建立了重症康复单元，类似国外高依赖单元或中级监护病房。在重症康复单元，患者受到更早、更全面的内科加康复治疗，可显著地缩短住院时间，降低费用，改善功能预后。

2. 经颅直流电刺激

经颅直流电刺激（transcranial direct current stimulation，TDCS）是一种利用头皮电极向大脑某个特定区域输送低恒定电流的神经刺激方式。阳极经颅直流电刺激可诱发大脑皮质兴奋期的延长，并促进潜在的区域活动。阴极则有相反的效果。有研究表明经颅直流电刺激可使微意识状态而非无反应觉醒综合征患者出现短暂的意识改善。TDCS 与神经康复联合应用可以增强意识障碍患者的大脑皮质的可塑性和功能的恢复。因此，TDCS 操作方便、创伤性小和便于携带的优势可能为意识障碍人群提供额外的干预治疗措施[7]。

3. 经颅磁刺激

经颅磁刺激（transcranial magnetic stimulation，TMS）将患者相应的头皮部位通过铜线线圈连接到磁刺激器，将快速变化的磁信号通过颅骨传递到大脑神经，从而提供神经调节。重复的 TMS 训练可以根据刺激参数抑制或促进皮质功能。经颅磁刺激的效果被认为具有比刺激持续时间更长的调节作用，从而调节神经可塑性。已发表的病例报告表明，改善的神经传导功能促进了神经行为获益，从而加速了昏迷患者的康复。

4. 脑深部电刺激

脑深部电刺激是一种侵入性脑刺激，需要外科参与植入脑深部刺激器。丘脑和脑干对前脑的觉醒具有控制作用。这一神经生理学现象使得电刺激丘脑以促进意识障碍患者意识的恢复成为可能。

五、中医辨证论治

中医学将本病归属于“神昏”、“昏蒙”等病证，属多种疾病，如中风、厥脱、痰证、急黄、消渴等病发展到严重阶段时出现的一种危急证候。金代成无己在《伤寒明理论》中描述“昏冒而神不清者，不知痛痒，世谓之昏迷者是也”。近年有中医学家认为，部分意识障碍者“神明仍在，只是不识人事，若神明呆钝样”。

中医理论认为，脑为髓海、元神之府也，《灵枢·海论》云“髓海不足，则脑转耳鸣，胫酸眩冒，目无所见，懈怠安卧”。脑为清灵空窍，易受热、气、瘀、痰等邪气侵扰，各种原因造成清窍不利、神明失守，出现意识障碍。痰浊蒙窍，血脉瘀阻，精气无法上荣脑窍，神明闭阻，导致昏迷不醒、烦躁等症状。再者，患者可因恼怒所伤，气郁化火，火热耗伤肝肾之阴，水不涵木，肝木失荣，以致肝风内动，上扰清窍，出现血压升高、面色潮红、意识障碍等症状。气血虚亏，阴阳衰竭，不能上荣清窍，神无所倚，也会导致神昏。

1. 热陷心包

1）证候：昏迷不醒，高热谵语，烦躁，抽搐，面赤气粗，小便黄赤。

2）辨证：热邪上受，逆传心包，闭阻心窍，出现高热昏迷、谵语、烦躁等症；体内有热，故面赤、小便黄，舌红绛，脉滑数。

3）治法：清心除热，醒脑开窍。

4）方药：清宫汤加减鼻饲，常用药：莲子心、连翘心、竹叶卷心、水牛角、麦冬、玄参等。方中水牛角，入心经，清热解毒凉血，配伍连翘心、莲子心、竹叶卷心清泄心火，佐以玄参、麦冬养阴生津。

2. 痰浊蒙窍

1）证候：神志似清非清，喘促咳逆，痰涎壅盛，身热不扬等症。

2）辨证：痰浊瘀阻，上蒙清窍，内扰心神，故神志不清；湿邪停滞，脾失健运，故痰涎壅盛，舌腻而垢浊，脉濡或滑数。

3）治法：化痰平喘，醒脑开窍。

4）方药：菖蒲郁金汤加减鼻饲，常用药：石菖蒲、鲜竹叶、牡丹皮、连翘等。若苔腻挟湿者，加薏苡仁、滑石、甘草、豆蔻、佩兰；若烦躁不安，神昏错语等热扰神明者，加天竺黄、龙胆草、莲子心、远志；若胸腹灼热，四肢厥冷等热厥者，加黄芩、黄连、黄柏、柴胡。

3. 肝阳上亢

1）证候：多见突然昏迷，不省人事，面色潮红，肢体偏瘫，鼾声时作，呕吐，大小便失禁。

2）辨证：肝气郁结而化火，肝阳上亢，上扰清空，故昏迷、不省人事；肝失疏泄，胆气上逆，故见呕吐等，舌红，苔黄，脉弦滑而数。

3）治法：镇肝息风，潜阳开窍。

4）方药：羚角钩藤汤或镇肝熄风汤加减鼻饲，常用药：羚羊角、钩藤、鲜竹茹、菊花、怀牛膝、生龙骨、生牡蛎等。若痰多者，加胆南星、竹沥水以清热化痰；若尺脉重按虚者，加熟地黄、山茱萸以补肾；若中风后有半身不遂、口眼㖞斜等者，可加桃仁、红花、丹参、地龙等活血通络。

4. 气血亏虚

1）证候：突然昏仆，面色苍白，口唇无华，呼吸微弱，自汗肤冷等症。

2）辨证：气血亏虚，髓海不足，故出现头晕昏仆；血虚则面色萎黄苍白、口唇无华；气虚则见呼吸微弱、自汗等症，舌淡苔薄白，脉沉微无力。

3）治法：补气养血，回阳固脱。

4）方药：独参汤、回阳救逆汤、人参养营汤加减鼻饲，常用药：人参、附子、干姜、炙甘草、肉桂、五味子等。

六、养生指导与康复

持续昏迷的患者，要做好护理的工作，被动的关节活动，如肢体的抬高、屈伸和旋转等能防止肌肉挛缩、关节僵化，也可以预防静脉血栓的产生。注意口腔卫生，及时清除口鼻处分泌物，保持呼吸道通畅，避免坠积性肺炎、舌后坠窒息等。定期给予翻身、拍背，注意关节突起处的皮肤护理，做好大小便及时处理，保持皮肤清洁干燥，防止褥疮的产生。每日要保证摄入足够的营养和水分。流食为主，要注意营养搭配，以易消化的食物为宜。

配合针灸疗法，刺激头部腧穴，能直达病所，改善脑部循环，加速脑部细胞的功能恢复，解除大脑皮质抑制，达到促醒的效果。可以针刺取四神聪、百会、神庭、十宣、水沟等穴位，这些穴位为醒脑开窍之要穴，根据不同的情况，增加不同的配穴，如印堂、内关、三阴交、气海、太冲等穴位。同时，可以给予患者多种刺激，让患者大脑皮质的潜在能力得到进一步的调整，并增强患者脑部生物电活性和促使其未受累脑组织进行有效代偿，弥补其变性受损细胞功能的治疗目标，进而能够缩短患者的意识恢复周期，促进患者快速苏醒，如听觉刺激，呼唤患者的姓名，为其播放平日喜欢的影音资料；疼痛刺激，对患者十指、足底等四肢较为敏感的部位进行针刺刺激；抚摸刺激，家属多抚摸患者头部、面部、双手等部位。多观察患者血压、心率等指标，以及患者对刺激的反应情况，以评估患者的状态，及时给予相关的专业治疗。

参 考 文 献

[1] Bruno M A，Vanhaudenhuyse A，Thibaut A，et al. From unresponsive wakefulness to minimally conscious PLUS and functional locked-in syndromes：recent advances in our understanding of disorders of consciousness［J］. Journal of Neurology，2011，258（7）：1373-1384.

[2] Laureys S，Owen A M，Schiff N D. Brain function in coma，vegetative state，and related disorders［J］. Lancet Neurol，2004，3（9）：537-546.

[3] Monti M M，Vanhaudenhuyse A，Coleman M R，et al. Willful modulation of brain activity in disorders of consciousness［J］. The New England Journal of Medicine，2010，362（7）：579-589.

[4] Landsness E，Bruno M-A，Noirhomme Q，et al. Electrophysiological correlates of behavioural changes in vigilance in vegetative state and minimally conscious state［J］. Brain：A Journal of Neurology，2011，134（8）：2222-2232.

[5] Schnakers C，Ledoux D，Majerus S，et al. Diagnostic and prognostic use of bispectral index in coma，vegetative state and related disorders［J］. Brain Injury：BI，2008，22（12）：926-931.

[6] Goldfine A M，Victor J D，Conte M M，et al. Determination of awareness in patients with severe brain injury using EEG power spectral analysis［J］. Clinical Neurophysiology，2011，122（11）：2157-2168.

[7] Demirtas-Tatlidede A，Vahabzadeh-Hagh A M，Bernabeu M，et al. Noninvasive brain stimulation in traumatic brain injury ［J］. The Journal of Head Trauma Rehabilitation，2012，27（4）：274-292.

（王天瑶　方文龙）

第六节　罕见病引起的急性呼吸衰竭

呼吸衰竭是各种原因导致的呼吸功能严重受损，不能完成正常的气体交换，从而引起动脉血氧分压（arterial partial pressure of oxygen，PaO_2）降低或动脉血二氧化碳分压（arterial blood partial pressure of carbon dioxide，$PaCO_2$）增高的一类疾病。它的定义为在海平面静息状态呼吸正常空气的情况下，PaO_2＜60mmHg，伴或不伴随 $PaCO_2$≥50mmHg。急性和慢性的呼吸衰竭没有明显的分界，两者主要是根据症状和临床表现来区分。其中，急性呼吸衰竭（acute respiratory failure，ARF）则是我们在重症医学病房（intensive care unit，ICU）中最常见的急危重症之一，大多是因为肺功能正常的情况下，短时间内肺通气不足和（或）换气功能障碍或通气/血流比例失调而引起的一种急性、发展迅速、可致命的生理功能和代谢紊乱的临床症状。而急性呼吸衰竭的预后除与抢救措施处理是否及时得当有关，还与原发病的治疗有关。

临床上易诱发急性呼吸衰竭的罕见病有很多，主要以呼吸系统疾病为主，还有其他可累及呼吸肌的疾病，或此类疾病可引起慢性呼吸衰竭急性加重。

一、特发性肺纤维化

特发性肺纤维化[1]（idiopathic pulmonary fibrosis，IPF）是一种病因尚未完全清晰、慢性长期进行性、纤维化性间质性的肺部炎症。该疾病胸部影像学主要表现为常见型间质性肺部炎症（usual interstitial pneumonia，UIP）。年龄，性别，吸烟，长期暴露于粉尘、石棉、二氧化硫等化学物品的职业环境，病毒感染等均可能为IPF的危险因素。另有研究表明，由于各种理化因素对IPF患者肺泡上皮细胞的不断刺激，导致成纤维细胞异常增生，最终形成蜂窝囊，肺脏的功能和结构遭受到不可逆的破坏和改变。

（一）临床表现

IPF 患者初期并无明显临床表现，多数患者误以为是慢性支气管炎而无法发现患病。但是随着病情的进展，可出现咳嗽、呼吸困难、发热、乏力、体重减轻、杵状指等。查体可闻及双肺底吸气末爆裂音、Velcro 啰音。患者渐渐出现发绀、肺动脉高压和右心功能不全的症状，同时行肺部高分辨 CT 检查，可发现已纤维化的肺部下缘出现毛玻璃影或实变状。

（二）诊断标准

1）除外其他已知病因所致的间质性肺疾病，如职业接触、室内外环境暴露、结缔组织病和药物性肺损伤等。

2）未行外科肺活检的患者，高分辨CT表现为UIP型。

3）行外科肺活检的患者，高分辨CT和外科肺活检均符合特定的类型。

已确诊为IPF，出现急性或进行性加重的呼吸困难，伴随低氧血症或气体交换功能受损的逐步加重，高分辨CT上出现肺泡浸润影，同时排除其他肺部感染性疾病，可考虑出现了急性呼吸衰竭。

（三）西医治疗

在IPF患者发生急性呼吸衰竭时要及时给予无创呼吸机辅助呼吸，可以改善终末期患者的低氧、呼吸困难等症状，以延长寿命。在急性症状缓解后我们要从病因入手给予相应的药物治疗及非药物治疗。

1. 药物治疗

目前，我国尚未研发出明确的药物治疗IPF，但实验数据表明吡非尼酮、*N*-乙酰半胱氨酸、尼达尼布可用于IPF的治疗，可以缓解患者肺部功能的降低。对于急性加重期的IPF患者，目前多采用大剂量糖皮质激素治疗，但效果尚不明确。

1）吡非尼酮：初始剂量为每次 200mg，每日 3 次。两周之内，每次增加 200mg剂量，最后将本品用量维持在每次 600mg，即每日 1800mg。用药过程中，密切观察患者的耐受情况，必要时可以减量或暂停用药。在不适症状减轻之后，再逐步恢复药量，将维持剂量定为每次 400mg，即每日 1200mg。

2）*N*-乙酰半胱氨酸：降低痰液的黏稠度。哮喘、肺功能不全的老年人以及苯丙酮尿症患者禁用。

3）尼达尼布：本品推荐剂量为每次 150mg，每 12 小时 1 次。根据患者耐受程度，可降低剂量至 100mg，每日两次。用药过程中需监测肝功能，用药时与食物同时吞服。

2. 非药物治疗

为了让患者能更好地缓解症状，更舒适地生存，我们推荐患者进行肺康复训练，如长期家庭氧疗。急性加重期或终末期可以采用无创机械通气的方法。

3. 生活习惯的改善

IPF患者大多为老年男性，嘱其改变生活中的不良习惯，如吸烟、饮酒、熬夜、暴饮暴食等。有职业暴露的患者应尽早脱离职业环境，避免加重病情。

二、热纳综合征

热纳综合征又称为窒息性胸腔失氧症，是一种骨骼异常的罕见疾病，为常染色体隐性遗传病，活产儿发病率极低。

（一）临床表现

胸腔狭窄，呈钟形，肋骨较正常短，胸廓畸形限制了肺的生长和呼吸运动，因此，极易发生呼吸困难，四肢也比正常人短小，骨盆形状、结构异常。往往患者发病年龄越小，病情越重。

（二）诊断标准

通过将患儿的体征以及辅助检查，与病史相结合的方式来做出诊断。

1. 体格检查

观察患者的呼吸频率、节律，往往频率越快，患者呼吸功能越差。观察患者胸廓扩张度，并且注意患者四肢的发育情况。

2. 肺功能检查

根据检查指标评估患者的发育状态。

3. 影像学检查

部分患者可通过在母体内时行产前超声检查而发现胎儿生长发育差，胸腔狭窄，四肢短小。CT及X线检查可明显发现骨骼系统发育异常。典型的CT表现为“吹风样”，同时伴随胸椎的高度旋转向突侧发展。

4. 基因诊断

部分患者可发现突变的基因即可明确诊断。

（三）西医治疗

在患者发生急性呼吸衰竭时，首先行机械通气，改善患者状态，同时控制感染，预防病情进一步加重，待患者病情好转后，可行胸骨切开术，或肋骨牵张成胸矫形术，纠正胸腔狭窄，改善呼吸功能。

三、淋巴管肌瘤病

淋巴管肌瘤病（lymphangioleiomyomatosis，LAM）又称淋巴管平滑肌瘤病，是一种罕见的多系统疾病，主要临床表现为双侧肺部囊性病变的一种低度恶性肿瘤。此病发病率极低，多见于30～40岁育龄期女性，可能与雌激素的作用相关。该疾病分为散发型淋巴管肌瘤病和结节性硬化症相关的淋巴管肌瘤病。

（一）临床表现

1. 呼吸困难

早期症状隐匿，多为体检时偶然发现，随着疾病的进展，症状逐渐加重，直至晚期出现呼吸衰竭。

2. 气胸或乳糜胸

LAM患者常反复出现气胸，当出现急性气胸时，患者突发一侧胸部针刺样或刀割样疼痛，而后呼吸困难伴大汗，或刺激性咳嗽，发生张力性气胸时甚至会出现意识不清、呼吸衰竭。因该疾病侵袭淋巴管，所以可出现乳糜胸或乳糜腹水。

3. 肺部弥漫性囊状改变

HRCT是该疾病的最具特征的诊断方法。根据肺部受累面积分级，Ⅰ级＜1/3 肺，1/3 肺＜Ⅱ级＜2/3 肺，Ⅲ级＞2/3 肺，同时也称为轻、中、重度。

4. 结节性硬化症

合并结节性硬化症的患者可同时有多系统表现，如神经系统的癫痫，自闭症，皮肤的色素脱色斑，甲周纤维瘤等表现。

（二）诊断标准

1）高分辨CT：无论是气胸还是双肺弥漫性囊状改变，均可在影像学结果上提示。

2）血清血管内皮生长因子：当血清血管内皮生长因子≥800pg/ml时，诊断LAM有一定意义，但不绝对。为明确病因，还可行肺活检以助于检验。

3）肺功能：早期LAM患者肺功能无明显受损，可出现弥散功能下降，随着病情的变化，可通过第 1 秒用力呼气容积的绝对值的变化评估病情的严重程度。

4）病理诊断：胸部或肺外病理是诊断LAM的“金标准”。

（三）西医治疗

以前LAM没有特异性药物可以治疗，近年来发现西罗莫司可用于以下情况：肺功能降低或下降速度过快；出现乳糜胸或乳糜腹水；出现肾血管平滑肌脂肪瘤或腹膜后和盆腔淋巴管肌瘤病；结节性硬化症相关LAM。起始药物剂量为 1～2mg/d，同时监测患者病情变化，出现副作用时及时减量或停药。若药物不能良好地控制，可考虑行肺移植手术治疗。当出现急性呼吸衰竭时，可立即吸入支气管扩张剂，给予相应对症处理，症状缓解后推荐长期家庭氧疗使动脉血氧分压≥60mmHg。

四、肺泡蛋白沉积症

肺泡蛋白沉积症（pulmonary alveolar proteinosis，PAP）是指肺泡腔内沉积了大量的肺泡表面活性物质，主要原因为巨噬细胞对肺泡表面活性物质的清除障碍。主要分为三种类型：自身免疫型PAP、继发型PAP和遗传型PAP。

（一）临床表现

患病初期，起病隐匿，而后可出现咳嗽、疲劳、乏力、呼吸困难等症状。随着病情的进展，可伴随感染，而出现发热、咳痰，甚至咯血。

（二）诊断标准

该疾病的诊断主要依靠临床表现、查体以及辅助检查相配合。患者血清和肺泡灌洗液中出现粒细胞集落刺激因子抗体浓度升高是自身免疫型PAP的诊断标准之一；肺功能出现明显弥散功能下降和限制性通气障碍；肺泡-动脉血氧分压增加；X线片出现双肺弥漫性磨玻璃状高密度片状影，高分辨CT出现“铺路石”样改变。

（三）西医治疗

少部分患者可出现自愈，但是当出现危急重症时，应先缓解患者状态，为治疗争取时间。而后依据患者病情，采取相应的手段治疗原发病。

1. 药物治疗

雾化吸入粒细胞集落刺激因子是治疗自身免疫型PAP的有效方法，起始量为 125～150μg雾化吸入，每天两次，隔周使用。症状缓解后可改为每日一次，若效果不明显，可加量至 250～300μg。

2. 非药物治疗

非药物治疗可采取分次肺段灌洗术或全肺灌洗术。通常我们先灌洗病变严重的一侧肺段，而后再灌洗对侧肺段，每次灌入 0.5～1L的生理盐水，多次操作直至出现澄清灌洗液。灌洗过程中要密切观察患者心率、血压、血氧饱和度等生命体征的变化。

3. 肺移植

在所有上述治疗方案均无效的情况下，可以采用肺移植的方式。

五、系统性硬化症

系统性硬化症（systemic sclerosis，SSc）是多系统病变，主要累及全身皮肤增厚、变硬，呈皮革状，属于自身免疫病的一种。患者多为中年女性，儿童及男性患病较少，一旦患病，病情要比女性更严重。

（一）临床表现

1）雷诺现象：四肢末端在遇冷或应激状态下，局部血管收缩出现指端发白，不久后血流出现淤积，指端由白变紫，当血管解除痉挛，再由紫变红。随着病情的进展，可出现指端破溃、坏死。雷诺现象是该疾病的最主要临床表现。

2）皮肤变硬：大多是从手部开始出现肿胀、瘙痒、疼痛，数月或数年后，皮肤逐渐变硬，最后出现萎缩。

3）呼吸困难：累及肺脏是SSc最严重的并发症，主要表现为间质性肺病和肺动脉高压。主要临床症状为活动后呼吸功能受限，随着病情的进展，急性期可出现晕厥、急性呼吸衰竭、甚至死亡。

4）食管病变：SSc较易引起消化道症状，主要表现为食管平滑肌萎缩或纤维化，出现吞咽困难和胃食管反流，影响到小肠时，还可出现腹泻、便秘、大小便失禁等。

5）心律失常：累及心脏时出现心悸、呼吸困难、胸闷气短等心功能不全的临床体征。

（二）诊断标准

根据患者病史及临床表现，即双手指端皮肤增厚变硬逐渐向上累及掌指关节附近就可确诊。

（三）西医治疗

在累及全身各个系统后，治疗中应该先解决急症，再缓解轻症。保证四肢温度，避免应激和刺激，防止雷诺现象的发生，可使用钙离子通道拮抗剂或静脉注射前列腺素。严重者可使用西地那非，促进指端溃疡的愈合。其他临床症状，积极对症处理即可[2]。

六、罕见病诱发急性呼吸衰竭后的临床表现和中西医的诊疗[3]

急性呼吸衰竭可以由疾病本身直接诱发，也可由慢性呼吸衰竭急性加重演变而来，下面让我们来简述一下呼吸衰竭的分类、临床表现和中西医的诊断及治疗等相关内容。

（一）呼吸衰竭的分类

1. 根据动脉血二氧化碳分压是否升高分类

1）Ⅰ型呼吸衰竭：即PaO_2低于 60mmHg，同时 $PaCO_2$正常或低于 50mmHg。Ⅰ型呼吸衰竭主要为肺换气功能障碍，临床上常见的有严重的呼吸系统感染性疾病、肺栓塞、急性呼吸窘迫综合征、颅脑损伤、呼吸系统异物以及严重的呼吸系统罕见病（如特发性肺纤维化）。

2）Ⅱ型呼吸衰竭：即PaO_2低于 60mmHg，同时$PaCO_2$大于 50mmHg。Ⅱ型呼吸衰竭主要为通气/血流比例失衡，常见的疾病主要有脊髓损伤、重症肌无力、慢性阻塞性肺疾病等。

2. 根据病因的不同分类

1）泵衰竭：通常将各个可调控呼吸运动的器官或系统称为呼吸泵，胸廓运动障碍导致通气功能不足都可以称为泵衰竭。临床表现主要为氧分压降低、二氧化碳分压升高形成高碳酸血症。常见的病因有胸廓和胸膜的病变，呼吸肌功能的丧失，神经肌肉接头的相关疾病，中枢神经系统的抑制，以及运动神经元相关疾病。

2）肺衰竭：因外力因素，如气道堵塞或肺部、肺血管等病变引起的呼吸衰竭称为肺衰竭。多数肺衰竭容易引起Ⅰ型呼吸衰竭，但是严重的慢性阻塞性肺疾病也可以引起Ⅱ型呼吸衰竭。肺衰竭常见于上呼吸道梗阻引起的呼吸道气流受限，以及肺实质性损伤、肺栓塞等。

3. 根据原发病变的部位不同分类

1）中枢性呼吸衰竭：如脊髓损伤造成的呼吸中枢受到抑制而引起的呼吸衰竭称为中枢性呼吸衰竭。

2）外周性呼吸衰竭：因严重病变或呼吸肌麻痹，如肌萎缩侧索硬化、特发性肺动脉高压等导致的通气和换气功能均产生障碍称为外周性呼吸衰竭。

4. 根据发病的缓慢程度分类

1）急性呼吸衰竭：一般在数秒或数小时内发生的呼吸衰竭，称为急性呼吸衰竭，主要由于呼吸道气流受限、肺实质性疾病等各种病因引起呼吸肌疲劳所致。

2）慢性呼吸衰竭急性加重：当慢性阻塞性肺疾病未及时处理时，慢性呼吸衰竭可以进展为急性呼吸衰竭，多表现为突发呼吸抑制，常见于慢性呼吸衰竭伴随感染、气胸，应予以重视。

3）慢性呼吸衰竭：多继发于间质性肺疾病或慢性阻塞性肺疾病，前期无呼吸衰竭的表现，随着病情的进展，可逐渐发展成呼吸衰竭。

（二）急性呼吸衰竭的临床表现

急性呼吸衰竭的临床表现是包括急性呼吸困难、发绀、不能平卧、心悸、代谢紊乱、脏器功能衰竭、精神-神经系统等一系列的表现及症状，可在数秒或数小时内发生，机体往往来不及代偿。所以，医生需对其有足够的认识，及时诊断，立即采取有效治疗措施，保护患者生命安全。

1. 呼吸困难

呼吸困难是大多数呼吸衰竭的首发症状，但并不是所有的呼吸衰竭都会出现呼吸困难。急性呼吸衰竭的患者通常表现为突发呼吸急促，大汗淋漓，呼吸频率增快，节律、幅度也较正常呼吸明显改变，如呼吸由浅慢到深快，再由深快到浅慢反复出现。病情加重时，上呼吸道疾病引起的呼吸困难可出现三凹征、点头式呼吸；支气管哮喘等下呼吸道的不完全堵塞可出现呼气性呼吸困难；而重症肺部感染，胸廓、胸膜等相关疾病可引起混合性呼吸困难。而当患者因镇静药使用过量而导致中枢神经系统出现抑制时，可表现为呼吸均匀，表情淡漠，嗜睡或者昏迷，此时可不出现明显的呼吸困难。

2. 发绀

发绀是呼吸衰竭引发缺氧的典型临床表现，当动脉血氧饱和度（arterial oxygen saturation，SaO_2）长时间低于 90%时，便可出现口舌、四肢末梢、甲床等处的发绀。通常可以将发绀分为外周性发绀和中央性发绀两类。外周性发绀指末梢循环障碍而引起的动脉血氧分压暂无明显改变而出现的发绀，中央性发绀指真正由于SaO_2降低而出现的发绀。

发绀还与还原血红蛋白的指标，皮肤的色素，以及患者的心功能等多重因素息息相关，仅可将其作为一个参考。

3. 心悸、心律失常

急性呼吸衰竭时出现缺氧、伴或不伴二氧化碳潴留大多会引起患者发生心率加快、面色潮红、血压增高等临床表现。严重者会引起心肌不可逆损伤，出现各种类型的心律失常，导致周围循环衰竭、四肢厥冷、血压下降、口唇苍白、周身无力甚至心搏骤停。

4. 水电解质代谢紊乱

当出现急性呼吸衰竭时，因缺氧超出机体代偿能力而引发代谢性酸中毒，同时呼吸急促、呼吸频率加快，从而引起过度通气导致呼吸性碱中毒。而当体内发生CO_2潴留时可并发球结膜充血、水肿，颈静脉充盈等症状，迅速导致呼吸性酸中毒。

5. 其他系统的脏器功能衰竭

当急性呼吸衰竭持续时间较长时，机体处于一个长期缺血缺氧、代谢紊乱的状态，各个器官均可发生不同程度的损伤。例如，消化系统可出现黄疸、肝功能异常、应激性的胃黏膜水肿、消化性溃疡等；泌尿系统可出现肌酐、尿素氮的升高；精神-神经系统早期可出现头晕、头痛、精神差，随着病情的进展，逐渐发展为胡言乱语、烦躁不安、谵妄、嗜睡、意识障碍，甚至发生肺性脑病，重症患者可出现脑疝而危及生命。严重者可以直接导致多器官功能衰竭甚至死亡。

（三）急性呼吸衰竭的诊断

急性呼吸衰竭的诊断主要依据患者的原发病，在原发病的基础上出现急性的呼吸困难，同时配合辅助检查，方可诊断。血气分析是急性呼吸衰竭的主要诊断。

1. 动脉血气分析

急性呼吸衰竭时，pH通常反映机体的代偿情况，当PaO_2＜60mmHg，$PaCO_2$≥50mmHg，pH正常（pH的正常范围为 7.35～7.45）时，称为代偿性呼吸衰竭；当pH＜7.35 时，则称为失代偿性呼吸性酸中毒。

在血气分析中若无代谢性酸中毒，只要患者血中pH＜7.3，无论碳酸氢根的含量为多少，均应考虑为急性呼吸衰竭。

2. 肺功能检查

肺功能的检查，主要是检查患者通气功能和换气功能以及患者的肺容量。待患者的生命体征稳定之后进行。

3. 实验室检查

急性呼吸衰竭的患者粒细胞常有升高，但也存在粒细胞降低或变化不明显的情况。血清离子检查可有高钾血症，见于急性呼吸衰竭患者呼吸性酸中毒合并代谢性酸中毒时；亦可出现低钾、低氯血症，见于呼吸性酸中毒合并代谢性碱中毒的患者。

4. 其他检查

其他检查包括普通放射X线片，胸部CT、纤维支气管镜检查等。临床医生宜遵循“先救命、后查病”的原则做出选择。

（四）急性呼吸衰竭的抢救与西医治疗[4]

1. 现场急救

根据患者状态开展急救，若患者发生呼吸心搏骤停，应立即给予心肺复苏，6 分钟内开展心肺复苏最为有效，同时给予吸氧，尽早行气管插管或机械通气以保证脑部等重要脏器供血、供氧。

2. 开放气道，保持呼吸道通畅

当患者仅发生急性呼吸衰竭，而未发生心脏停搏时，我们首先应该清理患者口鼻分泌物，保持呼吸道通畅。在保持呼吸道通畅时，若患者意识丧失，则需将患者处于仰卧位，采取仰头抬颌法。当考虑患者头颈部和脊柱有损伤时，采用托举下颌法。而后清理口鼻处分泌物及异物，摘除假牙，若闻及痰鸣音，应及时采取鼻导管吸痰处理。意识清楚的患者，我们多嘱患者取坐位或半卧位，立即给予患者吸氧，翻身拍背，协助患者咳嗽，促进排痰。条件允许的患者，鼓励多饮水，促进排痰。产生气道痉挛的患者，应及时使用药物解除痉挛。

3. 氧疗

在清理完呼吸道之后，要增加通气量，防止CO_2潴留，保证充足的氧气供应是改善缺氧的重要方式，氧疗对于急性呼吸衰竭而言意义重大。在疾病的治疗过程中需要达到足够的吸入氧浓度（FiO_2）才能有很好的治疗效果，其中FiO_2（%）计算公式为=21+4×氧流量（L/min），具体的吸入氧浓度需要根据患者的病情变化而决定，比如当患者出现高热时，机体耗氧量增加，可以适当增加吸入氧浓度。氧疗的主要目的是将血液中动脉血氧分压提高到 60mmHg，或血氧饱和度达到 90%及以上，为达到此目的我们将吸入氧气的方式分为低流量吸氧、高流量吸氧、面罩吸氧等。

（1）低流量吸氧与高流量吸氧

低流量吸氧的要求为潮气量 300～700ml，呼吸频率不超过 25 次/分，节律规则。低流量吸氧的方式为鼻导管或鼻塞，但是患者呼吸频率不稳定，以至于吸入氧的浓度不稳定，通常选用 4～6L/min，但是一般不超过 6L/min，以防患者出现鼻咽部黏膜损伤，且单纯提高氧流量也不意味着可以达到足够量的吸入氧浓度。当患者状态不符合低流量吸氧时，可以采取高流量吸氧。

（2）面罩吸氧

面罩吸氧适用于对氧流量需求量较大的患者，通常患者的PaO_2 明显降低，但不伴随CO_2潴留。面罩吸氧中，我们常见的面罩有简单面罩和附储袋面罩以及无重复呼吸面罩。相同氧流量下，它们所对应的吸入氧浓度是逐渐增高的。

4. 机械通气

机械通气即建立人工气道，可分为有创机械通气和无创机械通气。根据上下气道分为鼻咽通气道、口咽通气道和气管插管及气管切开。无创机械通气通常指不需要在气管插管的情况下，通过鼻/面罩等方法将呼吸机与患者相连。适用于慢性阻塞性肺疾病急性加重期、急性心源性肺水肿、重度哮喘、急性轻中度呼吸衰竭等疾病且患者意识状态良好，身体功能良好，血流动力学稳定，无严重疾病，以及面部和呼吸道损伤的情况下。有创机械通气即通过有创的方法建立人工通气道，指将导管直接插入气管或经气管所建立的气体通道。

5. 药物治疗

治疗急性呼吸衰竭没有特异的、针对性的药物，若考虑患者出现急性呼吸衰竭为中枢性抑制引起时，我们可以使用一定的呼吸兴奋剂来治疗，常用的呼吸兴奋剂有尼可刹米、洛贝林等药物。

（1）尼可刹米（可拉明）

主要使用方式为皮下注射、肌内注射或静脉注射。使用剂量：成人常规用量为一次 0.25～0.5g，必要时 1～2 小时可反复用药，每次最大量为 1.25g；小儿常用量 6 个月以下，一次 75mg，1～3 岁小儿一次 0.125g；4～7 岁小儿，一次 0.175g。切记抽搐、惊厥患者严禁用药。出现药物中毒时表现为兴奋不安、精神错乱、恶心、呕吐、抽搐等，同时可出现血压升高、心律失常、呼吸肌麻痹而死亡。当出现惊厥时，可注射苯二氮䓬类或小剂量苯巴比妥钠控制或静脉注射10%葡萄糖注射液，促进排泄。

（2）洛贝林（山梗菜碱）

主要使用方法为静脉注射。常规用量为成人每次 3mg，最大量为每次 6mg，每日最多 20mg；小儿每次 0.3～3mg，必要时每隔 30 分钟可重复给药；当发生新生儿窒息时可注入脐静脉 3mg。皮下或肌内注射时常规用量为成人每次 10mg，最大量为每次 20mg，每日不超过 50mg。小儿每次 1～3mg。用药后可出现恶心、呕吐、呛咳、头痛、心悸等副作用。同时剂量较大时，能引起心动过速、传导阻滞、呼吸抑制甚至惊厥。因此，在使用此类药物时，我们应该尽量控制药物的剂量。

6. 控制感染

急性呼吸衰竭合并感染时，应在控制呼吸衰竭的同时积极抗感染，避免发生休克或其他并发症。在抗感染时，我们先根据经验选择抗菌药物及剂量，同时化验血常规、C反应蛋白、降钙素原、痰细菌培养及药敏试验。待结果出来后再根据检查结果选取合适的抗生素。

7. 体外膜氧合器

体外膜氧合器（extracorporeal membrane oxygenerator，ECMO）临床上主要用于心脏功能不全和（或）呼吸功能不全患者的支持治疗，是治疗难以控制的严重心力衰竭和呼吸衰竭的关键技术，急性严重呼吸功能衰竭是体外膜氧合支持成功率最高的疾病类型。绝对禁忌证：无法进行抗凝治疗；不可逆转的脑损害；其他不可逆状态，如疾病终末期。相对禁忌证：机械通气大于 7 天；无法建立合适的血管通路；肝素抗凝禁忌；低氧性脑病；各种严重不可逆状态；手术后或严重创伤后 24 小时内；严重活动性出血；颅脑损伤合并颅内出血 24 小时内；恶性肿瘤；高龄患者（年龄＞70 岁）；进展性肺纤维化以及无法解决的外科问题。

8. 高压氧治疗

高压氧治疗并非急性呼吸衰竭的常规疗法，但是在发生某些特定的罕见病例如肺泡蛋白沉积症合并Ⅰ型呼吸衰竭时，可以使用高压氧舱治疗，每次治疗时间不宜过长，采用短时、高频的方式间断吸氧。禁忌证：气胸、未经控制的脑出血、严重肺气肿、严重的高血压合并并发症、妊娠期等。

9. 营养支持治疗

急性呼吸衰竭的患者处于一种高代谢的状态，且往往患者机体状态差、摄入不足，容易短期内迅速发展成营养不良。因此，我们必须尽早建立肠内营养与肠外营养，具体选择要根据患者的病情状态决定。

10. 其他治疗

除上述治疗方式外，还应整体考虑患者的状态，如纠正电解质紊乱，保证酸碱平衡，促进呼吸运动，生活方式的干预等。

（五）急性呼吸衰竭的中医辨证论治

中医学多将本病归属于“喘”、“哮”等范畴。“喘证”是以呼吸急促，甚至张口抬肩，鼻翼煽动、不能平卧等为主要表现；“哮证”是一种发作性痰鸣，气喘疾病，以呼吸急促、喉间哮鸣为主要特征。明代虞抟《医学正传》指出“哮以声响言，喘以气息言”。《灵枢·五阅五使》说：“肺病者，喘息鼻张。”清代《证治汇补》把病因精辟地归纳为“内有壅塞之气，外有非时之感，膈有胶固之痰”。

中医学认为，喘证是由肺失肃降、肾失摄纳所致。《景岳全书》说：“实喘者有邪，邪气实也；虚喘者无邪，元气虚也”，“肺主气司呼吸，主宣发肃降”。肺主持调节全身之气，生成宗气，向上升宣、向外布散、向下清肃通降。若肺失宣降，腑气不通，浊气则不能顺畅排出，反而上迫，使肺气壅滞，则出现上喘下满的症状，可致咳嗽、喘促气急等症状。肺失宣降，通调水道功能失调，水液运行障碍，造成水聚成痰或水肿等症状。肾为气之根，下元不固，气失摄纳，故有喘促。此外，痰热瘀闭也是重要的病机之一。外感表邪，侵袭于肺，阻遏肺气，邪毒壅滞于肺。宣降功能失常，津液停聚为痰，邪热夹杂，痰热闭阻于肺，导致肺气闭塞。患者出现呼吸困难加重，鼻翼煽动，喘不得卧等症。

1. 肺肾亏虚

1）证候：气喘，呼吸急迫，咳嗽咳痰，精神萎靡，汗出，水肿等症。

2）辨证：肺为气之主，肺虚则短气而喘；水饮蕴积胸中，阻塞气道，见咳喘痰多；肾虚则气化功能减弱，水液代谢受阻，加重水肿。舌红少苔，脉细数无力。

3）治法：益气养阴，补养肺肾。

4）方药：生脉散加减。常用药：麦冬、知母、生地、黄芩、太子参、金银花等。若五心烦热甚，加山药、炒酸枣仁；若食少、心悸，加山药、白术、炒酸枣仁。

2. 痰浊阻肺

1）证候：呼吸困难，气促，呼吸急快，咳吐不利，烦躁不安，腹满等症。

2）辨证：痰浊壅肺，气机不畅，肺气上逆，故喘咳；痰湿蕴中，健运失司，故恶心、腹满。舌苔白腻，脉滑。

3）治法：化痰降逆。

4）方药：三子养亲汤合二陈汤加减。常用药：紫苏子、莱菔子、半夏、茯苓、炙甘草等。

3. 邪热壅肺

1）证候：气息喘促，张口抬肩，昏厥痰壅，高热烦躁，口渴，甚至神昏谵语等症。

2）辨证：热郁于肺，肺气上逆，故喘逆，咳痰黄稠，里热内盛，身热烦闷，热伤津液，则口渴。舌质绛红，苔黄，脉滑数。

3）治法：清热解毒。

4）方药：清热泻肺汤加减。常用药：麦冬、杏仁、甘草、石膏、枇杷叶等。若痰多，加川贝、瓜蒌以润燥化痰；若热甚者，加羚羊角、水牛角以清热凉血。

七、养生指导与康复

急性呼吸衰竭的患者在经过系统治疗后，需要在生活方式、饮食方面十分注意。最主要的是避免感染，肺为娇脏，很容易因感染再次加重病情，所以要保持患者家中的温度和湿度，定期通风，同时要注意做好保暖，避免着凉。保持呼吸道通畅，可以通过拍背协助患者咳痰；无法咳痰者，定期给予吸痰处理。坚持每日进行氧疗，要注意保持鼻腔的湿润，必要时可以做雾化吸入。要监测患者的血压、心率、血氧水平等。要加强功能训练，让患者每日行排痰训练和呼吸训练。具体训练：呼吸放松练习，可以最大限度地放松呼吸的肌肉；腹式呼吸练习，重建生理性的腹式呼吸，减轻肺部负担；缩唇呼吸，可增加呼气的阻力，防止支气管及小支气管的过早塌陷；缓慢呼吸，有助于提高肺泡通气量，可帮助提高血氧饱和度。配合针灸疗法，取太渊、列缺、尺泽、肺俞肃降肺气，取丰隆、足三里、脾俞、胃俞、大肠俞、中脘健脾化痰降气，取太溪、肾俞补肾纳气归肾；有肺性脑病者，取双侧内关、人中以开窍醒脑。

在饮食方面，避免辛辣、高盐高脂饮食，以优质蛋白为主，多食用高蛋白、高维生素的食物。中医理论中，肺喜白，所以在初秋养肺时多食用白色食物，常见的有雪梨、怀山药、百合等。雪梨，有润肺、止咳、降火、消痰等功效；怀山药，为滋阴养肺之上品，富含蛋白质及钾、镁等矿物元素；百合，富含黏液质，可以起到润燥清热的功效，增加肺内血流量，改善肺功能。还有一些清肺的食物，如蜂蜜、木耳、豆浆等。在中医食疗方面，可以尝试以下几个食谱来促进身体康复，如贝母粥，具有润肺、化痰、止咳、清热的作用；莱菔子粳米粥，具有润肺、化痰、平喘的功效；还有百合柚子汤、猪肺汤、冬虫夏草老鸭汤等。

参考文献

[1] 中华医学会呼吸病学分会间质性肺病学组. 特发性肺纤维化诊断和治疗中国专家共识［J］. 中华结核和呼吸杂志，2016 ，39（6）：427-432.

[2] 张抒扬，赵玉沛. 罕见病学［M］.北京：人民卫生出版社，2020：222-260，480-482.

[3] 张文武. 急诊内科学［M］. 4 版. 北京：人民卫生出版社，2018：190-200.

[4] 刘大为，邱海波. ICU 主治医师手册［M］. 南京：江苏凤凰科学技术出版社，2017：190-201，274-278.

（王小霞　方文龙）

第七章

儿科系统罕见病

第一节　肝豆状核变性

一、疾病概述

肝豆状核变性（hepatolenticular degeneration，HLD），又称 Wilson 病（Wilson disease，WD），是一种常染色体隐性遗传病[1]。由位于第 13 号染色体的 *ATP7B* 基因突变导致体内铜离子转运及排泄障碍，进而过量的铜在肝脏、脑、角膜、肾脏、骨关节沉积（以肝脏和脑部的铜沉积为主）所致[2]。临床上以肝硬化、角膜色素环和锥体外系三大表现为特征[3]。

（一）肝豆状核变性发展史

1912 年，Kinnier Wilson 首次在"进展性豆状核变性：一个与肝硬化有关的家族性神经系统疾病"一文中系统、详细地描述了肝豆状核变性的临床特征[4]。在 1913 年，Rumpel 的研究认为肝豆状核变性病因是肝脏的铜负荷增加。1921 年，Hall 将此疾病定名为肝豆状核变性，认为其可能是一种常染色体隐性遗传病[5]。在 1952 年，经研究发现肝豆状核变性患者的铜蓝蛋白（ceruloplasmin，CP）减少，认为其为肝豆状核变性患者重要的血生化改变之一[6]。1993 年，*ATP7B* 基因被成功克隆，肝豆状核变性的研究进入基因时代[7]。随着医学的发展，人们对肝豆状核变性有了更深层次的认识。

（二）病因

铜（Cu）是人体必需的微量元素，铜摄入的主要来源是食物，以 Cu^{2+}的形式参与代谢过程[8]。P 型 ATP 酶是细胞膜内外 Cu^{2+}的转运体，即 ATP7A 和 ATP7B 两种酶[9]。肝脏是人体内铜储存和调节的中心，关键调节因子为 ATP7B，肝脏内铜过高时，ATP7B 从高尔基体转移至溶酶体，与肌动蛋白 p62 亚单位联合使溶酶体将铜胞吐至胆汁[10]。肝豆状核变性病机为因 *ATP7B* 基因突变，铜蓝蛋白和铜氧化酶活性降低，铜自胆汁中排出锐减，蓄积在肝细胞中，以金属硫蛋白（metallothionein，MT）铜的形式存在，当超过 MT 结合最大能力时，铜离子对细胞产生损伤[11]。由于肝细胞坏死，大量或中、少量非铜蓝蛋白铜与血中白蛋白及氨基酸结合运输到脑、角膜、肾等全身各脏器，导致各器官功能障碍[11]。

ATP7B 基因定位于染色体 13q14.3-21.1 区域，含 21 个外显子，cDNA 全长约 7.5kb，编码 1411 个氨基酸。在人类基因突变数据库（HGMD）中，收录的 *ATP7B* 基因的致病突变及可疑致病突变已达 800 个以上。*ATP7B* 基因突变类型在不同种族地区存在明显差异，中国人的突变在外显子较多，其中 *R778L* 基因突变最常见[12]。

（三）流行病学

HLD 的世界范围发病率为 1/100 000～1/30 000，杂合子频率为 1/200～1/100，而英国一项研究认为其理论发病率不低于 1/7026，推测外显率下降和诊断的局限性可能是实际发病率统计偏低的主要原因。本病在中国较多见。HLD 可发生于任何年龄，但以儿童及青少年多见，男性比女性稍多[1]。

二、诊断与治疗

（一）临床表现

肝豆状核变性可以累及全身多脏器，临床表现多样。发病年龄多在 3～60 岁，也有报道 8 个月及 70 多岁发病的患者。儿童患者多以肝脏受累为首发表现，青少年及成人患者多以神经系统受累为首发症状。

1）肝脏症状：肝豆状核变性的病理基础是肝脏病变，可表现为无症状的转氨酶持续升高、慢性肝炎、肝硬化和急性肝衰竭[3, 12]。

2）精神-神经系统症状：神经系统受累可表现为运动功能障碍、震颤、共济失调、舞蹈症、自主运动障碍、肌张力障碍，一些患者表现为面具脸、四肢僵硬、步态异常等。一些患者合并精神行为异常，如淡漠、攻击行为、性格改变等[3, 12]。

3）肾脏症状：肾脏受累可表现为血尿、蛋白尿、微量蛋白尿等[3, 12]。

4）血液系统症状：血液系统受累可表现为溶血性贫血、肝硬化、脾功能亢进致血液三系下降、凝血功能异常等[3, 12]。

5）其他：患者眼角膜早期可正常，晚期患者在眼角膜出现角膜色素环。相对少见的受累系统还包括骨关节、心脏、内分泌和生殖系统等[3, 12]。

（二）化验检查

1. 实验室检查

（1）常规检查：若累及血液系统，可出现贫血、白细胞下降、血小板下降；肝功能检查可见肝酶升高、胆红素升高、胆汁酸升高、凝血时间延长和低蛋白血症等；肾脏检查可见血尿、蛋白尿等。

（2）铜代谢相关检查：绝大多数患者血铜蓝蛋白＜0.2g/L，如果＜0.1g/L 强烈提示肝豆状核变性。24 小时尿铜在成人患者中＞100μg 为诊断标准之一，在儿童患者中＞40μg 为诊断标准之一。血清铜氧化酶活性：铜氧化酶吸光度正常值为 0.17～0.57，患者明显降低[12]。

2. 影像学检查

1）腹部B超：轻者仅表现为密度增强、减低或不均，还可以表现为肝实质光点增粗、肝脏增大，甚至结节状改变、脾大等肝硬化表现。

2）头颅磁共振：约85%神经型患者头颅磁共振显示异常，主要累及基底节，可出现中脑和脑桥、丘脑、小脑及额叶皮质等部位的异常信号，还可见不同程度的脑沟增宽、脑室扩大等。在神经系统症状出现之前，部分患者也可出现头颅磁共振的异常改变。

3. 眼科裂隙灯检查

由于铜沉积于角膜后弹力层，在角膜与巩膜的内表面上出现绿色或金褐色的角膜色素环，即K-F环。有研究提示，肝脏型肝豆状核变性患者中角膜色素环阳性率为55%，在神经型患者中角膜色素环阳性率高达90%。在儿童症状前患者中，角膜色素环阳性率较低。

4. 病理学检查

肝脏活检：肝脏最早的组织学异常包括轻度脂肪变性、肝细胞内糖原化和局灶性肝细胞坏死。伴随着病程的进展，可出现纤维化、肝硬化。肝豆状核变性患者肝铜含量＞250μg/g（肝干重），但铜在肝脏中分布不均，铜含量测定可能会受所取标本的影响。

（三）诊断

1. 肝豆状核变性的诊断[1]

肝豆状核变性的起病年龄多在5～35岁。对于3～45岁未明原因的肝功能异常患者须考虑是否有肝豆状核变性。

1）有肝病史或肝病症状者：如自身免疫性肝炎患儿、典型自身免疫性肝炎或对标准的皮质类固醇疗效不佳的成人必须进行肝豆状核变性的相关检查。对任何一个暴发性肝衰竭患者应考虑为肝豆状核变性。

2）有神经精神症状的患者：如疑诊脑型肝豆状核变性的患者应先做神经症状评估和脑MRI检查。

3）血清铜蓝蛋白＜200mg/L，以及24小时尿铜≥100μg，或肝铜＞250μg/g（肝干重）。不能解释的肝脏、神经精神异常患者，其血清CP＜80mg/L是诊断肝豆状核变性的有力证据，中度异常需进一步复查。血清CP正常不能除外肝脏型肝豆状核变性的诊断。

4）肝豆状核变性患者24小时基础尿铜≥100μg，如＞40μg提示可能为肝豆状核变性，需进一步复查。

5）肝实质铜量＞250μg/g（肝干重）对肝豆状核变性的诊断有关键作用，但取样对象应是诊断未明以及较年轻的患者。未治患者肝铜量＜40μg/g（肝干重）可排除肝豆状核变性。

6）对疑诊肝豆状核变性儿童可予青霉胺负荷试验，方法是先服青霉胺500mg（体重不计），12小时后再服500mg，当日收集24小时尿量测铜，如＞1600μg对诊断肝豆状核变性有价值。成人患者此项检查意义未定。

7）疑为肝豆状核变性患者其角膜色素环须裂隙灯检查证实。神经症状明显但角膜色素环阴性不能除外肝豆状核变性诊断。

8）阳性家族史对诊断肝豆状核变性有重要意义。

9）对新发现肝豆状核变性病例的一级亲属应做肝豆状核变性的相关项目筛查（见上述），并进行基因型或单倍体检测。

10）患者具有锥体外系症状、角膜色素环阳性、血清 CP 低于正常下限及 24 小时尿铜＞100 μg，可确诊为肝豆状核变性。

11）患者具有肝病症状，角膜色素环阳性、血清 CP 低于正常下限及 24 小时尿铜＞100μg，可确诊为肝豆状核变性。

2. 基因诊断

1）间接基因诊断：在有先证者的情况下，可采用多态标记连锁分析对家系中其他成员进行间接基因诊断[1]。

2）直接基因诊断：对临床可疑且家系中又无先证者的患者，应直接检测 *ATP7B* 基因突变以进行基因诊断。我国肝豆状核变性患者的 *ATP7B* 基因有 3 个突变热点，即 *R778L171*、*P992L* 和 *T935M*，占所有突变的 60%左右，根据这 3 个热点可建立 PCR[1]。

3. 鉴别诊断

1）对于肝脏受累为主的患者，应与慢性病毒性感染、自身免疫性肝炎、非酒精性肝硬化、药物性肝损害、原发性硬化性胆管炎、*HFE* 基因相关的原发性血色素沉着病、α_1 抗胰蛋白酶缺乏症和酒精性肝病等相鉴别。

2）对于神经系统受累为主的患者，应与帕金森病、肌张力障碍、亨廷顿病、原发性震颤、神经退行性病变、中枢神经系统肿瘤及其他遗传代谢病相鉴别。

3）肝豆状核变性患者铜蓝蛋白降低、24 小时尿铜增高和 *ATP7B* 基因检出致病突变，有利于和其他疾病相鉴别。

（四）西医治疗

治疗目的是减少铜摄入，阻止铜吸收，排出体内多余的铜，维持体内铜代谢平衡。诊断后应及早治疗，在医生指导下终身低铜饮食和药物治疗。

1. 铜螯合剂

铜螯合剂可使血液和组织中过量游离铜从尿液中排出。

1）青霉胺：为首选一线治疗药物，所有临床类型的肝豆状核变性患者都可以使用，成人剂量为每日 750～1000mg，最大剂量为每日 2000mg，儿童剂量为每日 15～30mg/kg，分 2～3 次服用，应从小剂量开始，每 3～4 天递增，维持治疗期建议 24 小时尿铜维持在 200～500μg。两餐之间服药，勿与锌剂或其他药物混服。

2）曲恩汀：常作为青霉胺不耐受的二线用药。国外推荐剂量为每日 900～2700mg，分 3 次服用，维持量为每日 900～1500mg。儿童剂量为每日 20mg/kg，分 2 次或 3 次，饭前 1 小时或饭后 3 小时服用。

3）二巯丁二酸胶囊：在国内常作为青霉胺不耐受的二线口服药，成人每次 0.5g，每天 3 次；儿童每次 10mg/kg 或 350mg/m^2，每天 3 次。

4）二巯丁二酸钠注射液：5mg/kg 溶于 5%葡萄糖溶液 500ml 中缓慢静脉滴注，每日 1 次，6 天为 1 个疗程，2 个疗程之间休息 1～2 天，连续注射 6～10 个疗程。

2. 金属硫蛋白诱导剂

金属硫蛋白诱导剂主要为锌剂。金属硫蛋白在小肠黏膜细胞中和铜结合，从而阻止铜离子进入血液循环，使铜通过粪便排出。推荐用于有症状的肝豆状核变性患者的维持期治疗，同时也可作为症状前儿童患者的一线用药。目前常用的锌制剂包括硫酸锌、葡萄糖酸锌、乙酸锌等。根据年龄和体重服用不同的剂量（元素锌）：成人剂量为150mg/d，分3次口服；＜5岁，50mg/d，分2次服用；5～15岁，75mg/d，分3次服用；应在餐前半小时服用，不与青霉胺同服。维持治疗时期24小时尿铜需＜100μg。

3. 肝移植

当患者出现暴发性肝衰竭、失代偿性肝硬化、药物治疗无效和难以控制的神经系统症状时，可考虑肝移植。

4. 对症治疗

对于出现了神经、血液等系统症状的患者，可分别予对症治疗。

5. 遗传咨询

肝豆状核变性为常染色体隐性遗传病，患者父母再次生育再发风险为25%。应对所有患者及其家庭成员提供必要的遗传咨询，对高风险胎儿进行产前诊断。

（五）中医辨证论治

中医学多将本病归属于“肝风”、“颤证”、“黄疸”等范畴。《素问·至真要大论》谓“诸风掉眩，皆属于肝”。《临证指南医案·肝风》谓“肝阴不足，血燥生热，热则风阳上升，窍络阻塞，头目不清，眩晕跌仆”。明代楼英《医学纲目·颤振》说：“颤，摇也；振，动也。风火相乘，动摇之象，比之瘛疭，其势为缓。”还指出：“风颤者，以风入于肝脏经络，上气不守正位，故使头招面摇，手足颤掉也”，“此证多由风热相合，亦有风寒所中者，亦有风夹湿痰者，治各不同也”。

中医理论认为，先天禀赋不足，气血阴阳亏虚，脏腑气机失调。肾气亏虚，导致肾的开合失司，铜毒外泄无路，铜毒不能正常排除，蓄积体内酿生铜毒；脾胃虚弱，运化失司，饮食摄入不节，外铜摄入体内过多且无法正常疏泄，胶着留滞，发为铜毒。铜毒蓄积于肝胆，阻滞肝脏气血运行，致使肝络瘀阻，肝胆疏泄失常，铜毒排出不利，终致肝血亏虚，脉络失养。肝肾同源，若肝血亏虚，则肾精不足，肝失疏泄而肾失封藏。铜毒致病具有病位多广泛、症状多繁杂、病势多危急等特点，铜毒入肝，肝络受阻，则见胁痛、腹胀，肢体震颤、言语含糊等，日久瘀血阻滞，可形成癥积；铜毒入眼，则见眼络瘀滞、黑睛生翳；铜毒走窜经络可见肌肉僵直；铜毒蓄积于脑，蒙蔽清窍可见眩晕，内扰心神可致神志异常等。

1. 肝肾阴亏

1）证候：肢体抖动，手舞足蹈，膝挛趾收，躯体扭转，步履蹒跚，酸楚频作，呆傻愚笨，言语含糊，腰酸腿软，头晕目眩。

2）辨证：肝阴不足，肝阳上亢，引起头痛、头晕等脑部症状；肾阴不足，则有腰膝酸软。口咽干燥，五心烦热，盗汗便秘，舌干红，少苔，脉弦细数。

3）治法：滋补肝肾，育阴息风。

4）方药：左归丸加减。常用药：山药、枸杞子、山茱萸、川牛膝、菟丝子、鹿胶等。若五心烦热，潮热颧红，加鳖甲、知母、黄柏等；若失眠、多梦、健忘，加阿胶、鸡子黄、酸枣仁、柏子仁等；若四肢不温，形寒怕冷，精神萎靡，舌淡脉沉，酌加巴戟天、淫羊藿、肉桂等；若下肢浮肿，尿少，加桂枝、茯苓、泽泻等；若便溏，腹胀食少，可加白术、茯苓等。

2. 肝气郁结

1）证候：精神抑郁，反应迟钝，表情呆滞，或性情异常，急躁易怒，哭笑失常，肢体抖动，步态不稳，语言含糊，饮水呛咳，头昏且胀。

2）辨证：肝失疏泄，气机郁滞，情志抑郁，气血不畅，胸胁或少腹胀闷窜痛，脘闷纳呆，舌质淡红，苔白，脉弦。

3）治法：疏肝解郁，理气畅中。

4）方药：柴胡疏肝散加减。常用药：柴胡、陈皮、川芎、枳壳、香附等。若胁痛剧甚，加当归、郁金、乌药、川楝子、延胡索等，以增强其行气活血止痛之力；若胃中灼热，口苦苔黄，加山栀子，以清胃热；若见嗳气、反酸者，加瓦楞子、海螵蛸、象贝母以制酸。

3. 湿热内蕴

1）证候：手足颤抖，言语含糊，行走困难，肢僵挛缩，口涎不止，口苦或臭，头目昏眩，纳谷不香，腹胀痞满，目黄，尿黄赤便结。

2）辨证：湿热熏蒸肝胆，胆汁外溢肌肤而黄，湿热互阻中焦，脾失健运，胃失和降，故见胁腹部胀满。舌质偏红，舌苔黄腻，脉弦滑数。

3）治法：清热化湿，通腑利尿。

4）方药：肝豆汤加减。常用药：生大黄、半枝莲、黄芩、黄连、穿心莲、萆薢等。

三、养生指导与康复

此病为先天性疾病，要在初期做好筛查，及早发现并诊断，做好定期随访。饮食上要避免吃含铜量高的食物，如坚果类、贝壳类、巧克力、蘑菇、菠菜等，可以多喝牛奶。可以辅助使用有泻下作用的中药，有助于排铜，如黄连、大黄、泽泻、三七等。中医理论中，肝喜青，绿色入肝，多食用绿色食品，有助于强肝疏肝，起到调节脾胃的作用。常见的食物有猕猴桃、西兰花、荠菜等。猕猴桃，含有抗突变成分谷胱甘肽，对肝脏有保护作用；西兰花，含有植物营养素、黄酮类化合物、类胡萝卜素等，能帮助肝脏解毒；荠菜，含有大量的胡萝卜素、B 族维生素等，有清热止血、清肝明目、利尿消肿等功效。比较常见的中药如甘草、枸杞子、茯苓、黄芪等，均可加强食用，以起到调节肝经、补益肝脏、益气养血等功效。要避免使用铜质餐具烹饪储存食物。

结合针灸疗法，针刺取四神聪、百会、合谷、三阴交等穴。四神聪穴可宁心安神、聪明健脑，配肝俞、太冲、风池治肝阳上亢，配哑门、风池治大脑发育不全等；也可选取肝俞、胆俞、足三里等穴。很多肝豆状核变性的患者经治疗后症状有所缓解，但常因肢体运动障碍、步态异常、言语障碍等不愿进行户外活动或与人交流，这将影响今后的康复，故平日里应加强功能锻炼，如言语训练、吞咽训练、松弛训练、关节运动训练及平衡训练等。除了给予患者物质支持外，更需要重视患者的心理调节，多沟通交流，增强患者对生活的信心，提高患者生活质量。

参考文献

[1] 中华医学会神经病学分会帕金森病及运动障碍学组，中华医学会神经病学分会神经遗传病学组. 肝豆状核变性的诊断与治疗指南［J］. 中华神经科杂志，2008，41（8）：566-569.

[2] 周思敏，郭丽萍，蔡王锋，等. 肝豆状核变性的治疗现状［J］. 临床肝胆病杂志，2020，36（1）：218-221.

[3] 贝尔曼. 尼尔森儿科学［M］. 17 版. 北京：北京大学医学出版社，2007：1675-1676.

[4] 陈生弟，罗晓光. 肝豆状核变性的昨天、今天和明天［J］. 中华神经科杂志，2008，（8）：505-506.

[5] 陈源，张会丰. 肝豆状核变性的历史和治疗［J］. 世界华人消化杂志，2017，25（9）：763-768.

[6] 余梅，窦卫中. 人体中的铜代谢［J］. 贵州医药，1994，（4）：237-238.

[7] 陈丽娟，鲍远程，余元勋，等. 铜转运分子机制及与 Wilson 病、Menkes 病关系的研究进展［J］. 现代中西医结合杂志，2009，18（32）：4036-4038.

[8] 张亮亮，程楠，王训. 铜代谢机制及其对肝脏的毒性作用［J］. 胃肠病学，2016，21（12）：762-764.

[9] 宋家珍，刘肇杰. 先天性铜代谢异常—肝豆状核变性和 Menkes 病［J］. 国外医学：儿科学分册，1998，（4）：45-47，59.

[10] 王卫平. 儿科学［M］. 9 版. 北京：人民卫生出版社，2018：433-434.

[11] 陈大为，张敏. 肝豆状核变性诊疗新进展［J］. 传染病信息，2019，32（2）：158-161.

[12] 中国罕见病联盟，北京协和医院. 罕见病诊疗指南（2019 年版）.［M］.北京：人民卫生出版社，2019：224-229.

（杨斯博　方文龙）

第二节　苯丙酮尿症

一、疾病概述

苯丙酮尿症（phenylketonuria，PKU）是由于苯丙氨酸羟化酶（phenylalanine hydroxylase，PAH）缺乏引起血苯丙氨酸（phenylalanine，Phe）浓度增高，并引起一系列临床症状的一组最常见的氨基酸代谢病，也为常染色体隐性遗传病[1]。PKU 是高苯丙氨酸血症（hyperphenylalaninemia，HPA）的主要类型[1]。根据血 Phe 浓度将 PAH 缺乏症分为轻度 HPA（120～360μmol/L）、轻度 PKU（360～1200μmol/L）、经典型 PKU（≥1200μmol/L）[2]。

（一）研究发展历程

1934 年，挪威医生 Folling 在两名同胞兄弟的尿中发现了大量的苯丙酮酸，此病即得名苯丙酮尿症[3]。Jervis 的进一步研究证实，PKU 是一种常染色体隐性遗传病[3]。1975 年 Kaufman 等[4]发现少数患儿饮食治疗无效，认为苯丙氨酸的代谢除了需要苯丙氨酸羟化酶的作用外，还必须要有辅酶四氢生物蝶呤（BH_4）的参与，PAH、鸟苷三磷酸环化水解酶（GTP-CH）、6-丙酮酰四氢蝶呤合成酶（PTPS）、二氢蝶啶还原酶（DHPR）等酶的编码基因缺陷都可造成相关酶的活性降低，导致血苯丙氨酸升高[5]。由 PAH 缺陷所致的 PKU 称为经典型 PKU，BH_4 缺乏所致者称为非经典型 PKU[6]。在 2014 年《高苯丙氨酸血症诊治共识》[2]中将高苯丙氨酸血症分为两类：苯丙氨酸羟化酶缺乏症、四氢生物蝶呤缺乏症。随着基因诊断技术的进步及广泛应用，对 PKU 的诊断和鉴别诊断起到了重要的作用。而基因治疗的研究也成为 PKU 患者能够正常饮食的希望[7]。

（二）病因

苯丙氨酸属于必需氨基酸，苯丙氨酸摄入体内后 1/3 供机体合成了蛋白质，2/3 经过苯丙氨酸羟化酶作用转变为酪氨酸[8,9]。仅有少量的苯丙氨酸在转氨酶的作用下转变成苯丙酮酸[5]。由于患儿苯丙氨酸羟化酶活性降低，导致苯丙氨酸在血液、脑脊液及组织中的浓度极度增高，通过旁路代谢产生大量苯丙酮酸、苯乙酸、苯乳酸和对羟基苯乙酸，高浓度的苯丙氨酸及其代谢产物导致脑损伤[5, 9]。

人类苯丙氨酸羟化酶基因位于第 12 号染色体上（12q22-24），基因全长约 90kb，有 13 个外显子和 12 个内含子，成熟的 mRNA 约 2.4kb，编码 451 个氨基酸。通过对 PKU 患者进行基因分析，在中国人群中已发现了 100 种以上不同基因突变类型[5]。

（三）流行病学

PAH 缺乏症发病率在不同种族和地区有差异。爱尔兰约为 1/4500，北欧、东亚约为 1/10 000，日本约为 1/143 000[1]。我国新生儿筛查数据显示，中国人中 HPA 的平均发病率为 1/11 000[10]，其中大部分为 PKU，少部分为 BH_4 缺乏症[9]。南方省区发病率稍低，北方较高，西北地区，尤其是甘肃省为高发地区[6]。

二、诊断与治疗

（一）临床表现

患儿出生时正常，在新生儿期多无特异性临床症状，出生 3～4 个月后开始出现典型临床症状，随年龄增大症状加重，1 岁时可见明显症状[1, 2]。病程早期出现呕吐、易激惹、生长迟缓等现象[9]。

1）皮肤：出生数月后因黑色素合成不足，其毛发和虹膜色泽逐渐变浅，为黄色或棕黄色，皮肤白[1, 2]。部分有脂溢性或湿疹样皮疹[8]。

2）体味：由于尿液、汗液含有大量苯乙酸而有鼠尿臭味[1, 2, 8]。

3）精神-神经系统症状：随着年龄的增长，逐渐表现出智能发育迟缓，以认知发育障碍为主，出现小头畸形、癫痫发作，也可出现行为、性格等异常，如兴奋不安、多动、自残、攻击、自闭症、自卑、忧郁等神经系统表现[1, 2, 9]。

（二）化验检查

1. 血苯丙氨酸测定

1）荧光定量法：血苯丙氨酸浓度＞120μmol/L 提示高苯丙氨酸血症[1]。

2）串联质谱法：血苯丙氨酸浓度＞120μmol/L 及苯丙氨酸/酪氨酸＞2.0 提示高苯丙氨酸血症[1]。

2. 尿蝶呤图谱分析

尿蝶呤图谱分析主要用于 BH_4 缺乏症的鉴别诊断。尿蝶呤谱采用高效液相层析（HPLC）分析尿新蝶呤（N）和尿生物蝶呤（B），并计算生物蝶呤比例[B%=B/(B+N)×100%]。尿蝶呤图谱分析显示异常者需进一步确诊。各种酶缺乏患儿呈现不同的尿蝶呤谱（表 7-1）[11，12，13]。

表 7-1　不同病因导致的 HPA 生化特点

检测项目	血 Phe	尿新蝶呤（N）	尿生物蝶呤（B）	N/B 比值	B%	血 DHPR 活性
PAH 缺乏症	增高	正常、增高	正常、增高	正常	正常	正常
PTPS 缺乏症	增高	增高	减少	增高	减少	正常
DHPR 缺乏症	增高	正常	正常、增高	正常、减少	正常、增高	减少
GTP-CH 缺乏症	增高	减少	减少	正常	正常	正常
PCD 缺乏症*	增高	增高	正常、减少	增高	减少	正常

*尿中出现 7-生物蝶呤。

3. 红细胞 DHPR 活性测定

红细胞 DHPR 活性测定是二氢蝶啶还原酶（DHPR）缺乏症的确诊方法。需采用双光束分光光度计测定干滤纸血片中红细胞 DHPR 活性。DHPR 缺乏症患儿 DHPR 活性显著降低（见表 7-1）[11，13，14]。

4. BH_4 负荷试验

BH_4 负荷试验为 BH_4 缺乏症的辅助诊断方法及 BH_4 反应性 PKU/HPA 的判断方法，需在留取尿蝶呤标本后进行。试验前及试验过程中正常饮食。具体方法及判断如下：

1）24 小时 BH_4 负荷试验：当新生儿基础血 Phe＞360μmoL/L 时，可在喂奶前 30 分钟直接口服 BH_4 片（20mg/kg，BH_4 片溶于水中），服 BH_4 前，服后 2 小时、4 小时、6 小时、8 小时、24 小时分别采血测定 Phe 浓度，服后 4～8 小时可留尿重复尿蝶呤谱分析。大多数经典型 PKU 患者因苯丙氨酸羟化酶缺乏，血 Phe 浓度无明显变化。PTPS 缺乏所致 BH_4 缺乏者，血 Phe 浓度在服用 BH_4 后 4～6 小时下降至正常。DHPR 缺乏症患儿血 Phe 下降缓慢[13，14，15]。

2）2 天或更长时间的 BH_4 负荷试验：对于尿蝶呤及 DHPR 活性正常患儿，此试验有助于鉴别 BH_4 反应性 PKU/HPA。口服 BH_4 片（20mg/kg）最长至 28 天，在服后第 1 天、7 天、14 天和 28 天取血作 Phe 测定[12，13]。

5. 基因诊断

基因诊断是 HPA 病因的确诊方法，建议常规及早进行基因诊断[2]。

6. 头颅 MRI 检查

头颅影像学检查有助于评价患儿脑损伤的程度。未经治疗或疗效不良的患儿可有脑萎缩及脑白质的异常，髓鞘发育不良和（或）脱髓鞘病变，脑白质空泡变性及血管性水肿[1]。磁共振波谱（1H-MRS）分析是用于检测 PKU 患儿脑内 Phe 浓度高低的无损伤性技术，但技术难度高，目前很难在临床普及[16]。

7. 脑电图检查

未经早期治疗的患者常伴有脑电图异常，对合并癫痫患者应进行脑电图检查[1]。

（三）诊断

1. 新生儿筛查[2]

1）采集出生 72 小时（哺乳 6～8 次以上）的新生儿足跟血，制成专用干血滤纸片，采用荧光法或串联质谱法（MS/MS）测定血 Phe 浓度进行 HPA 筛查。筛查原标本血 Phe 浓度＞120μmoL/L，或同时伴有 Phe/Tyr＞2.0 为阳性，需召回复查，复查仍阳性则需进行鉴别诊断。

2）蛋白摄入不足可导致假阴性，有上述情况时判断需谨慎，有必要时进行复查。

2. 确诊标准[1]

1）临床表现：头发黄，皮肤白，鼠尿味，精神运动发育落后。新生儿筛查诊断的患儿可无临床表现。

2）血 Phe 浓度＞360μmol/L 及 Phe/Tyr＞2.0。

3）尿蝶呤谱正常，血 DHPR 活性正常。

4）BH_4 负荷试验，多数经典 PKU 患者 BH_4 负荷试验血 Phe 浓度下降不明显，部分患者 BH_4 负荷试验血 Phe 可降低 30%以上，为 BH_4 反应型的 PAH 缺乏症。

5）检测到 PAH 基因变异。若 PAH 基因只检测到一个，但符合上述第 1、2、3、4 项者可诊断。

3. 鉴别诊断

1）早产儿因肝功能不成熟可导致暂时性 HPA，发热、感染、肠道外营养或输血等也可导致血 Phe 浓度增高[1]。

2）排除其他原因所致的继发性血 Phe 增高，如酪氨酸血症、希特林蛋白缺乏症等[1]。

3）所有诊断为 HPA 者，应及时检测尿蝶呤谱分析（在低 Phe 饮食治疗前）、DHPR 活性测定，或联合 BH_4 负荷试验来进行鉴别诊断；还应进行基因检测，包括苯丙氨酸羟化酶及四氢生物蝶呤代谢途径中的多种合成酶的编码基因，以便最终确诊是 PKU 还是 BH_4 缺乏症[1]。

（四）西医治疗

1. 治疗指征

正常蛋白质摄入下血 Phe 浓度＞360μmol/L 的 PKU 患者均应在完成鉴别诊断试验后立即治疗，终身治疗；轻度 HPA 可暂不治疗，如 Phe 浓度持续 2 次＞360μmol/L 应给予治疗[1，2，7]。

2. 饮食治疗

低苯丙氨酸饮食治疗仍是目前主要治疗方法。根据相应年龄段儿童每日蛋白质需要量、血Phe浓度、Phe的耐受量、饮食嗜好等调整治疗方法[1，2，7]。

1）新生儿及婴儿期：喂养以乳类饮食为主，对治疗依从性较好。经典型PKU患儿可暂停母乳或普通婴儿奶粉，给予无Phe特殊奶粉，治疗3～7天后血Phe浓度下降接近正常后，逐步添加少量天然乳品，首选母乳（Phe含量为牛乳的1/3），或普通婴儿奶粉或低Phe辅食。轻度PKU根据血Phe浓度按3∶1或2∶1配制无Phe特殊奶粉与普通奶粉，根据血Phe浓度调节饮食配伍。

2）幼儿及儿童期：由于天然饮食的诱惑，治疗依从性下降。为满足蛋白质需要及血Phe浓度控制，可选用无Phe蛋白粉和（或）奶粉，减少天然蛋白质。根据个体Phe耐受量，参考《中国食物成分表》，可选择不同Phe含量的天然食物。日常饮食中应避免食用Phe含量较高的食物（如肉、鱼、蛋、面粉、坚果、豆制品）。

3）青少年及成年期：约75%青少年及成年PKU患者治疗依从性较差，尤其是女性患者妊娠期血Phe浓度增高，可导致胎儿脑发育障碍及各种畸形发生，即母源性PKU综合征。因此，对PKU女性患者需进行产前遗传咨询，在妊娠前6个月至整个妊娠期需要饮食治疗，控制血Phe在120～360μmol/L。

3. BH_4 治疗

对 BH_4 反应型PKU患儿，尤其是饮食治疗依从性差者，国外报道口服 BH_4 5～20mg/(kg·d)，分2次，或联合低Phe含量饮食，可提高患儿对Phe的耐受量，适当增加天然蛋白质摄入，可改善患儿生活质量及营养状况。通过 BH_4 负荷试验诊断及PAH基因分析，我国同行对BH4反应性PKU进行了研究，但是应用治疗有限[1，2，7]。

4. 宣传及心理指导

对于新诊断的PKU患儿家长需进行PKU基础知识的宣教（包括遗传方式、诊治及随访原则等），提高治疗依从性。入学后需要告知学校老师，配合饮食及教育指导，做好患儿的心理辅导工作[1，2，7]。

5. 其他探索性治疗

由于PKU长期饮食治疗依从性下降，无Phe食物口味欠佳，特殊饮食易导致营养缺乏等问题，饮食治疗常面临挑战，其他治疗方法的研发有大分子中性氨基酸（LNAA）、奶酪乳清提取的无Phe的天然蛋白质糖巨肽（GMP）。苯丙氨酸脱氨酶口服制剂、酶替代疗法、基因治疗等尚处于试验阶段[1，2，7]。

6. 预后

本病预后与疾病轻重、胎儿期脑发育、治疗早晚、血Phe浓度、营养状况、治疗依从性等多种因素有关。经新生儿筛查诊断、在新生儿期即开始治疗的多数患者，智力及体格发育可以达到或接近正常水平，很多患者能正常生活。合理的个体化饮食治疗是改善患儿远期预后的关键。但是，少数患者即使早期筛查诊断、早期治疗，智能发育仍落后于正常儿童，成年期存在认知、精神异常或社交能力落后等问题[1，2，7]。

7. 预防

PKU 为常染色体隐性遗传病，患者父母为致病基因携带者（杂合子），每生育一胎有 1/4 可能为患病者（纯合子）。预防措施有以下几个方面[1, 2, 6]：

1）避免近亲结婚。

2）新生儿筛查。

3）产前诊断：在先证者及其父母致病基因突变明确的前提下，通过对胎盘绒毛（妊娠 10～13 周）或羊水细胞（妊娠 16～22 周）进行疾病相关基因突变分析。

8. 预防接种

目前临床对于 PKU 患者，预防接种建议是可以接种各类疫苗，目前指南尚无禁忌接种疫苗。

（五）中医辨证论治

在中医，根据本病的症状和体征等，可将本病归纳于“痴呆”、“五迟”等范畴。徐春甫在《古今医统大全》中提到父母精血不足、孕期多病、早产、产妇高龄或堕胎不成等因素都会造成影响。《小儿卫生总微论方》说：“心气怯者，则性痴而迟语。”宋代钱乙《小儿药证直诀·杂病证》有“长大不行，行则脚细，齿久不生，生则不固”，描述了五迟的部分症状。

中医理论认为，父母精血不足，或怀孕时患病、服用药物等不利因素，会导致患儿先天禀赋不足，再加上后天失养，多脏功能虚衰。《医学心悟》载“肾主智，肾虚则智不足”，肾精亏虚，髓海不足，无以上滋于脑，脑窍失养。张仲景《类经·藏象类》称“发为血之余”，肾之华在发，发的生长赖血以养。若肾精虚衰，则毛发转白、枯槁，甚至脱落；肾虚也会引起尿液异常。《灵枢·营卫生会》称“血者，神气也”，血液是神智活动的重要保障，若心气血不足，心血亏虚，神失所藏，言语笨拙，面色㿠白、无华，晦暗。《素问·灵兰秘典论》有“脾胃者，仓廪之官，五味出焉”，脾的功能主运化水谷精微，输至全身，若脾胃虚弱，气机不畅，运化减弱，则见食少纳呆，腹胀、便溏等症。

1. 肾精不足

1）证候：智力落后，反应迟钝，生长发育迟缓，毛发稀少色浅等。

2）辨证：肾精不充，不能主骨生髓充脑，不能化血充养肌肉，则生长发育迟缓，身体矮小，囟门迟闭，智力低下，骨骼痿软等。舌淡，脉弱。

3）治法：补益肾脏，益精填髓。

4）方药：河车大造丸加减。常用药：怀山药、泽泻、麦冬、人参、丹参等。若面黄血虚甚，加当归、黄精；若多汗容易感冒，加黄芪、五味子、煅牡蛎（先煎）；若饮食不香，加苍术、陈皮、焦山楂。

2. 脾肾阳虚

1）证候：有黄染，智力低下，不知饥饿，形寒肢冷，面色苍白，毛发稀少等。

2）辨证：先天禀赋孱弱，肾精及肾气不足，生长发育迟缓；脾气虚弱，运化无力，生化乏源，则乏力、食少纳呆。舌淡，苔白，脉沉细。

3）治法：温补脾肾。

4）方药：三才汤合河车八味丸加减。常用药：人参、鹿茸、天冬、熟地黄、紫河车、五味子、肉桂、丹参等。若血虚甚，加制首乌、当归、枸杞子、黄精。

3. 心脾两虚

1）证候：智力障碍，语言发育迟缓，生长缓慢，倦怠乏力，进食无力，口角流涎。

2）辨证：心主神志，若心气血虚弱，则智力障碍、反应迟钝；脾为后天之本，脾失健运，水谷精微滋养不足，故发育迟缓、倦怠乏力等；脾胃不和，或脾虚不能摄津，则导致涎液分泌剧增，口涎自出。舌质淡嫩，苔白，脉细数。

3）治法：健脾益气，补血养心。

4）方药：六君子汤合归脾汤加减。常用药：人参、白术、茯苓、黄芪、甘草、当归、龙眼肉等。

三、养生指导与康复

本病为先天遗传性疾病，故要做好新生儿筛查。平日里要多观察孩子的意识形态、动作变化、皮肤毛发颜色等，及早发现及早诊治，越早治疗脑部的损伤程度越轻。若确诊该病，要严格控制饮食的摄入情况。饮食方面，要给患儿食用低苯丙氨酸水解蛋白牛奶。增加辅食阶段，要注意避免豆类、肉、蛋等蛋白质食物的摄入，可以多食用新鲜果蔬、谷物等。可以通过服用中药调理，改善先天肾精不足、气血亏虚，调理脾胃，增加水谷精微的运化，加强自身的营养，增强体质。补益脾胃的食物有薏米、山药、红枣、芡实、燕麦等。结合针灸疗法，健脑醒神、健脾益肾，针刺取百会、足三里、内关、合谷等穴。百会穴可补益升提，健脑醒神；足三里可健脾益胃，助消化吸收，帮助患者改善病情。辅助推拿手法，补肾经、脾经。由于小儿肌肤娇嫩、神气怯弱，因此在推拿时，特别要注意，手法宜轻柔、渗透，轻快柔和，平稳着实。肾经位于小手拇指的指尖到指根处，从指尖推至指根；脾经位于拇指的内侧面，从指尖直推到指根，有清补脾经的作用。每次推拿 10 分钟左右。

对于患儿，要依据孩子的发育年龄，以适当的模式进行综合的训练，具体的训练包括认知训练（感知觉训练、注意力训练、记忆力训练、思维训练等），语言训练（语言理解、语言表达、语音和口腔功能训练等），运动训练（大运动训练、精细运动训练等）。目的在于缩小发育障碍残疾儿童与正常儿童间的差距，预防其他功能的退化，促使他们在智力、运动能力、语言能力、社会适应能力等各方面得到最大改善和充分发挥残存功能的作用，最大程度地提高他们在日常生活、心理应变、社会交往和从事适当职业的能力，改善生活质量。

参考文献

[1] 张抒扬. 罕见病诊疗指南［M］. 2019 年版. 北京：人民卫生出版社，2019：572-580.

[2] 中华医学会儿科学分会内分泌遗传代谢学组，中华预防医学会出生缺陷预防与控制专业. 高苯丙氨酸血症的诊治共识［J］. 中华儿科杂志，2014，52（6）：420-425.

[3] 侯岚，高媛，宋利. 苯丙酮尿症的研究进展［J］. 中国实用医药，2007，2（24）：116-118.

[4] 顾学范. 加强高苯丙氨酸血症的诊治规范及预后研究［J］. 中华儿科杂志，2014，52（6）：401-402.

[5] 王卫平. 儿科学［M］. 9 版. 北京：人民卫生出版社，2018：431-433.

[6] 黄尚志，宋昉. 苯丙酮尿症的临床实践指南［J］. 中华医学遗传学杂志，2020，37（3）：226-234.
[7] 秦玉兰，苏雅洁. 苯丙酮尿症治疗研究新进展［J］. 国际儿科学杂志，2018，45（8）：624-628.
[8] 贝尔曼. 尼尔森儿科学［M］. 17 版. 北京：北京大学医学出版社，2007：491-495.
[9] 胡亚美，江载芳. 诸福堂实用儿科学［M］. 北京：人民卫生出版社，2002：2134-2137.
[10] 顾学范，王治国. 中国 580 万新生儿苯丙酮尿症和先天性甲状腺功能减低症的筛查［J］. 中华预防医学杂志，2004，38（2）：99-102.
[11] 顾学范. 新生儿疾病筛查［M］. 上海：上海科学技术文献出版社，2003：21-24.
[12] Blau N，Hennermann J B，Langenbeck U，et al. Diagnosis，classification，and genetics of phenylketonuria and tetrahydrobiopterin （BH4） deficiencies［J］. Molecular Genetics and Metabolism，2011，104（1）：S2-S9.
[13] Shintaku H. Disorders of Tetrahydrobiopterin Metabolism and their Treatment［J］. Current Drug Metabolism，2002，3（2）：123-131.
[14] 叶军，邱文娟，韩连书，等. 四氢生物蝶呤缺乏症鉴别诊断的进展及发病率调查［J］. 中华预防医学杂志，2009，43（2）：128-131.
[15] Sundermann B，Pfleiderer B，Mller H E，et al. Tackling frontal lobe-related functions in PKU through functional brain imaging：A Stroop task in adult patients［J］. Journal of Inherited Metabolic Disease，2011，34（3）：711-721.
[16] 陈临琪，韩连书，杨艳玲. 特殊健康状态儿童预防接种专家共识之二十一——遗传代谢病与预防接种［J］. 中国实用儿科杂志，2019，34（5）：338-339.

（杨斯博　方文龙）